New Public Health

최신 공중보건학

강정인 · 김정숙 · 김윤정 · 진희정

Gadam BOOK & DESIGN PLUS

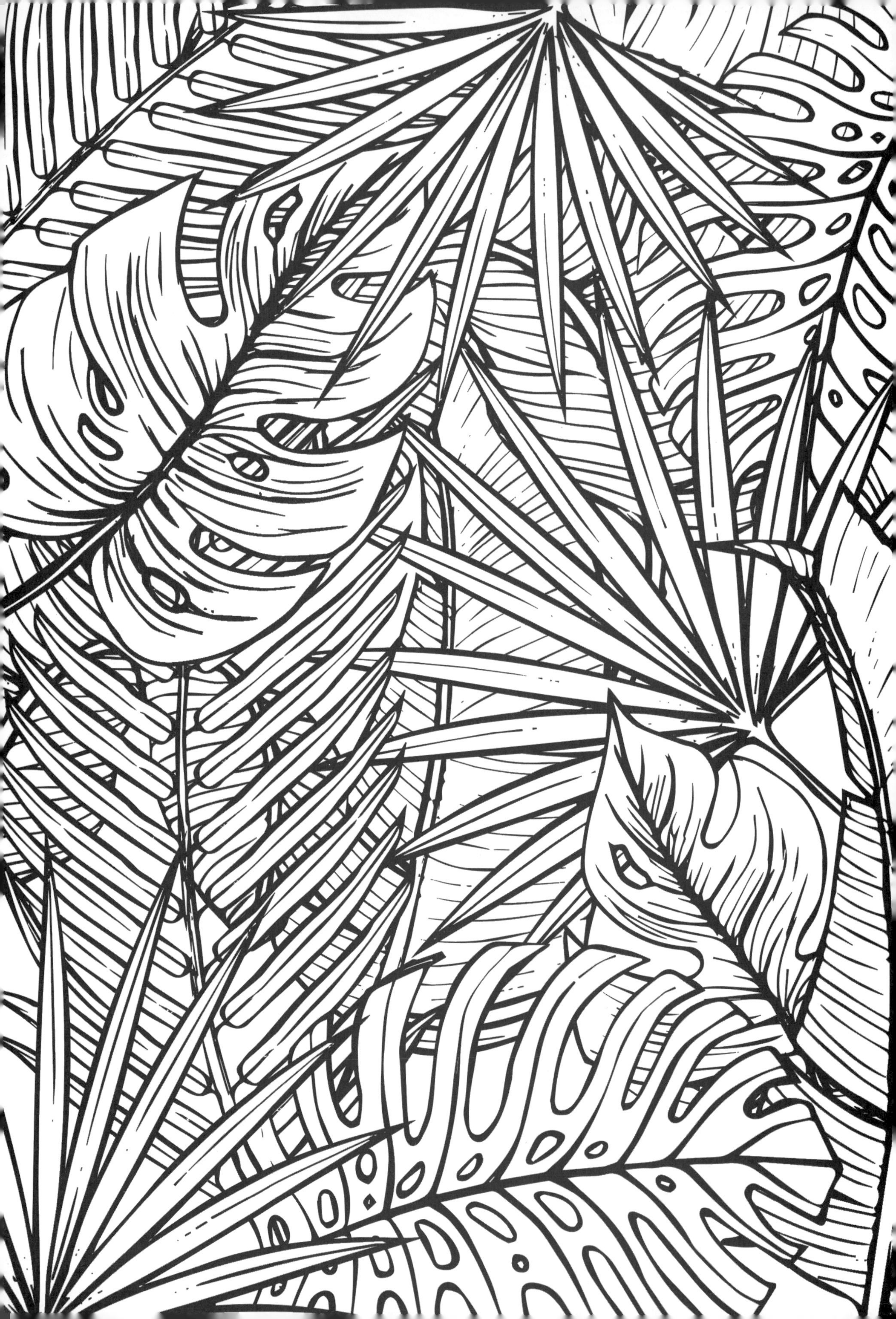

책을 펴내면서

공중보건학은 대중을 질병으로부터 예방하며, 육체적, 정신적 그리고 사회적인 건강을 유지 증진하여, 수명을 늘리는 것을 목적으로 한 과학 · 기술을 연구하는 학문이다. 과거 개인 위생학의 이론을 조직적인 사회활동을 통하여 대중에 실현하고자 하는 것으로, 자연과학과 사회과학의 원리를 토대로 한 응용적, 학제적, 실천적 학문이다. 공중보건학은 학문의 범위와 내용이 매우 다양하고, 그 내용의 변화도 매우 빠르고 다양한 형태로 이루어지고 있다.

의학 · 과학의 발전과 생활 수준의 향상으로 평균수명이 증가하면서 현대인들은 건강한 삶과 생명 연장에 관한 관심이 증가하였다. 그러나 사회가 빠르게 변화하고 발전하면서 새로운 감염병뿐만 아니라 암, 당뇨병, 고혈압 등의 생활습관병(만성질환)이 우리의 건강을 크게 위협하고 있다. 인간은 태어나서 죽을 때까지 질병 없는 건강한 삶을 살기를 바란다. 세계보건기구(WHO)의 헌장에서 "건강은 단순히 질병이 없고 허약하지 않은 상태만을 의미하는 것이 아니라 신체적 · 정신적 · 사회적으로 완전히 안녕한 상태"로 정의하고 있다. 이는 건강이란 육체적 · 정신적으로 질병이나 이상이 없고 개인적으로 정상적인 생활을 영위할 수 있는 신체상태와 사회생활 중에 자기의 역할과 기능을 만족스럽게 수행할 수 있는 상태까지를 건강의 개념으로 확대 적용하고 있다.

이러한 흐름에 맞추어 본 교재는 공중보건학의 기본 개념과 건강의 개념, 역학과 감염병, 기생충 질환, 인구보건, 식품위생, 모자보건과 노인 보건, 환경보건, 소독학과 미생물, 최근 변경된 공중위생 관리법을 반영하여 구성하였다.

이 책은 공중보건학의 기본지식뿐만 아니라, 식품, 위생과 보건 관련 분야를 전공하고 있는 학생 또는 종사하는 실무자의 참고서로 활용되고, 면허나 자격시험을 위한 수험준비서로도 활용될 수 있도록 이해하기 쉽게 집필하였다.

교재의 내용을 편집해주시고, 출간을 위해 수고해주신 가담플러스 임직원 여러분에게 진심으로 감사의 마음을 전합니다.

2021년 6월
저자 일동

Table of Contents

최신 공중보건학

Part. 1

공중보건학의 총론

제1장 공중보건학의 이해

1. 공중보건학의 정의

1) C.E.A Winslow(1920년)의 정의

공중보건학은 "조직화 된 지역사회의 노력으로 ⓐ환경위생, ⓑ전염병 관리, ⓒ개인위생에 관한 보건교육, ⓓ질병의 조기발견과 예방적 치료를 할 수 있는 의료 및 간호 서비스의 조직화, ⓔ모든 사람이 자기의 건강을 유지하는데 적합한 생활 수준을 보장받도록 사회적 기전을 발전시킴으로써 ①질병을 예방하고, ②수명을 연장하며, ③신체적 · 정신적 효율을 높이는 과학과 기술이다."라고 정의하였다.

■ **C.E.A Winslow의 정의**

"Public health is the art and science of ①preventing disease, ②prolonging life and ③promoting physical and mental efficiency through organized community effort for

ⓐ the sanitation of the environment,

ⓑ the control of communicable infections,

ⓒ the education of the individual in personal hygiene,

ⓓ the organization of medical and nursing services for early diagnosis and preventive treatment of disease and

ⓔ the development of the social machinery to insure everyone a standard of living adequate for the maintenance of health, so organizing these benefits as to enable every citizen to realize his birthright of health and longevity."

2) 세계보건기구(WHO)의 정의

"질병을 예방하고 건강을 유지 · 증진하며 육체적, 정신적 능력을 충분히 발휘할 수 있게 하기 위한 과학이며, 그 지식을 사회의 조직적 노력에 의해서 사람들에게 적용하는 기술"을 말한다.

2. 공중보건학의 목적

- 질병을 예방하고 인간의 수명을 연장하며, 신체적 · 정신적 건강 및 효율의 증진
- 공중보건학의 목적을 달성하는 접근방법으로 조직화 된 지역사회의 노력을 제시
- 공중보건사업을 수행하기 위해서는 보건교육을 통한 접근방법이 가장 중요

3. 공중보건학의 특징

- 공중보건학의 대상 : 지역주민
- 사업수행의 최소 단위 : 지역사회
- 공중보건학의 목적 : 질병 예방, 수명 연장, 신체 및 정신건강 증진
- 목표달성을 위한 접근 : 조직화 된 지역사회의 노력

4. 공중보건학의 범위

공중보건학은 개인 아닌 인간집단의 건강과 관련되는 중요한 항목으로 질병의 치료보다는 예방에 중점을 두고 현재의 건강상태를 더욱더 건강하게 관리하는 것으로 최고 수준의 건강을 목표로 모든 분야가 취급되어 그 내용은 포괄적이고 종합적인 보건과학이어야 한다.

공중보건학의 범위는 특정 개인이 아닌 지역사회를 단위로 한 인간집단을 중심으로 연구되고 있으며 환경보건, 질병 관리, 보건 관리의 세 가지 분야를 중심으로 한다.

1) 환경보건 분야

환경위생, 환경오염, 환경보전과 공해문제, 식품위생, 산업보건 등 환경요인에 관한 사항

2) 질병관리 분야

역학, 감염병(급 · 만성) 관리, 기생충질환 관리, 비전염성 질환 관리 등 질병 발생의 원인과 관리에 관한 사항

3) 보건관리 분야

보건교육, 보건행정, 보건통계, 인구보건, 가족보건, 모자보건, 영유아보건, 보건영양, 학교보건, 노인보건, 정신보건, 응급의료, 보건정보 등 보건관리에 관한 사항

5. 공중보건학의 관련 학문

공중보건학과 비슷한 개념으로 사용되는 학문으로는 위생학, 공중 위생학, 예방의학, 사회의학, 지역사회의학 등이 있다.

1) 위생학(Hygiene, sanitation)

· 건강과 그 유지를 위한 수단이나 방법을 연구하는 학문
· 개인과 환경과의 관계를 규명하여 환경을 개선함으로써 질병을 예방하고 건강을 증진 시키는 과학이며 학문

2) 예방의학(Preventive medicine)

· 질병의 발생 원인을 규명하여 그 예방에 중점을 두고 연구하는 학문
· 각 개인을 대상으로 질병의 예방과 건강을 증진시키는데 필요한 의학적 지식과 기술을 적용하는 학문

표 1-1. 예방의학과 공중보건학의 비교

	예방의학	공중보건
목적	질병 예방, 수명 연장, 육체적・정신적 건강과 능률의 향상	
대상 및 단위	개인, 가족	지역사회
내용	질병 예방, 건강의 증진	건강하지 못한 원인이 되는 사회적 요인 제거, 집단건강의 향상도모
책임소재	개인, 가족	공공조직
진단방법	임상적 진단	지역사회의 보건통계자료
연구방법	기술적이며 구체적	예방의학적 지식을 집단에 적용
문제해결	진료와 투약	보건관리와 봉사

3) 사회의학(Social medicine)

· 생물로서의 인간이 아니고 사회적 존재로서의 인간을 중시하여 연구하는 학문
· 건강을 저해하는 요인을 단순히 생물학적인 측면에서만 추구하지 않고, 사회적 맥락에서 이해하며, 그 매락 속에서 건강저해 요인을 제거함으로써 건강을 증진시키는데 중점을 두는 학문

4) 지역사회의학(Community medicine)

- 지역사회의 인구집단이 가지는 보건문제를 다루는 학문
- 정부 또는 지역사회가 상호협력하여 지역사회의 보건문제를 해결하고 건강증진을 위한 포괄적인 보건의료서비스를 제공하는 것이 목적

6. 공중보건 수준 평가

한 국가의 보건수준이란 한 시점 또는 일정 기간에 인구를 구성하는 개인들의 집합인 전체의 사람들을 하나의 단위로 하는 집단에 대하여 보건에 관련된 특성을 설명하는 것이다.

국가나 지역사회의 건강 수준을 나타내는 여러 가지 지표 중 세계보건기구(WHO)는 한 나라의 보건수준을 다른 국가와 비교할 수 있는 건강지표(Health indicator)로 평균수명, 보통사망률, 비례사망지수, 영아사망률 네 가지를 제시하고 있다.

1) 평균수명(Expectancy of life)

- 특정 연도에 특정 연령의 사람이 앞으로 생존할 것으로 기대되는 평균 생존연수
- 출생 직후의 평균여명(기대수명, Life expectancy at birth)을 말하는 것

2) 보통사망률(조사망률, Crude death rate: CDR)

- 일정 기간동안의 평균 인구 1,000명당 1년간 발생한 총 사망자 수

3) 비례사망지수(Perportional mortality indicator : PMI)

- 연간 전체 사망자 수에 대한 50세 이상의 사망자 수를 표시하는 비율
- 평균수명이나 보통사망률의 보정지표

4) 영아사망률(Infant mortality rate)

- 출생 1,000명에 대한 생후 1년 미만의 영아사망 수
- 공중보건 수준을 나타내는 지표로 사용

7. 공중보건학의 발전과정

인간이 질병을 관리하고자 하는 노력은 인간의 역사와 더불어 시작되었으며, 집단의 건강 관리에 대한 인식을 18세기 산업혁명으로 이후이다. 농경사회에서 산업사회로의 이전과정에서 비위생적인 생활환경과 인구 집중에 따른 감염병의 폭발적 발생을 억제하기 위한 인식에서 출발하였다. 그 후 19세기에는 질병을 일으키는 것이 병원균에 의한 것으로 판명됨에 따라 세균학의 발전과 더불어 과학적인 질병 관리가 가능하게 되었다.

공중보건학의 발전과정은 고대기, 중세기, 근세(여명기), 확립기, 발전기로 나누어 살펴볼 수 있다.

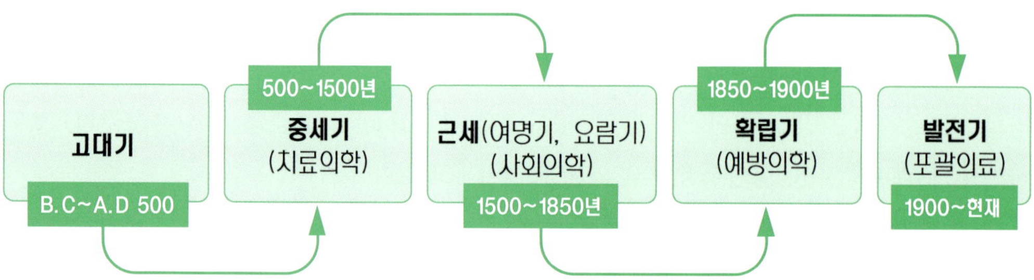

[공중보건학의 발전과정]

1) 고대기(B.C~A.D 500)

· 미신 혹은 종교적으로 건강문제 해결(신벌설)
· 이집트 : 개인의 청결과 약물 처방, 정화시설
· 그리스, 로마의 위생시설(급수 하수시설과 욕탕시설이 발달)
· 인도문명 : 약 4천년 전 목욕탕과 배수로가 발견
· 히포크라테스(Hippocrates, 의성)
 – 건강(4액체설 : 혈액, 점액, 황담, 흑담)
 – 장기설(miasma) : 인간의 질병은 생활양식, 기후, 지형, 공기 상태, 음식 등 포괄적인 환경요인에 의해 발생

2) 중세기(500~1500년)

· 감염병의 범세계적 유행 : 페스트, 한센병

· 방역 의사, 빈민구제 의사, 경찰 의사 활동이 활발
· 최초의 검역법 제정 및 검역소 설치 : 1383년 마르세이유

3) 여명기(1500~1850년, 요람기)

· 근대과학기술의 태동, 산업혁명으로 공중보건학 사상이 싹튼 시기
· 레벤후크(A.P Leeuwenhoek) : 현미경을 발견하여 미생물을 관찰
· 라마치니(B. Ramazzini) : 직업병에 관한 저서 ▶ 산업보건의 시조
· 프랑크(J.P.Frank) : 국민의 건강을 확보하는 것은 국가의 책임이라는 개념을 도입하여 공중보건과 개인위생을 체계화 ▶ 의료정책체계(최초의 공중보건학 저서 출간)
· 스웨덴 : 세계 최초의 국세조사(1749년)를 실시
· 제너(E. Jenner) : 우두 종두법 개발(1798년)
· 채드윅(Edwin Chadwick) : 보건행정의 기틀 마련 ▶ 영국 노동인구의 위생 상태 보고서
· 영국 : 1848년「공중보건법」제정 ▶공중보건국 조직 ▶ 세계 최초 보건부 설치(1919)

4) 확립기(1850~1900년)

· 세균학의 발달과 면역학 분야의 발전으로 예방의학적 사상이 싹튼 시기
· 존 스노우(John Snow) : 콜레라에 관한 역학조사 보고서(1855) ▶ Miasma 설을 뒤집고 감염병 감염설을 입증하는 동기
· 1862년 영국 Liverpool에서 윌리엄 라스본(William Rathbone)에 의해「방문간호사법」을 시작하여 오늘날의 보건소 제도의 효시
· 페텐코퍼(M.V Pettenkofer) : 1866년 뮌헨 대학에 세계 최초의 위생학 교실 창립
· 파스퇴르(L. Pasteur) : 현내의학의 장시사, 건얼, 고압증기, 서온살균, 탄서균 등 발션과 광견병 백신 개발(1883)
· 코흐(R. Koch) : 파상풍균(1878), 결핵균(1882), 콜레균(1883)을 발견

5) 발전기(1900년 이후)

· 보건학의 전문적 분화와 체계적인 종합화, 탈 미생물학의 시대로 사회학적 · 경제학적 개념의 공중보건학에 추가, 사회보장제도 확충, 포괄적인 보건의료의 필요성 대두

· 보건소 제도의 확대 보급과 국가 간의 보건문제해결을 위한 WHO가 발족
· 일차보건의료 : 1978년 Alma-Ata에서 2000년에 전 인류의 건강실현 목표
· 건강증진사업 : 1986년 오타와 회의에서 전 인류건강증진 전략 마련
· 1차 국제 인간 환경회의 스웨덴 스톡홀름(1972)
· 국제환경기구(United Nation Environment Program : UNEP) 설립(1973)
· 유엔 환경개발회의(UNCED) 개최 : 브라질 리우(1992.6) ▶ '리우 환경 선언'

■ 세계보건기구(WHO)

1. 창설

· 1948년 4월 7일(보건의 날) 국제연합의 보건전문기관 발족

2. 본부

· 스위스 제네바, 6개 지역사무소

◈ 6개 지역사무소

· 동지중해지역(본부 : 알렉산드리아) – 아프리카 북부, 중동
· 동남아시아지역(본부 : 뉴델리) – 북한, 몽고, 태국, 인도네시아
· 서태평양지역(본부 : 마닐라) – 한국, 일본, 중국, 호주, 뉴질랜드, 싱가포르, 베트남, 사모아, 말레지아
· 미주지역(본부 : 워싱턴) – 남미, 북미
· 유럽지역(본부 : 코펜하겐)
· 아프리카지역(본부 : 브라질) : 아프리카 남부

3. 우리나라 가입

· 1949년 6월(65번째 가입)

4. 주요 기능

· 국제적인 보건사업의 지휘 및 조정
· 회원국에 대한 기술지원 및 자료 공급
· 전문가 파견에 의한 기술 자문 활동

5. 주요 사업

· 말라리아 근절사업
· 결핵 관리사업
· 성병 관리사업
· 모자보건사업
· 영양개선사업
· 환경위생 개선사업
· 보건교육 개선사업

제2장 건강과 질병

1. 건강의 개념

1) 건강의 정의

건강이란 과거에는 육체적 · 정신적으로 질병이나 이상이 없고, 개인적으로 정상적인 생활을 영위할 수 있는 신체상태를 말하였으나, 오늘날에는 개인이 사회생활에 의존하는 경향이 커짐에 따라서 사회가 각 개인의 건강에 기대하는 것도 많아졌기 때문에 신체적인 상태뿐만 아니라 개인의 사회생활에 있어서 정신적 사회적인 건강을 중요시하고 있다.

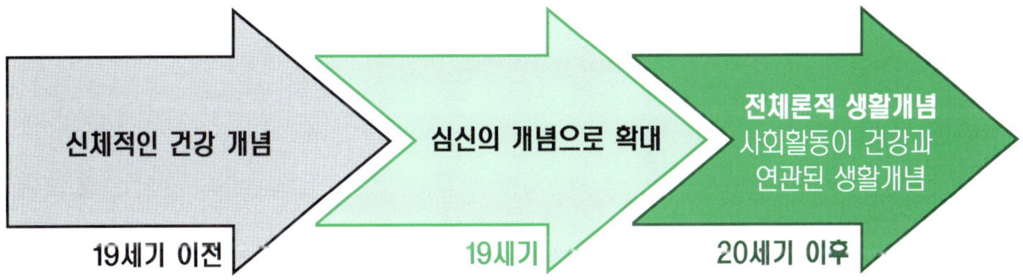

[건강개념의 변천]

건강의 정의로 대표적인 것은 세계보건기구(WHO)가 내린 것으로 세계 보건기구 헌장(1948) 전문에서 "건강이란 단순히 질병이 없거나 허약하지 않을 뿐만 아니라 신체적, 정신적, 사회적으로 완전히 안녕한 상태이다(Health is a complete state of physical, mental and social well-being and not merely the absence of disease or infirmity)"라고 정의하였다.

즉, 건강이란 육체적 · 정신적으로 완전한 상태이며, 더 나아가 복잡한 사회 환경에서 개인에게 부여된 역할과 기능을 충실히 수행하면서 사회생활을 영위할 수 있는 상태를 건강의 개념으로 강조하고 있다.

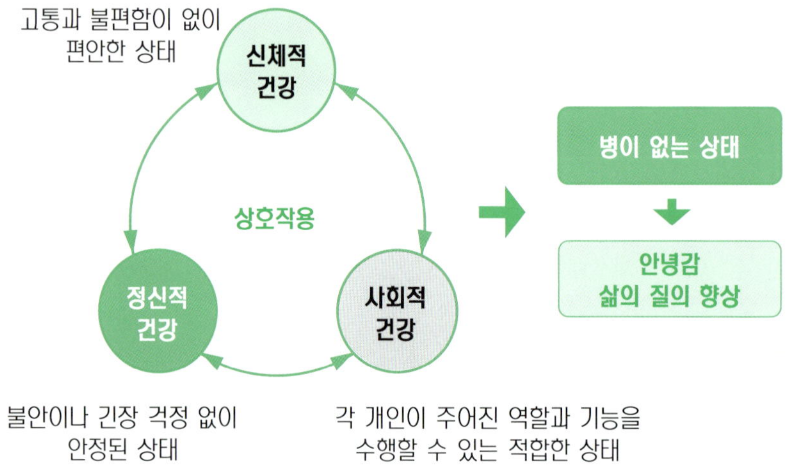

[세계보건기구헌장의 건강개념]

2) 건강의 결정요인

① 유전적인 요인

· 유전적인 요인이 건강과 노화의 과정에 영향을 미친다고 알려져 있으나 어떠한 영향을 미치는지는 아직 밝혀져 있지 않음

② 사회경제적인 요인

· 직업 유무 및 종류, 작업환경, 교육수준, 주거환경, 재산보유 정도, 가족 상태 등

· 사회계층 또는 사회계급 등으로 표현

③ 생활습관 및 건강형태 요인

· 흡연, 음주, 운동, 식이, 자기관리(self care) 실천행위, 사회활동, 직업형태 등

④ 환경요인

· 생물학적 환경, 물리 · 화학적 환경 및 사회적 환경

· 사회 환경 : 보건의료체계, 사회보장 및 건강보험 제도, 고용 및 실직, 교육제도, 범죄율 및 사회 안정성, 개인의 사회지지 정도, 지역주민의 사회참여 정도와 의사결정에 관한 권한, 사회적 습관, 정보교육이나 의사소통의 기전과 유용성, 대중매체 등

⑤ **문화적 요인**

· 서로 다른 문화는 서로 다른 가치를 형성하며, 이는 건강의 결정요인으로 작용

⑥ **보건의료서비스 요인**

· 한 국가의 정치체계는 사회경제적 부문과 보건의료체계에 영향을 미치며, 이는 인구집단의 건강에도 큰 영향으로 작용

· 보건의료 정책은 보건의료서비스의 제공조직과 전달체계, 사회보장 및 건강보험 제도에 영향을 미침으로써 국민의 건강상태에 중요한 결정요인으로 작용

표 1-2. 건강 결정요인

대분류	소분류		내 용
병인적 요인	생물학적		바이러스, 세균, 곰팡이, 기생충 등
	물리적		온열, 냉열, 방사선, 이상기압 등
	화학적		영양소, 농약, 화학약품 등
	정신적		스트레스, 노이로제 등
숙주적 요인	생물학적	선천적	성, 연령, 인종, 유전적 요인 등 (※사망의 20~25% 정도가 유전적인 요인에 의해 설명된다고 함)
		후천적	영양 상태, 면역수준 등
	사회적	경제적	직업유무, 작업환경, 교육수준, 거주환경, 가족상태 등
		생활양식 및 건강형태	흡연, 음주, 식이, 육체적 운동, 작업형태 등 생활양식 및 건강형태요인이 포함되며 건강에 가장 많은 영향을 줌
환경적 요인	물리적		기상, 계절, 지리 등
	생물학적		감염성 질병의 매개율(유해곤충) 등
	사회적		교육제도, 의료제도, 사회적 관습, 의료시설, 의식주 수준뿐만 아니라 정치제도 등을 포함한 포괄적 사회환경

3) 건강개념의 대한 학설

① **생태학적 모델**(Ecological model)

· 병인, 숙주, 환경과의 상호 균형 상태를 건강으로 봄

· 가장 대표적인 건강모델로 역학적 삼각형 모델이라고도 불리며 일반적으로 건강의 개념을 설명할 때 많이 이용

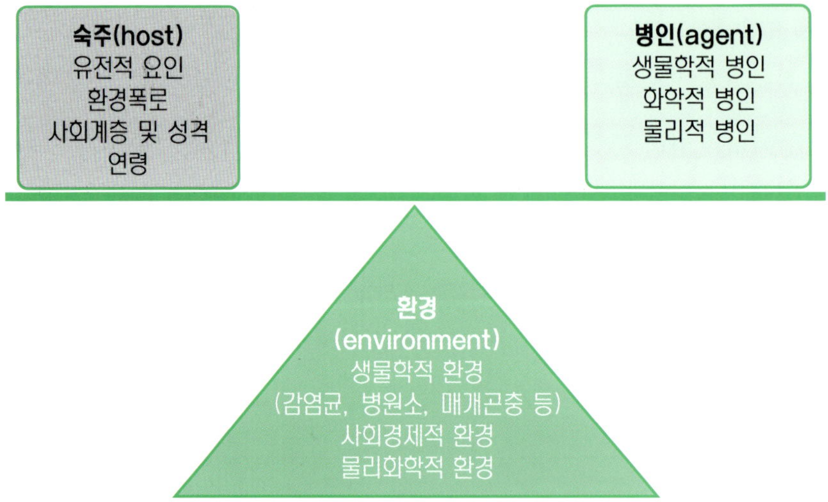

[생태학적(역학적) **건강모델]**

② **사회 · 생태학적 모델**(Social ecological model)

· 개인의 유전적 요인과 경험적 요인을 포함하는 숙주 요인(host factor)들과 물리적 환경과 사회적 환경을 포함하는 외부 환경적 요인(external environment factor), 그리고 개인적 형태요인(personal behavior factor)들이 건강을 결정

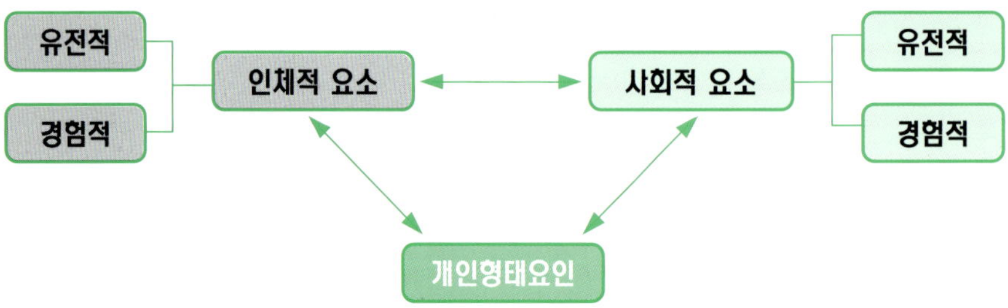

[사회생태학적 건강모델]

③ **세계보건기구 모델**(WHO model)

· 신체적(physical), 정신적(mental), 사회적 안녕(social well-being)이 완전한 상태

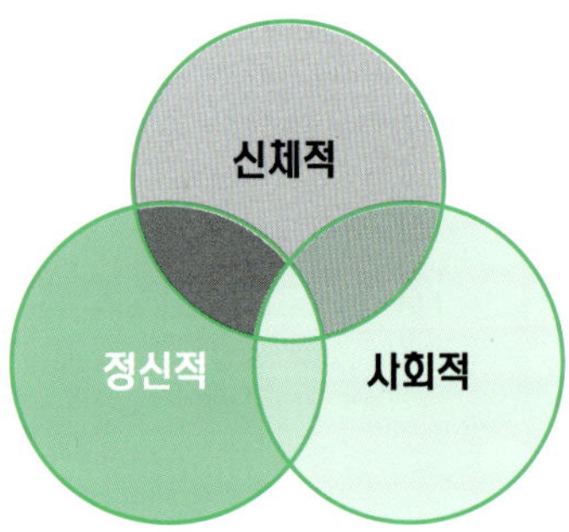

[WHO의 건강모델]

④ **전인적인 모델**(Holistic model)

· 환경적 요인(environment), 유전적 요인(human biology), 생활형태 요인(lifestyle), 보건서비스조직 체계요인(system of health care organization) 등의 결합

· 인간건강의 균형적 발전을 위한 모든 요인의 관계를 설명

· 건강증진을 위한 의료정책의 수단 개발 및 실천에 유용한 개념으로 구상

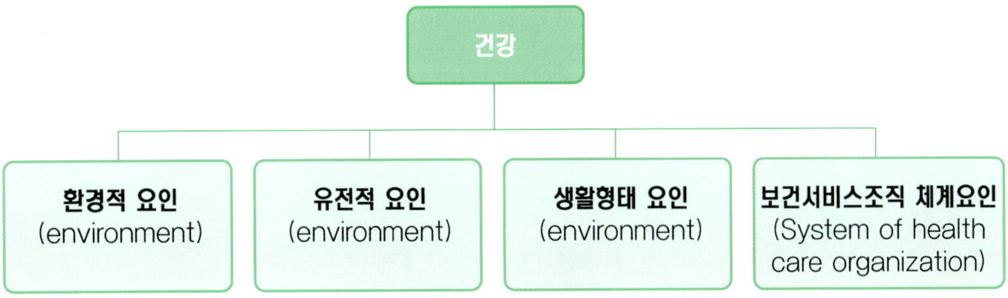

[전인적인 건강모델]

2. 질병의 개념

1) 질병이란?

· 건강에서 벗어난 상태, 즉 신체의 구조적, 기능적 장애로서 인간이 질병의 상태에 놓인다는 것은 숙주와 병인, 환경의 상호 작용에 장애를 일으켜 항상성이 파괴된 상태

· 심신의 전체 또는 일부가 일차적 또는 계속해서 장애를 일으켜서 정상적인 기능을 할 수 없는 상태

2) 질병의 발생

① **존 고든**(John Gordon)

· 질병 혹은 유행의 발생기전을 환경이란 저울 받침대의 양쪽 끝에 병원체와 숙주라는 추가 놓인 저울대에 비유하여 설명

· 개인 혹은 지역사회의 건강상태는 병원체, 숙주, 환경요인들이 평형을 이룬 상태

· 3개의 요인 중 어느 한 가지 요인이라도 변화를 일으키게 되면 평형은 깨어지고, 기울어진 상태가 질병 혹은 유행이 발생 된다는 이론

② **클라크(F.G Clark)의 질병 발생의 삼원론**

· 건강과 질병은 병인(agent), 숙주(host), 환경(environment)의 3가지 상호 작용에 의해 결정

· 병인(agent) : 질병 발생의 직접적인 원인

· 숙주(host) : 병원체 요인에 의해서 침범을 받게 되어도 이에 대한 반응은 사람에 따라 다르게 나타남

· 환경(environment) : 숙주와 병인 사이에서 지렛대 역할을 하며 건강과 질병에 크게 영향을 미치는 요소

3) 질병의 자연사

질병의 자연사란 질병이 발생하여 사망하는 자연적인 진행 과정이며, 또한 그 과정의 결과를 의미한다. 리벨(Leavell)과 클라크(Clark)는 질병의 자연사를 비병원성기, 조기병원성기, 조기질환기, 발현된 질환기, 회복기 등 5단계로 구분하고, 각 단계마다 예방적 조치를 제시하였다.

① **제1단계 : 비병원성기**

· 숙주의 저항력이나 환경요인이 숙주에게 유리한 상태로 건강을 유지하는 상태

· 예방적 조치 : 건강증진 활동, 환경위생개선, 영양공급 등

② **제2단계 : 조기병원성기**

· 병인의 자극이 형성되는 단계

· 숙주의 면역강화로 특수 질병에 대한 저항력을 높여 건강을 유지하는 단계

· 예방적 조치 : 특수 질병에 대한 예방접종

③ **3단계 : 조기질환기**

· 병인의 자극에 대하여 숙주가 어느 정도 반응을 일으키는 상태로 병적변화의 초기 단계

· 전염병인 경우는 잠복기, 만성질환의 경우는 전혀 자각증상이 없는 시기

· 예방적 조치 : 각종 검사를 통한 조기진단이나 집단검진으로 질병을 미리 파악하는 조기발견 및 조기 치료

④ **4단계 : 발현된 질환기**

· 발현된 질환기는 임상질환기에 해당

· 해부학적 또는 기능적으로 변화가 생겨서 뚜렷한 임상 증상이 나타나는 시기

· 예방적 조치 : 치료를 통하여 질병의 악화방지, 장애의 최소화

⑤ **5단계 : 회복기**

· 회복기는 재활의 단계

· 예방적 조치 : 환자에게 질병으로 인한 정신적 · 신체적 후유증(불구)이 최소가 되도록 하고 잔여 기능의 최대화, 사회복귀훈련 등

4) 질병 예방의 단계

① **1차적 예방 : 질병 발생억제 단계**

· 건강한 개인을 대상으로 질병이나 특정 건강문제가 발생하기 전에 질병을 예방하는 것

· 예방대책

– 가정, 직장, 학교에서의 생활조건을 개선하고 건강 생활에 필요한 보건지식을 습득하게 하고 이를 실천하도록 하는 보건교육도 포함

– 예방접종, 환경관리, 안전관리 등 특수 대책을 강구하는 것으로 건강을 저해하는 요소를 제거하는 것

② **2차적 예방 : 조기발견과 조기치료 단계**

· 질병의 초기에 있는 즉, 조기 질환기에 있는 사람들을 가능한 빨리 찾아내고 적절한 치료를 받도록 함으로써 질병을 조기에 차단하여 원래의 건강상태를 되찾도록 하는 조치 ▶ 조기발견 및 조기치료

③ **3차적 예방 : 재활 및 사회복귀 단계**

· 질병의 악화를 방지하기 위한 조치 및 치료를 하였음에도 불구하고 장애가 남는 사람들의 신체 기능을 회복시키는 단계

· 재활서비스를 제공하거나 사회복귀 훈련

표 1-3. 질병 발생과 예방대책 단계

질병의 과정	1단계 비병원성기 병인 · 숙주 상호작용환경	2단계 초기병원성기 병인자극의 형성	3단계 불현성감염기 숙주의 감염 조기의 병적변화	4단계 발현성질환기 질병	5단계 회복기 회복 또는 사망
예비적 조치	건강증진 환경위생 영양개선	특수예방 예방접종	조기진단 조기치료	악화방지 장애의 제한을 위한 치료	재활 사회복귀
예방차원	1차적 예방		2차적 예방		3차적 예방

Part. 2

역학 및 질병관리

제1장 역학의 이해

1. 역학의 정의

역학(Epidemiology)이란 희랍어 Epi=upon, demo=the people, ology=science of에서 기원한 것으로 '인간집단 내에서 일어나는 유행병의 원인을 규명하는 학문'이라고 해석된다. 구체적으로는 인구집단을 대상으로 질병의 빈도를 측정하며 질병의 분포를 파악하여 질병 양상을 비교함으로써 질병의 결정요인을 탐구하는 학문이라고 할 수 있다. 즉, 역학은 질병의 요인들과 질병의 관련성을 파악함으로써 궁극적으로 인구집단의 건강 수준을 향상시키려는 데 있다고 할 수 있다.

2. 역학의 범위와 목적

1) 역학의 범위

역학의 범위는 감염병의 원인이 규명됨에 따라 인간집단에서 발생 된 현상에 관한 연구로 그 범위가 확대되어 인간집단과 발생 현상으로 분류하였다.

① 인간집단

· 집단특성인 집단 체계의 연령, 성별, 문화적 특성, 개체의 행동 특성, 집단의 위험요인, 환경요인과 그 조성에 따라 역학적 범위가 확대

② 발생 현상

· 집단 개체의 건강과 생리적 상태, 질병의 사망, 건강에 대한 행위, 인구 현상 이와 같은 사항의 결정요인 및 보건관리 사업 분야 등으로 범위가 결정

· 역학의 연구 분야

– 질병의 분포를 연구하는 분야로 지리, 인종, 연령, 성별 등 여러 요인에 의한 건강상태의 분포를 규명함으로써 건강과 질병에 관한 인구통계학적 학문

– 발견된 대상을 통하여 원인을 밝히는 분야로 질병 분포 요인을 규명하는 학문을 통하여 분포와 빈도에 관한 지식을 기술적으로 알려주는 학문

2) 역학의 목적

① 질병 발생의 원인 규명 파악

· 질병 발생의 원인이나 유행의 원인을 찾아내는 것

· 역학 본연의 가장 중요한 목적

② 지역사회 질병 규모 파악

· 지역사회의 질병 규모, 즉 주요 질병에 관한 발생률, 발병률, 유병률 등을 파악하는 것

· 지역사회 건강상태를 파악하는데 중요한 역할을 하며 이를 관리하기 위한 기초자료로 활용

③ 질병의 자연사와 예후 파악

· 질병의 임상적 특징, 검사결과 그리고 임상 결과 등 자연사에 관한 통계는 임상진단의 기준이 될 뿐만 아니라 예후를 추정하는 데 아주 유용

④ **질병 관리방법의 효과 평가**

· 질병의 예방 및 치료 등 질병 관리에 있어서 선택한 질병 관리방법이 증상을 경감시키거나 이환 기간을 감소시키거나 사망률을 감소시키는 등 효과가 있는지 평가

⑤ **보건정책 수립의 기초마련**

· 역학은 공중보건사업의 기획과 집행 및 평가 등에 중요한 역할

· 보건의료의 기획과 평가를 위한 기초자료제공

3) 역학의 활용

· 보건현황의 파악

· 보건계획의 기본자료 제공

· 질병 및 유행 발생의 예방 및 관리방안 수립

· 지역사회 보건행정의 뒷받침

· 보건분야 연구자에게 기초자료 제공

· 새로운 질병의 진단, 치료, 예후에 대한 정보 제공

3. 역학의 기본요인

질병은 질병 발생과 관련되는 요인 즉, 병인, 숙주, 환경 등의 상호 작용으로 질병이 나타나며, 그 요인들의 역학관계에 의해 질병의 종류와 정도가 결정된다.

1) 병인(Agent)

어떤 질병이 발생하는데 필수요소로 직접적인 원인 되는 것

① **생물학적 병인**

· 일반적으로 가장 많이 알려진 병인

· 곰팡이, 세균, 바이러스, 기생충 등 동물계, 식물계의 살아 있는 미생물을 의미

② **생화학적 병인**

· 독물질 같이 숙주와 접촉하거나 체내에 들어갔을 때 질병을 일으킬 수 있는 모든 화학물질

③ 물리적 병인

· 신체에 상해를 일으킬 수 있는 요인

· 열, 햇빛, 온도, 기압, 소음 등

④ 정신적 병인

· 정신장애를 유발할 수 있는 스트레스 등

⑤ 영양소적 요인

· 영양소의 결핍으로 비만증, 당뇨병, 심장병 등

2) 숙주(Host)

· 생물이 기생하는 대상으로 삼은 생물을 의미

· 병인에 대한 감수성과 질병에 대한 저항력 등이 개체의 특징에 따라 다양하게 나타남

① 유전적 소인

· 혈액형, 선천적 인자, 면역성 등

② 인적 소인

· 성별, 연령, 종족, 직업, 사회경제적 계급의 특성, 숙주 개인의 선천적인 인자와 면역성 등에 따라 질병 발생에도 다양한 변수 작용

3) 환경(Environment)

· 인체를 둘러싸고 있는 주위환경과 관련된 요인인 숙주를 둘러싸고 있는 모든 것을 의미

① 생물학적 환경

· 모든 감염균, 병원소, 매개 곤충, 식품, 약품 등

② 사회적 환경

· 사회적 관습, 인구이동, 경제 수준, 경제상태 등

③ 물리 · 화학적 환경

· 기후, 복사선, 기압 등의 모든 화학물질과 주택시설, 하수처리, 공기조절 등의 물리적 환경

4. 질병 발생의 생태학적 모형

1) 역학적 삼각형 모형(Epidemiologic triangle)

· 가장 보편적으로 인정되고 있는 모형
· 감염성 질환의 발생을 잘 설명
· 병인, 숙주, 환경의 3요인 간의 균형과 평형의 상호관계를 설명

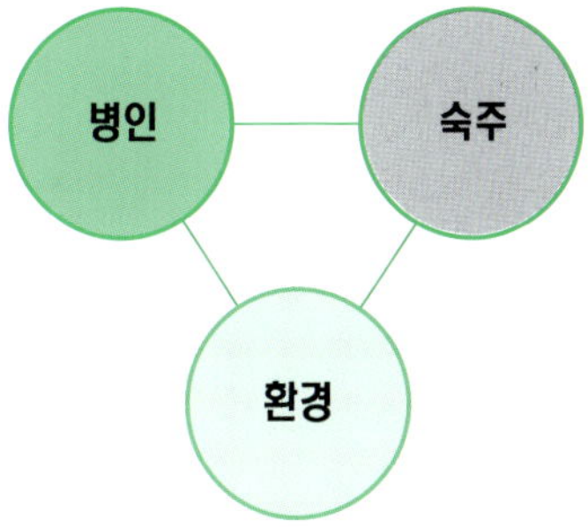

[역학적 삼각형모형]

2) 수레바퀴 모형(Wheel model)

· 질병 발생 과정에 대한 인간과 환경의 관계를 설명하는 모형
· 숙주 개인의 타고난 유전적 요인을 가장 큰 원인임을 주장하는 모형
· 숙주를 중심으로 생물학적 환경, 물리 · 화학적인 환경, 사회적 환경과의 상호 작용에 의해서 질병이 발생한다는 학설
· 질병 발생의 경로를 표현함으로써 질병 예방대책 수립에 도움

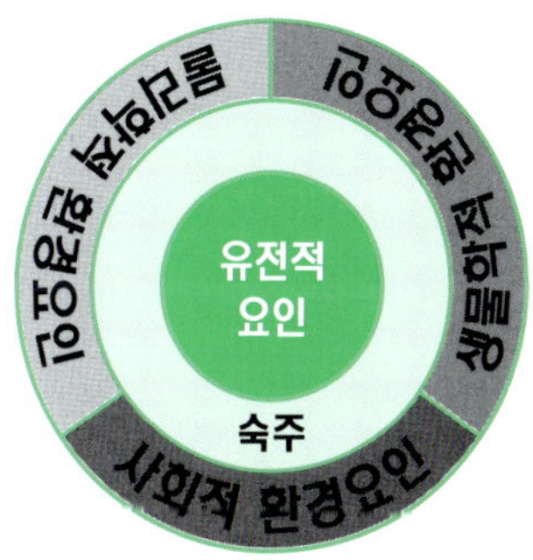

[수레바퀴 모형]

3) 거미줄 모형(Web of causation)

· 질병이 한가지 요인에 의해 발생하지 않고, 서로 연결되고 영향을 주어 발생하는 관점
· 원인망에 얽혀 있는 요소 중 몇 가지를 제거하면 질병의 예방이 가능
· 다 요인에 의한 질병 발생의 기전을 설명하는데 유리
· 비감염성 질환의 발생을 이해하는데 유리

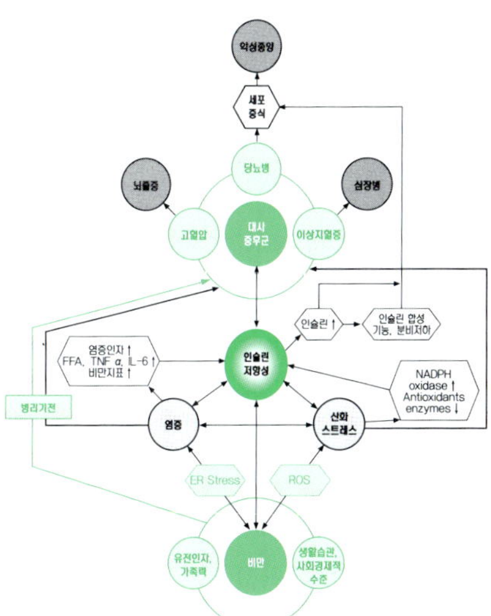

[거미줄 모형]

5. 역학적 연구방법

역학적 연구방법은 역학을 기초로 하고 통계학적인 방법 및 사회과학적인 방법을 응용하여 질병의 예방을 위하여 질병의 원인 및 전파에 관계되는 요인, 환경 및 숙주의 세 요인 간의 모든 관계를 연구하는 방법이다. 역학적 연구방법은 크게 연구목적을 달성할 수 있는 이상적인 연구조건하에서 가설을 검증하는 실험적 연구(Experimental study)와 실험적 연구를 통제하지 않고 자연적으로 일어난 현상을 관찰하고 분석하는 관찰적 연구(Observational study)로 구분한다.

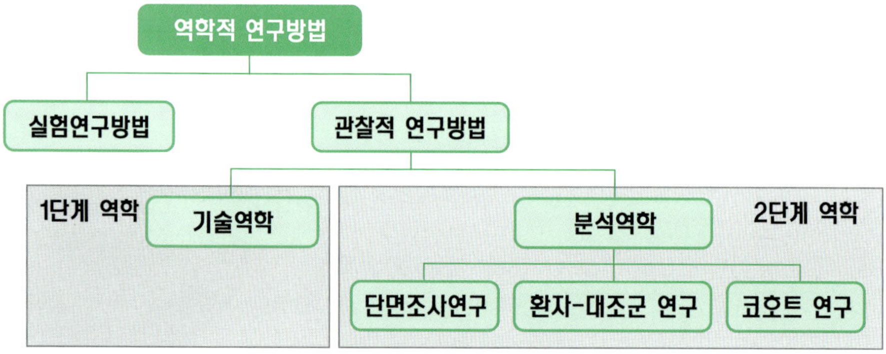

[역학적 연구방법의 분류]

1) 기술 역학(Descriptive epidemiology)

인간집단에서 발생하는 질병에 대하여 그 발생에서부터 종결까지 관계되는 모든 현상을 역학적인 변수에 따라 사실적 현상을 그대로 정리하고 요약하는 것으로써 1단계 역학으로 구체적인 가설을 증명하기 위한 연구가 아니라 질병이나 건강에 관련된 사건의 발생과 분포 등을 있는 그대로의 상황을 파악하여 기술함으로써 질병의 원인에 대한 기초데이터가 없어 원인을 유추하기 어려울 때 가설을 세워 시행되는 연구이다.

■ 기술 역학에 포함되어야 할 기본적인 내용

- 인구학적으로 누구에게 발생하였는가? (who-person)
- 언제 발생하였는가? (when-place)
- 어디서 발생하였는가? (where-time)
- 무엇이 발생하였는가? (what-disease)

(1) 인구특성(Who-person)

· 질병 발생의 인구통계학적 기초 지표이자 변수

· 연령, 성별, 인종, 사회 · 경제적 수준, 직업, 결혼상태 등

(2) 지역적 특성(Where-place)

· 지역의 특성에 따라 질병의 분포를 관찰하는 것은 지역사회 보건에 중요한 자료

· 자연적 지역 구분 : 온도, 습도, 강수량, 기후, 고도 등

· 정치적 지역 구분 : 정치집단과 사회성이 동질성을 이룬 사회적 체제

(3) 시간적 특성(When-time)

· 질병 발생을 시간적으로 분석하는 것

① **추세변화**(Secular or trend change, 장기변화)

· 질병 발생 양상이 수십 년을 한 주기로 대유행의 경향으로 보이는 것

· 장티푸스(약 30~40년 주기), 인플루엔자(약 30년), 디프테리아(약 10~24년) 등

② **주기변화**(Cyclic or cycle change, 순환변화)

· 질병 발생 양상이 수년을 한 주기로 유행이 반복되는 경우

· 인플루엔자(2~3년), 백일해(2~4년), 홍역(2~3년), 유행성이하선염(3~4년) 등

③ **계절적 변화**(Seasonal change)

· 1년 주기로 질병이 발생하는 것

· 여름철에는 소화기계 감염병, 가을철에는 쯔쯔가무시병, 겨울철에는 호흡기계 감염병의 발생빈도가 높음

④ **단기변화**(Short-term fluctuation)

· 시간별, 날짜별 또는 주별로 질병 발생 양상이 변화하는 것

· 급성감염병의 집단 발생 시

⑤ **불규칙변화**(Irregular change)

· 외래 감염병의 국내 침입 시 돌발적으로 유행하는 경우

· 콜레라 등 검역감염병이 속함

(4) 질병의 특성(What-disease)

· 어떤 질병이 발생했는지 기록하고 분석

· 향후 질병 발생을 예방하고 질병 치료를 위한 대책 마련에 활용

2) 분석역학(Analytic epidemiology)

기술 역학에서 관찰을 통해 얻은 결과를 토대로 질병 발생에 대한 가설을 설정하고 구체적인 가설을 증명하기 위하여 특정 요인과 그 결과 간의 인과관계를 밝혀내는 2단계 역학이다. 분석역학의 연구방법은 단면조사 연구(Cross-sectional study), 환자-대조군 연구(Case-control study), 코호트 연구(Cohort study)가 있다.

● 분석역학의 목적

· 특정 발병 원인에 대한 가설의 검증과 만성 건강 영향을 평가

· 새로운 발병원인에 대한 가설을 생성하고 역학적 요인을 제안

· 예방 가설의 생성과 질병 예방을 위한 가능성을 제안

(1) 단면조사 연구(Cross-sectional study)

● 위험요인과 질병을 한 시점에서 동시에 조사하는 연구 ☞ 비교적 단순한 보건지표분석

① 장점

· 동시에 여러 종류의 질병과 발생 요인과의 관련성을 조사

· 모집단을 대표하는 표본인구에 관한 연구이므로 연구결과를 일반화하기 쉬움

· 연구방법이 쉽고 간편하며 경제적이며 짧은 기간 안에 연구의 진행과 분석이 가능

② 단점

· 대상 연구집단이 커야 함

· 시점조사이기 때문에 유병률이 낮은 질병이나 이환 기간이 짧은 급성감염병의 연구에는 부적합

· 위험요인 노출 여부와 질병 유무를 동시에 조사하기 때문에 위험요인의 질병 선행 여부를 구분하기 어려움

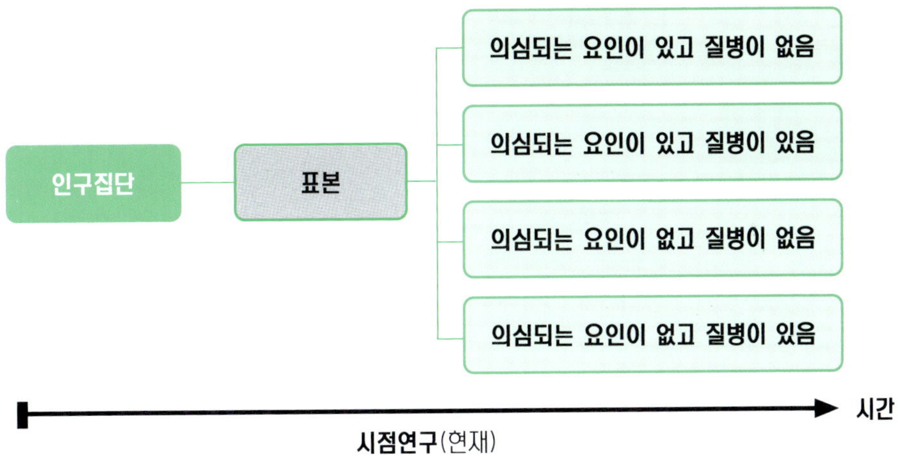

[단면조사 연구의 접근모형]

(2) 환자-대조군 연구(Case-control study)

· 질병에 이환 된 환자군과 적절한 방법으로 선정된 건강한 대조군을 대상으로 실병과의 관계가 있을 것이라고 예상되는 위험요소에 차이가 있는지 비교 분석하는 연구

① 장점

· 연구대상자가 적어도 가능
· 희소질환 및 만성질환 연구에 적합
· 의심되는 다수의 원인을 동시에 검증
· 비교적 빠른 기간 내에 결론을 얻을 수 있음
· 장기간의 추석을 해야 하는 연구보다 시간, 경비, 노력이 절약

② 단점

· 대조군을 선정하는 데 있어 비교성이 높아야 하므로 선정이 어려움
· 질병 발생에 관련된 잠재적 위험요인에 대한 정보를 기억에 의존해야 하므로 편견이 많이 작용

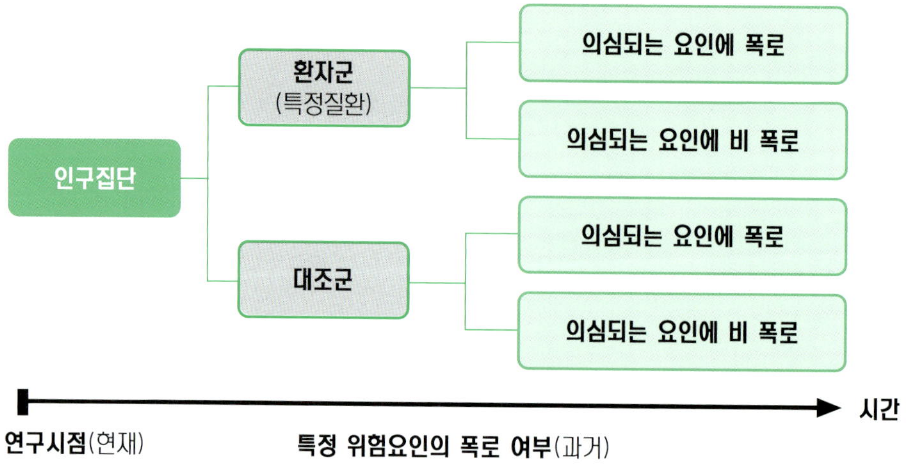

[환자-대조군 연구의 접근모형]

(3) 코호트 연구(Cohort study)

· 질병의 원인 규명에 가장 결정적인 정보를 제공하는 방법
· 코호트(cohort) ☞ 동일한 특징을 가진 특정한 인구집단
· 질병 발생의 원인과 관계 깊은 인구집단과 그렇지 않은 인구집단을 장기간 계속적으로 추적, 관찰하여 양 집단 간의 질병 발생률에 차이가 있는가를 비교하는 연구방법
· 연구 시작점에서 건강한 사람을 대상으로 여러 질병의 원인적 요인을 파악하기 적합
· 시간적 연구 방향이 주로 현재부터 미래를 향한 전향적 연구와 현재부터 과거를 향한 후향적 연구가 모두 가능

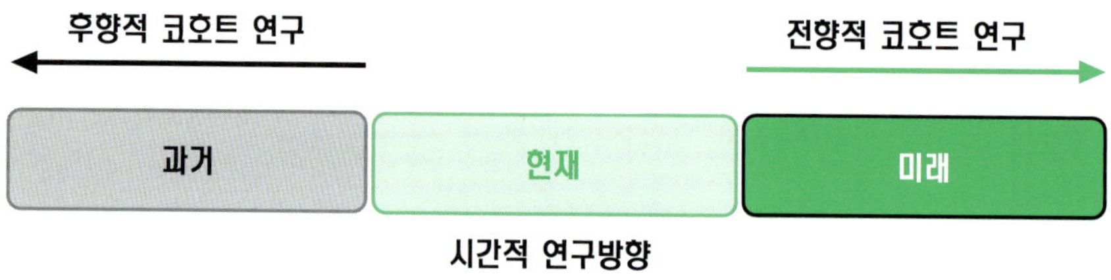

[코호트 연구의 시점 비교]

① 장점
· 수집된 정보들의 편견이 비교적 적음
· 한꺼번에 여러 가지의 가설을 동시 검증
· 연구결과를 모집단에 적용하는 것이 가능

· 위험요인 노출에서부터 질병 발생의 전 과정을 확인할 수 있음

② 단점

· 장기간의 걸친 추적, 관찰 연구이므로 경비, 노력, 시간이 많이 필요

· 대규모 관찰 대상자가 필요하므로 유병률이 낮은 질병의 연구에 부적합

· 연구하고자 하는 원인에 노출되는 정도가 낮은 경우에는 노출의 효과가 실제보다 매우 낮게 평가될 수 있으므로 부적절함

· 오랜 시간 많은 연구대상 인원이 필요하므로 사망하거나 이동하는 등 탈락할 가능성이 크며, 이에 따라 정확도에 문제가 생김

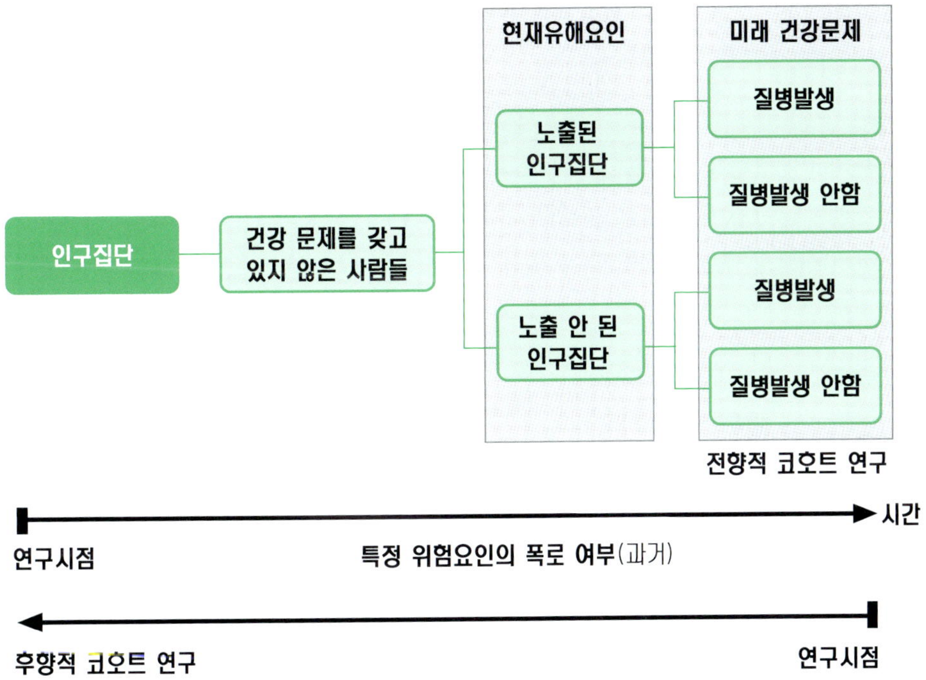

[코호트 연구의 접근모형]

3) 실험역학(Experimental epidemiology)

· 연구자가 사람을 직접 연구대상으로 하는 실험적 연구로 그 결과를 직접 사람에게 적용하여 질병의 예방과 진단 및 치료에 활용할 수 있도록 수행하는 연구

· 실험대상이 인간집단이기 때문에 윤리적 견지에서 대부분 제한되어, 주로 실험동물을 이

용하여 간접조사

· 실험실 실험
  – 역학에서 거의 사용하지 않는 방법
· 임상실험(Clinical trial)
  – 임상의학에서도 널리 쓰는 연구방법
  – 새로운 처치방법이나 치료 약품 등의 효과 및 효능 등을 규명하기 위하여 환자를 대상으로 연구하는 것 → 실험역학에서 가장 많이 사용하는 방법
· 지역사회 실험(Community trial)
  – 어떤 인구집단을 대표하는 대상으로 질병 발생과 관련된 요인 또는 위험요소를 제거하거나 생활 태도를 변화시킴으로써 대상 질병의 발생이 감소하는지를 규명하려는 1차 예방사업의 효과를 측정하는 연구

① 장점

· 연구하고자 하는 요인들이 연구자에 의해 조작이 가능
· 인과관계를 가장 정확히 알 수 있음
· 시간의 속발성 대한 판단을 할 수 있음

② 단점

· 도덕적 · 윤리적 문제가 발생
· 실험결과의 실제 적용에 한계가 있음

Part. 3

감염병 관리

1. 감염병의 개념과 발생설

1) 감염병의 의의

질병이란 심신의 전체 또는 일부가 일차적 또는 계속 장애를 일으켜서 정상적인 기능을 할 수 없는 상태로 감염성 질환과 비감염성 질환으로 나눌 수 있다. 병원체가 감염원으로 작용하여 발생하는 질병을 감염성 질환이라 하고 이 질환이 감염성을 가지고 새로운 숙주에게 감염을 시켜 질병이 발생하는 것을 감염병이라고 한다. 즉, 감염병은 환자 또는 감염원을 통하여 여러 사람의 새로운 환자를 발생시킬 수 있는 질환이다.

비감염성 질환은 병원체가 감염원으로 작용하지 않는 질병으로 일반적으로 만성질환으로 알려져 있으며, 전파하지 않고 감염원으로 작용하지 않는 질환이다.

(1) 감염병의 정의

- 감염(Infection)
  - 병원체가 숙주 내에서 분열 증식하고 있는 상태를 말하며, 이 결과 사람에게는 질병이나 면역반응을 일으킴

- **감염병**(Communicable disease)
  - · 어떤 특정 병원체 혹은 병원체의 독성물질 때문에 일어나는 질병
  - · 병원체 혹은 독성물질에 감염된 사람, 동물 혹은 기타 병원소로부터 감수성 있는 숙주(사람)에게 전파되는 질환
  - · 세계보건기구가 국제공중보건의 비상상태에 대비하기 위하여 감시대상으로 정한 질환으로 보건복지부 장관이 고시하는 감염병

(2) 감염병의 예방목적

· 국민 건강에 의해 위해가 되는 감염의 발생과 유행을 방지

· 예방 및 관리를 위하여 필요한 사항을 규정함으로써 국민 건강의 증진 및 유지에 이바지함

2) 감염병의 발생설

(1) 종교설 시대(Religious era, 신벌설)

· 원시적인 종교관에 따라 선신과 악신이 있는 것으로 믿었던 시대

· 악신이 질병을 일으킨다고 믿었던 시대

· 질병 관리하는 방법으로 재물을 바치는 등 주술적인 방법을 사용

· 질병을 죄에 대한 신의 벌로 해석 ☞ 신벌설 시대

(2) 점성설 시대(Astrology era)

· 질병 발생이 환경과 어떤 물리적 상태와 관계가 있다고 믿게 되었던 시대

· 하늘의 별자리 이동을 관찰하여 감염병의 유행, 전쟁, 기아 등을 점치던 시대

(3) 장기설 시대(Miasma theory era)

· 감염병의 전파는 나쁜 공기나 공기 중의 유독물질 때문에 된다고 믿었던 시대

· 히포크라테스의 기록에 의하면 Malaria를 나쁜 공기가 전파한다고 믿어 오염된 공기를 정화시키기 위하여 대포를 발사하고 불을 지르는 방법을 사용

(4) 접촉 감염설 시대(Contagious communicable theory era)

· 질병에 대한 경험이 많아짐에 따라 한 사람으로부터 다른 사람으로 감염될 수 있다고 믿었던 시대

· 아리스토텔레스는 페스트가 질병에 이환 환자 가까이에서 생활하는 건강한 사람에게 잘

감염된 것을 지적

· 16세기 초 매독이 유럽 전역에 만연하였다는 사실도 이 설을 뒷받침하는 이론적 근거

(5) 미생물 병인설 시대(Microorganism theroy era)

· 1679년 레벤후크(Anton van Leeuwenhoek)가 현미경을 발명하면서 처음으로 세균을 발견하여 질병 발생의 원인이 미생물이라는 사실을 인정

· 1860년대 파스퇴르(Louis Pasteur, 1822~1895)는 현미경적 미생물에 관한 논문 발표

· 로버트 코흐(Robert Koch, 1843~1910)가 탄저균과 결핵균, 콜레라 등을 발견하여 미생물 병인설이 확인됨

· 세균학의 발달로 면역학도 발전 ☞ 질병 예방 백신 개발되기 시작

(6) 다인설 시대(Multiple cause theory era)

· 현대사회의 질병 현상 결정 기전은 병원체뿐만 아니라 인간 주변의 생물학적, 물리적, 사회 · 경제적 여건의 상호작용에 의함

· 질병은 단일 요인에 의해 발생하지 않으며, 여러 가지 복합적 요인들의 상호작용 때문에 발생한다는 것

2. 감염병의 생성과정

1) 감염병 발생의 3대 요인

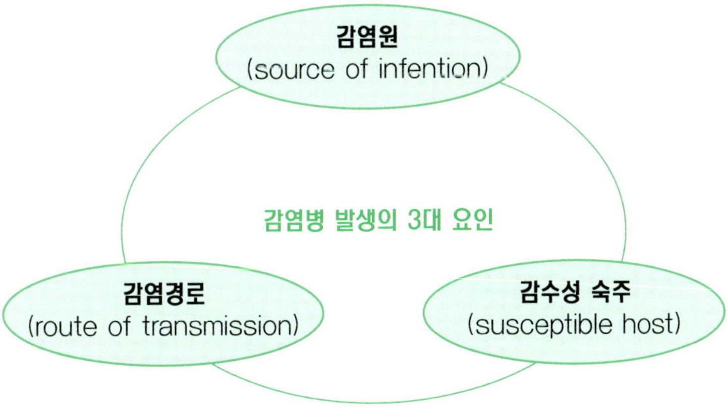

[감염병 발생의 3대 요인]

(1) 감염원(Source of infection)

· 감수성 숙주에게 병원체를 전파시킬 수 있는 근원이 되는 모든 것

· 환자, 보균자, 감염동물, 오염 식품이나 오염 식기구 및 생활 용구 등

(2) 감염경로(Route of transmission)

· 감염원으로부터 감수성 보유자에게 병원체가 운반되는 과정

· 직 · 간접에 의한 접촉감염, 공기 전파, 동물매개 전파, 개달물 전파 등

(3) 감수성 숙주(Susceptible host)

· 감수성은 침입한 병원체에 대항하여 감염이나 발병을 저지할 수 없는 상태

· 숙주가 병원체에 대한 저항력이 낮은 상태

· 감염성 숙주가 감수성이 높은 경우 감염병 유행

· 감염성 숙주가 면역이 높은 경우 감염병 유행이 잘 이루어지지 않음

표 3-1. 질병 발생과 감염병 생성과정의 요소

질병 발생의 3대 요인	감염병 생성과정의 6개 요소
병인(병원체)	병원체, 병원소
환경	병원소로부터의 병원체의 탈출, 전파, 새로운 숙주로의 침입
숙주	숙주의 감수성

2) 감염병의 생성과정

감염병의 생성과정을 세분화하면 병원체 → 병원소 → 병원소로부터의 병원체의 탈출 → 전파 → 새로운 숙주로의 침입 → 숙주의 감수성의 6개의 요소가 연쇄 작용하여 일어나게 된다. 이들 6개 요소 중 한 요소만 차단되어도 감염병은 생성되지 않는다.

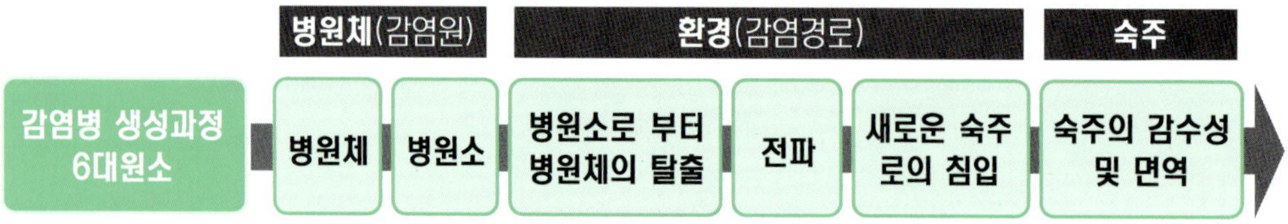

[감염병의 생성과정 6대 요소]

(1) 병원체(Infectious agent)

· 질병 발생의 원인이 되는 미생물

· 숙주에 침입해 질병을 일으키는 미생물로 감염을 일으키는 중요한 역할

① 세균(Bacteria)

· 육안으로 관찰할 수 없는 미생물

· 견고한 세포벽을 갖고 있으며 세포막에 둘러싸여 있는 단세포

· 간균(Bacillus) : 막대 모양으로 장티푸스, 디프테리아, 결핵, 탄저균 등 속함

· 구균(Coccus) : 둥근 모양으로 폐렴, 임질, 포도상구균, 연쇄상구균 등 속함

· 나선균(Spirillum) : S자형 또는 나선형인 균을 총칭하며, 콜레라균이 속함

② 바이러스(Virus)

· 병원체 중 가장 작은 생물

· 전자현미경으로 관찰 가능

· 살아있는 세포에 기생하며 세포 내에서만 증식할 수 있는 감염성 입자

· 질환 : 홍역, 폴리오, 유행성이하선염, 일본뇌염, 광견병, 후천성면역결핍증, 간염 등

③ 리케차(Rickettsia)

· 세균과 바이러스의 중간크기의 병원체

· 세균과 유사한 화학적 성분을 가지고 있어 항생제 치료에 반응

· 감염원 : 이, 모기, 진드기 같은 절지동물에 의해 옮김

· 질환 : 발진티푸스, 발진열, 쯔쯔가무시병, 록키산홍반열 등

④ 진균 또는 사상균(Fungus)

· 아포형성 식물(버섯, 곰팡이, 효모)

· 진균 또는 무좀 등 피부병을 일으킴

⑤ 원충류(Protozoa)

· 단세포 동물, 중간숙주에 의해 전파

· 면역이 생기는 일이 드물고 적합하지 못한 조건에서도 장기간 생존 가능

· 질환 : 말라리아, 아메바성 이질, 아프리카 수면병

⑥ 클라미디아(Chlamydia)

· 리케차와 같이 진핵생물의 세포 내에서만 증식하는 세포 내 기생체

· 리케차와 다른 점 : 절지동물의 매개를 필수로 하지 않고 균 체계 내에 에너시를 생신계

를 갖지 않음
· 질환 : 트라코마(눈의 결막질환), 앵무새병(Psittacosis)

⑦ **기생충**(Parasite)
· 다세포 동물로 육안으로 관찰이 가능
· 숙주의 몸속에서 영양분을 섭취하는 동물로써 크기와 형태가 다양
· 회충, 조충, 십이지장충, 흡충, 구충 등

■ **병원체의 병인성, 병독성, 전염력**

· 병인성(pathogenesis) : 감염된 숙주가 발병하게 하는 병원체의 능력
· 병독성(virulence) : 중독한 질병을 일으키는 능력으로 독력(toxigenicity), 침입 경로, 침습성 (Invasiveness) 및 감염을 조장하는 물질에 의하여 영향을 받음
· 전염력(communicability) : 병원체가 숙주에서 다른 숙주로 이행해나가는 능력

(2) 병원소(Reservoir)
· 병원체가 생활하고 증식하면서 다른 숙주에 전파할 수 있는 상태로 저장되는 장소
· 병원소의 종류 : 인간 병원소, 동물 병원소, 토양

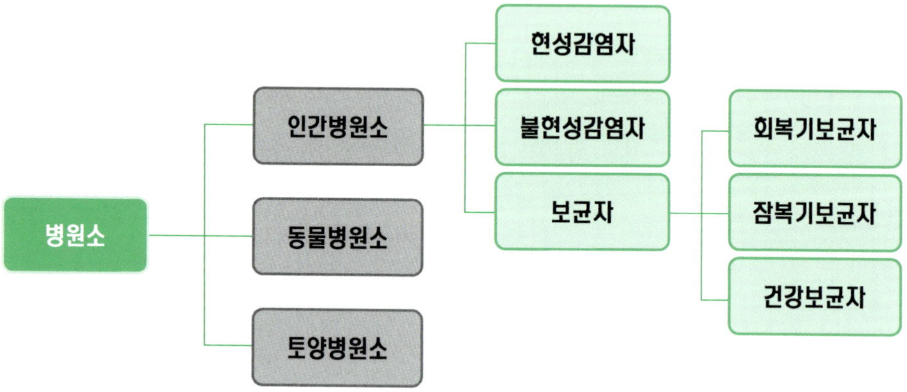

[병원소의 종류]

① 인간 병원소

· 인간이 병원체의 생활 장소가 되어 다른 숙주로 전파될 수 있는 병원소가 되는 경우

a. 환자(Patient)

· 병원체에 감염되어 자각적 · 타각적으로 임상 증상이 있는 자

· 현성 감염자 : 병원체에 감염되어 질병의 증상과 현상이 뚜렷이 나타나는 경우

· 불현성 감염자 : 병원체에 감염되어 숙주 내에서 병원성 미생물은 증식하나 임상적인 증상이 나타나지 않은 무증상자

· 혼성감염자 : 두 가지 이상의 병원균에 감염된 경우

· 자가감염자 : 자신이 가지고 있는 병원균에 의해 다시 감염되는 경우

b. 보균자(Carrier)

· 병원체를 체내에 가지고 있으면서 임상적인 증상이 없이 병균을 배출하여 감염원으로 작용하는 감염자

· 감염병 관리에 중요한 관리대상자

· 회복기 보균자

– 병원체에 감염되어 치료를 받아 감염증의 증상은 없어졌으나 병원체는 아직 인체에 보균하고 있는 상태 ☞ 환자라 관리하기 쉬운 편

– 세균성 이질, 디프테리아, 장티푸스, 파라티푸스

· 잠복기 보균자

– 병원체에 감염되었으나 아직 질병이 발병하지 않아 환자로 판명되기 전의 상태 ☞ 전염기회가 많고 전파력이 큼

– 디프테리아, 홍역, 유행성이하선염, 폴리오

· 건강 보균자

– 병원체가 침입하였으나 발병 증상이 없어 건강한 사람이라 자각하여 타인에게 쉽게 질병을 전파하는 병원소 ☞ 질병관리가 가장 어려운 유형

– 디프테리아, 폴리오, 일본뇌염

② 동물 병원소

· 동물이 병원체를 가지고 있다가 인간 숙주에게 감염시키는 감염원으로 작용

· 인수공통감염병 : 인간과 동물이 같은 생활공간에서 살아가고 접촉빈도가 높아지면서 동물에게 발생하던 질병이 인간에게도 적응하고 변이를 일으키는 것

표 3-2. 동물 병원소와 인수공통감염병

해당 동물	인수공통감염병
소	결핵, 탄저병, 파상열, 살모넬라증, 광우병
돼지	살모네라증, 파상열, 탄저병, 일본뇌염
양	탄저, 파상열
개	광견병, 톡소플라마증
말	탄저, 유행성뇌염, 살모넬라증
쥐	페스트, 발진열, 살모넬라증, 렙토스피라증, 양충병
고양이	살모넬라증, 톡소플라즈마 증

③ 토양

· 무생물이면서 병원소로 작용

· 토양은 진균류인 히스토프라즈마증(histoplasmosis), 블라스토마이세스증(blastomycosis), 파상풍의 병원소 역할

(3) 병원소로부터 병원체 탈출

병원체가 병원소로부터 탈출함으로써 감염병이 전파되는데 병원체의 종류 또는 숙주의 기생 부위에 따라 다르며 탈출 경로는 5가지로 분류된다.

① 호흡기계 탈출

· 비말감염, 공기매개 감염 ☞ 대화, 기침, 재채기 등을 통해 코 또는 입을 통해 체외로 탈출

· 폐렴균, 폐결핵균, 폐렴, 백일해, 홍역, 수두, 두창 등

② 소화기계 탈출

· 음식의 소화를 담당하는 위나 장 등의 소화기에서 서식하던 병원체가 구토나 분변에 의해 체외로 탈출하는 경우

· 콜레라, 장티푸스, 파라티푸스, 이질, 폴리오 등

③ 비뇨생식계 탈출

· 소변과 생식기계의 분비물을 통해 체외로 탈출

· 매독, 임질, 칸디다, 트리코모나스 등

④ 기계적 탈출

· 곤충의 흡혈이나 주사기를 통해 탈출

· 발진티푸스, 발진열, 말라리아, 매독, AIDS 등

⑤ **개방 병소 탈출**

· 신체의 표면에 있는 피부나 점막의 상처 부위 등의 개방형 병원소를 통해 병원체가 탈출

· 한센병 등

(4) 전파(Transmission)

· 병원소로부터 탈출한 병원체는 새로운 숙주에 전파되는 경우

· 병원체가 전파체를 중간에 거치는가에 여부에 따라 전파형태는 직접전파와 간접전파로 분류

① **직접 전파**(Direct transmission)

· 숙주나 병원소로부터 신체적 접촉이나 비말을 통해 새로운 숙주로 직접 옮겨가는 것

· 직접접촉감염 : 성교와 같이 육체 접촉에 의한 전파

· 비말감염 : 기침, 재채기, 대화를 통한 감염

· 태반을 통한 수직감염

· 홍역, 인플루엔자, 흡성회백수염, 매독, 임질, 연성하감, 에이즈(AIDS) 등

② **간접전파**(Indirect transmission)

· 병원체가 어떤 중간 매체를 통해 새로운 숙주에게 전파되는 과정

· 전파체가 존재해야 하고, 병원체가 외계에서 생존능력이 있어야 하며, 동시에 소량으로도 감염을 일으킬 수 있어야 함

a. **활성 매개체**

· 절지동물, 패류, 담수어, 개구리, 뱀 등이 매개 역할을 하는 생물학적 전파

· 파리, 모기, 벼룩 등 절지동물에 의한 매개로 전파되는 것이 대부분

· 절지동물에 의한 전파

· 기계적 전파

– 매개 곤충의 다리나 체표에 부착되어있는 병원체를 아무런 변화 없이 전파하는 경우

· 생물학적 전파

– 매개 곤충 내에서 일정 기간 발육 또는 증식하는 동안 생물학적으로 변화를 거쳐 전파되는 경우

ⓐ 증식형 전파

– 병원체가 뚜렷한 형태 변화 없이 수적 증식만 하여 전파되는 형태

– 발진티푸스, 일본뇌염, 페스트, 재귀열, 황열 등

ⓑ 발육형 전파
- 수적 증식은 없지만 발육하여 전파되는 형태
- 사상충증, 로아로아 등

ⓒ 발육증식형 전파
- 발육과 수적 증식을 통해 전파되는 형태
- 말라리아, 수면병 등

ⓓ 배설형 전파
- 병원체가 매개곤충체내에서 증식한 후 위장관를 거쳐 배설물로 배출된 것이 피부의 상처부위나 호흡기계 등으로 전파되는 형태
- 발진티푸스, 발진열, 페스트 등

ⓔ 경란형 전파
- 곤충의 난자를 통해 다음 세대까지 전달되어 전파되는 경우
- 록키산홍반열, 재귀열, 쯔쯔가무시병 등

b. 비활성 매개체

· 우유, 물, 공기, 식품과 토양과 같은 무생물에 의해 전파되는 것
· 식품이나 물과 같이 직접 섭취하는 것과 개달물로 구분
· 개달물(formite) : 매개체 자체가 숙주의 내부로 들어가지 않고 병원체를 운반하는 수단으로만 작용하는 것

③ 공기 전파

· 비말 전파라고도 하며 재채기, 기침, 대화할 때 감염원인 환자의 입과 코에서 나온 분비물이 공기 중으로 흩어져 그 분비물의 수분이 증발하고 공기 중에 부유하는 미소잔유물(비말핵)이 다른 사람에게 흡입됨으로써 감염될 때

(5) 새로운 숙주로의 침입

· 병원체가 새로운 숙주에 침입하는 경우
· 병원체가 병원소를 탈출하는 경로와 일치

표 3-3. 주요감염병의 탈출, 전파, 침입의 경로

탈출	전파	침입	감염병
기도분비물	직접 전파(비말) 공기매개전파(비말핵) 매개물(옷, 침구 등)	기도	결핵, 홍역, 인플루엔자, 디프테리아
분변	음식, 파리, 손, 개달물	입	장티푸스, 소아마비, 콜레라, A형 간염
혈액	주사 바늘	피부	AIDS, B, C형 간염
	흡혈절족동물		말라리아, 일본뇌염, 황열, 댕기열
병변부위 삼출액	직접 전파(성교, 손)	피부, 성기 점막, 안구 점막 등	단순포진, 임질, 매독

(6) 숙주의 감수성

· 저항력(resistance)이라나 면역력(immunity)이 있을 때는 감염이 발생하지 않으나, 감수성이 있을 때는 감염이 발생

① **감수성**(Susceptibility)

· 숙주에 침입한 병원체에 대항하여 감염이나 발병을 저지할 수 없는 상태

· 감수성 지수(접촉감염지수) : 특정 질환에 폭로된 적이 없는 미감염자가 병원체에 접촉되었을 때 발병하는 비율

· 급성 호흡기계 감염병에 적용가능

· 감수성이 높은 순 : 두창, 홍역(95%) 〉 백일해(60~80%) 〉 성홍열(40%) 〉 디프테리아(10%) 〉 폴리오(0.1%)

② **저항력**(Resistance)

· 감염에 대한 숙주가 나타내는 모든 방어력의 총체

a. 비특이적 저항력

· 특정한 병원체에 국한되지 않고 모든 병원체에 대해서 나타나는 숙주의 저항력

· 1차 방어막 ☞ 피부와 점막

b. 특이적 저항력

어떤 병원체(항원)나 독소(이질 단백질, 항원)가 생체 내에 한 번 침입하면 같은 병원체가 다시 침투해도 재차 감염되지 않는 인체의 특이한 방어기전 및 저항력 ☞ 면역

③ **면역력**(Immunity)

· 인체의 제3차 방어기전

· 어떤 특정한 감염균에 대하여 자기 몸을 방어하고 임상적인 증상을 없애거나 가볍게 하는 능력

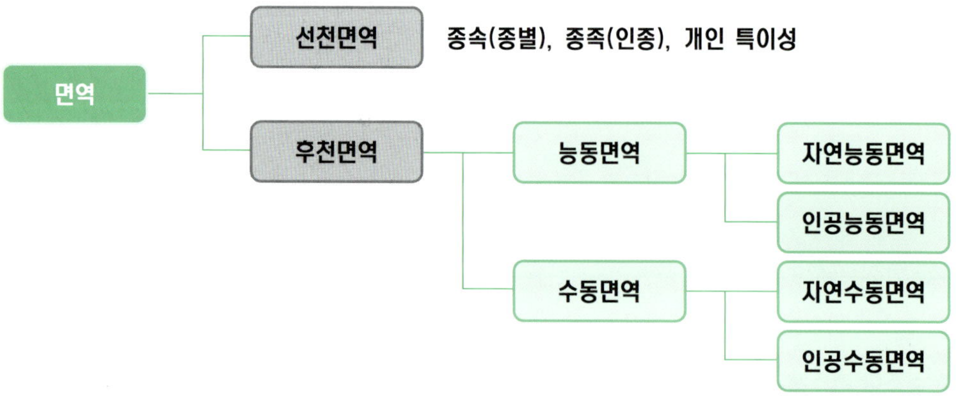

[면역의 종류]

a. **선천 면역**(Congenital immunity)

· 태어날 때부터 가진 자연면역 ☞ 종속면역

· 생명의 방어기전

· 민족, 영양상태, 기상조건, 가족적 소인과 관계가 있음

· 종속면역이나 종족(인종) 간에 차이가 있는 경우와 개인 차이에 따라 면역이 형성되는 것

b. **후천 면역**(Congenital immunity)

· 어떤 질병에 이환 된 후나 예방접종 등에 의하여 후천적으로 형성되는 면역 ☞ 획득면역

· 능동면역(Active immunity)

– 숙주 스스로가 면역체를 형성하여 면역력을 지니는 것

– 항원이 숙주에 들어가서 항체를 생성할 수 있도록 유도하는 과정

ⓐ 자연 능동면역(Natural active immunity)

– 질병에 걸렸거나 병원체가 감염되어 인체 내부에서 스스로 항체를 형성하는 경우

– 면역 지속기간은 질병의 종류에 따라 다름

– 천연두, 수두, 콜레라, 발진티푸스 등

표 3-4. 자연 능동면역 방법 및 예방 질병

방법		특성	예방 질병
영구 면역	현성감염	한번 이환 되면 다시 이환 되는 일이 드문 감염병	두창, 홍역, 수두, 유행성이하선염, 콜레라, 백일해, 성홍열, 발진티푸스, 장티푸스, 페스트
	불현성감염	불현성감염에 의해서 강한 면역이 형성되는 감염병	일본뇌염, 소아마비
약한 면역		이환 되어도 약한 면역만 형성	디프테리아, 인플루엔자, 수막구균성, 수막염, 세균성 이질, 폐렴
비감염(감염면역)		감염면역만 형성되는 것	매독, 임질, 말라리아

ⓑ 인공능동면역(Artificial active immunity)

- 인공적으로 항원을 체내에 직접 이식하여 항체를 얻는 방법
- 생균백신, 사균 백신, 순환독소 등으로 사용하는 예방접종으로 얻어지는 면역
- 장점 : 면역성이 강하고, 면역력이 오래 지속
- 단점 : 인공수동면역에 비해 효과가 늦게 나타남

표 3-5. 인공능동면역 방법 및 예방 질병

방법	특성	예방 질병
생균백신 (living vaccine)	병원균을 약독화시켜 살아있는 병원체	결핵(BCG), 홍역, 경구용 소아마비(sabin), 두창, 탄저, 광견병, 결핵, 황열, 풍진, 볼거리 등
사균백신 (killed vaaccine)	병원미생물을 물리적, 화학적으로 죽인 균	장티푸스, 파라티푸스, 콜레라, 백일해, 일본뇌염, 소아마비(폴리오) 등
순화독소 (toxoid)	병원체의 독성을 없애고 항원성만 남김	디프테리아, 파상풍 등

c. **수동면역**(피동면역, Passive immunity)

· 다른 숙주에 의하여 이미 형성된 면역체를 받아 면역력을 얻게 하는 방법

· 장점 : 접종 즉시 면역됨

· 단점 : 항체가 체내에서 파괴되면 면역상태는 일시적

· 특징 : 인공면역에 비해 면역효력이 빨리 나타나지만 지속기간이 대개 2개월 미만으로 짧음

ⓐ 자연수동면역(Natural passive immunity)

- 모체로부터 얻은 면역으로 태반이나 모유를 통해 획득
- 태반을 통한 소아마비, 홍역, 디프테리아 등

ⓑ 인공수동면역(Artificial passive immunity)

– 다른 동물이나 사람의 회복기 혈청과 면역 혈청에서 추출한 항체를 주사하여 얻은 면역

– 항독소, 회복기 혈청, 면역 혈청, 면역 감마글로블린 등

– B형간염, 면역 글로블린, 파상풍 항독소 등

표 3-6. 선천적 면역과 후천적 면역의 특징

특징	선천적 면역	후천적 면역
반응시간	수시간	수일에서 수주
항원특이성	제한적	매우 다양함
면역반응	고정적이며 변하지 않음	점차 향상됨
면역기억	없음	기억세포를 통해 가능

3. 감염병 유행의 유형

감염병의 유행이란 평상시에 기대되는 환자의 발생보다 많은 수의 환자가 발생하였을 때를 말한다. 감염병의 유행 시 그 유형의 파악하는 것은 감염병의 관리대책에 중요한 일이며, 유행조사는 발생과정을 역학적으로 규명하고 이에 대한 효율적인 관리를 할 수 있도록 하는 데 목적이 있다.

1) 감염병 유행에 영향을 주는 요인

(1) 인적요인

· 성별, 연령, 인종, 직업, 사회경제적 상태에 따라 질병의 발생률과 이환률에 차이를 보임

(2) 시간적 요인

· 추세변화 : 감염병의 유행양상이 수십 년간에 걸쳐서 유행하는 양식

· 순환변화 : 몇 년의 단기간을 주기로 하여 순환적으로 유행을 반복하는 주기변화

· 계절적 변화 : 1년 주기로 하여 계절적으로 반복되는 변화

· 단기변화 : 시간별, 날짜별, 주별로 질병 발생 양상이 변화하는 것

· 불규칙변화 : 돌발적 유행의 경우를 말하는 것

(3) 지리적 요인

· 기후대나 지형의 고저 등 지리적 현상에 따라서 감염병 유행 현상이 달라지는 것
· 기온, 기습, 기류, 강우량, 고도, 토질, 수질 등 환경적 조건에 다르게 나타남
· 도시, 농어촌 간, 국가에 따라 질병 발생 양상이 다름

2) 감염병의 유행

(1) 공동매개체 유행(Common vehicle epidemic)

· 많은 사람이 공동으로 이용하는 음식, 물, 우유 등을 통하여 이것을 사용하는 다수의 사람에게 질병이 발생하는 것
· 장티푸스, 콜레라, 이질 등

(2) 진행성 유행(Propagated spread, 점진형 전파)

· 직 · 간접적 전파로 감염균이 한 숙주로부터 다른 숙주로 연속적으로 전파되는 경우
· 감염된 환자가 새로운 환자를 발생시키는 전파형식

4. 감염병의 관리방법

감염병의 관리는 감염병의 생성과정 6개 요소 중 어느 한 요소만을 제거하여도 관리가 된다. 그러나 어느 요소를 관리할 것인가에 하는 문제는 감염병의 종류와 성격에 따라서 달라 병원체를 완벽하게 제거하거나 전파를 막거나 숙주의 방어력을 완벽하게 할 수 없으므로 일반적으로 감염병의 관리에 여러 가지 접근방법을 동시에 이용한 경우가 대부분이다. 일반적으로 감염병 관리의 접근방법은 전파 예방, 면역증강, 예방되지 못한 환자의 조치 3가지로 나누어 볼 수 있다.

1) 전파 예방

· 병원소를 제거하거나, 감염력을 감소시키는 방법
· 병원소를 격리하거나 환경위생 측면에서 관리는 방법이 가장 효율적

(1) 병원소 관리 및 제거

· 동물 병원소 : 인수공통감염병은 병원소인 동물을 제거함으로써 전파를 예방

· 인간 병원소 : 감염균이 존재하는 장기를 제거하거나 환자를 격리

(2) 병원소 격리

· 감염된 사람이나 동물을 사회에서 격리해 다른 사람에게 전달하지 못하게 하는 것

· 격리(Isolation)

– 감염된 사람이나 동물이 병원체를 운반할 위험성이 지나갈 때까지 격리하는 방법

– 격리의 필요기간은 세균학적 방법을 사용한 검사실 소견으로 결정

· 건강격리

– 외래 감염병의 국내 침입을 방지하기 위한 수단으로 취해지는 검역에서 유래된 방법

– 감염병 유행지역에서 입국하는 감염병 감염이 의심되는 사람이나 감염된 환자와 접촉이 있는 사람에게 취해지는 강제격리

– 격리 기간은 보건복지부령으로 정하는 해당 검역 감염병의 최대 잠복 기간을 초과할 수 없음

(3) 감염력 감소

· 적절한 치료로 환자가 완전히 치유되기 전부터 감염력이 감소하여 환자가 감염병을 전파하지 않게 하는 것

(4) 환경위생관리

· 병원체가 병원소를 탈출해서 새로운 숙주로 전파되기까지 상당 기간 우리의 생활환경 속에서 존재해야 하므로 환경조건을 개선하여 전파과정을 차단하는 것이 효과적인 감염병 관리방법

2) 면역의 증강

· 예방접종을 통해 사전에 질병 발생의 위험도를 낮춤

· 숙주의 건강 자체를 높이는 영양관리, 운동, 휴식 등의 관리로 면역력 증강

· 숙주의 면역력 향상으로 감염병에 대한 감수성을 감소시켜 감염병의 전파를 예방

3) 예방되지 못한 환자의 조치

· 의료시설의 확충, 무의지역의 해소, 진단시설의 확충 및 정기진단의 제도화와 계속된 보건교육의 시행 등 제도적인 관리가 중요

· 조기 진단 및 조기 치료 시스템을 기동하고 합병증을 줄여 피해를 최소화하는 2차 예방이 필요

5. 법정 감염병(Nationally notifiable communicable diseases)

법정 감염병은 사회적 파급력이 큰 감염병에 걸린 환자를 격리, 수용하고 적절한 방역 조치를 해야 할 필요성이 있는 감염병 또는 환자가 발생하였을 때 의무적으로 신고하도록 되어 있는 감염병을 말한다.

모든 감염병을 국가가 관리하지 않지만 「감염병의 예방 및 관리에 관한 법률」은 국가가 개입하기 위한 근거와 수단으로 명시해 놓은 보건분야의 특별법이다. 현재 「감염병의 예방 및 관리에 관한 법률」 제2조2항에서 감염병을 제1급 감염병, 제2급 감염병, 제3급 감염병, 제4급 감염병, 기생충감염병, 세계보건기구 감시대상 감염병, 생물테러감염병, 성매개감염병, 인수공통감염병 및 의료 관련 감염병 등 우리나라 법정 감염병은 크게 열 가지로 분류된다.

1) 감염병의 종류

(1) 제1급 감염병

· 생물테러감염병 또는 치명률이 높거나 집단 발생의 우려가 커서 발생 또는 유행 즉시 신고하여야 하고, 음압격리와 같은 높은 수준의 격리가 필요한 감염병

· 갑작스러운 국내 유입 또는 유행이 예견되어 긴급한 예방·관리가 필요하여 질병관리청장이 보건복지부장관과 협의하여 지정한 감염병을 포함

- 에볼라바이러스병
- 마버그열
- 라싸열
- 크리미안콩고출혈열
- 남아메리카출혈열
- 보툴리눔독소증
- 야토병
- 신종감염병증후군
- 중증급성호흡기증후군(SARS)
- 중동호흡기증후군(MERS)

- 리프트밸리열
- 두창
- 페스트
- 탄저
- 동물인플루엔자 인체감염증
- 신종인플루엔자
- 디프테리아

(2) 제2급 감염병

· 전파 가능성을 고려하여 발생 또는 유행 시 24시간 이내에 신고하여야 하고, 격리가 필요한 감염병

· 갑작스러운 국내 유입 또는 유행이 예견되어 긴급한 예방 · 관리가 필요하여 질병관리청장이 보건복지부장관과 협의하여 지정한 감염병을 포함

- 결핵(結核)
- 수두(水痘)
- 홍역(紅疫)
- 콜레라
- 장티푸스
- 파라티푸스
- 세균성이질
- 장출혈성대장균감염증
- A형간염
- 백일해(百日咳)
- 유행성이하선염(流行性耳下腺炎)
- 풍진(風疹)
- 폴리오
- 수막구균 감염증
- b형헤모필루스인플루엔자
- 폐렴구균 감염증
- 한센병
- 러. 성홍열
- 반코마이신내성황색포도알균(VRSA) 감염증
- 카바페넴내성장내세균속균종(CRE) 감염증
- E형 간염

(3) 제3급 감염병

· 발생을 감시할 필요가 있어 발생 또는 유행 시 24시간 이내에 신고하여야 하는 감염병

· 갑작스러운 국내 유입 또는 유행이 예견되어 긴급한 예방 · 관리가 필요하여 질병관리청장이 보건복지부장관과 협의하여 지정한 감염병을 포함

- 파상풍(破傷風)
- B형간염
- 일본뇌염
- C형간염
- 신증후군출혈열(腎症侯群出血熱)
- 후천성면역결핍증(AIDS)
- 크로이츠펠트-야콥병(CJD) 및 변종크로이츠펠트-야콥병(vCJD)
- 황열

- 말라리아
- 레지오넬라증
- 비브리오패혈증
- 발진티푸스
- 발진열(發疹熱)
- 쯔쯔가무시증
- 렙토스피라증
- 브루셀라증
- 공수병(恐水病)
- 뎅기열
- 큐열(Q熱)
- 웨스트나일열
- 라임병
- 진드기매개뇌염
- 유비저(類鼻疽)
- 치쿤구니야열
- 중증열성혈소판감소증후군(SFTS)
- 지카바이러스 감염증

(4) 제4급 감염병

· 제1급 감염병부터 제3급 감염병까지의 감염병 외에 유행 여부를 조사하기 위하여 표본 감시 활동이 필요한 감염병으로 발생 또는 유행 시 7일 이내에 신고

- 인플루엔자
- 매독(梅毒)
- 회충증
- 편충증
- 요충증
- 간흡충증
- 폐흡충증
- 장흡충증
- 수족구병
- 임질
- 클라미디아감염증
- 연성하감
- 성기단순포진
- 첨규콘딜롬
- 반코마이신내성장알균(VRE) 감염증
- 메티실린내성황색포도알균(MRSA) 감염증
- 다제내성녹농균(MRPA) 감염증
- 다제내성아시네토박터바우마니균(MRAB) 감염증
- 장관감염증
- 급성호흡기감염증
- 해외유입기생충감염증
- 엔테로바이러스감염증
- 사람유두종바이러스 감염증

(5) 기생충 감염병

· 기생충에 감염되어 발생하는 감염병 중 질병관리청장이 고시하는 감염병

- 회충증
- 편충증
- 요충증
- 간흡충증
- 폐흡충증
- 장흡충증
- 해외유입기생충감염증

(6) 세계보건기구 감시대상 감염병

· 세계보건기구가 국제공중보건의 비상사태에 대비하기 위하여 감시대상으로 정한 질환으로서 질병관리청장이 고시하는 감염병

- 두창
- 폴리오
- 신종인플루엔자
- 중증급성호흡기증후군(SARS)
- 콜레라
- 폐렴형 페스트
- 황열
- 바이러스성 출혈열
- 웨스트나일열

(7) 생물테러 감염병

· 고의 또는 테러 등을 목적으로 이용된 병원체에 의하여 발생된 감염병 중 질병관리청장이 고시하는 감염병

- 탄저
- 보톨리눔독소증
- 페스트
- 마버그열
- 에볼라열
- 라싸열
- 두창
- 야토병

(8) 성매개감염병

· 성 접촉을 통하여 전파되는 감염병 중 질병관리청장이 고시하는 감염병

- 매독
- 임질
- 클라미디아
- 연성하감
- 성기단순포진
- 첨규콘딜롬
- 사람유두종바이러스 감염증

(9) 인수공통감염병

· 동물과 사람 간에 서로 전파되는 병원체에 의하여 발생되는 감염병 중 질병관리청장이 고시하는 감염병

- 장출혈성대장균감염증
- 일본뇌염
- 동물인플루엔자 인체감염증
- 중증급성호흡기증후군(SARS)

- 브루셀라증
- 탄저
- 공수병
- 변종크로이츠펠트-야콥병(vCJD)
- 큐열
- 결핵
- 중증열성혈소판감소증후군(SFTS)

(10) 의료관련감염병

· 환자나 임산부 등이 의료행위를 적용받는 과정에서 발생한 감염병으로서 감시활동이 필요하여 질병관리청장이 고시하는 감염병

- 반코마이신내성황색포도알균(VRSA) 감염증
- 반코마이신내성장알균(VRE) 감염증
- 메티실린내성황색포도알균(MRSA) 감염증
- 다제내성녹농균(MRPA) 감염증
- 다제내성녹농균(MRPA) 감염증
- 다제내성아시네토박터바우마니균(MRAB) 감염증
- 카바페넴내성장내세균속균종(CRE) 감염증

2) 감염병 관련 용어

감염병의 예방 및 관리에 관한 법률(제2조)에 의한 감염병 관련 용어의 정의는 다음과 같다.

① 감염병환자

· 감염병의 병원체가 인체에 침입하여 증상을 나타내는 사람으로서 제11조 제6항의 진단기준에 따른 의사, 치과의사 또는 한의사의 진단이나 제16조의2에 따른 감염병병원체 확인기관의 실험실검사를 통하여 확인된 사람

② 감염병 의사환자

· 감염병병원체가 인체에 침입한 것으로 의심이 되나 감염병 환자로 확인되기 전 단계에 있는 사람

③ 병원체 보유자

· 임상적인 증상은 없으나 감염병병원체를 보유하고 있는 사람

④ **감염병 의심자**

다음 각 사항의 어느 하나에 해당하는 사람

· 감염병 환자, 감염병 의사환자 및 병원체 보유자(이하 "감염병 환자 등"이라 한다)와 접촉하거나 접촉이 의심되는 사람(이하 "접촉자"라 한다)

· 「검역법」 제2조 제7호 및 제8호에 따른 검역관리지역 또는 중점검역관리지역에 체류하거나 그 지역을 경유 한 사람으로서 감염이 우려되는 사람

· 감염병병원체 등 위험요인에 노출되어 감염이 우려되는 사람

⑤ **감시**

· 감염병 발생과 관련된 자료, 감염병병원체 · 매개체에 대한 자료를 체계적이고 지속적으로 수집, 분석 및 해석하고 그 결과를 제때에 필요한 사람에게 배포하여 감염병 예방 및 관리에 사용하도록 하는 일체의 과정

⑥ **표본감시**

· 감염병 중 감염병 환자의 발생빈도가 높아 전수조사가 어렵고 중증도가 비교적 낮은 감염병의 발생에 대하여 감시기관을 지정하여 정기적이고 지속적인 의과학적 감시를 실시하는 것

⑦ **역학조사**

· 감염병 환자 등이 발생한 경우 감염병의 차단과 확산방지 등을 위하여 감염병 환자 등의 발생 규모를 파악하고 감염원을 추적하는 등의 활동과 감염병 예방접종 후 이상반응 사례가 발생한 경우나 감염병 여부가 불분명하나 그 발병원인을 조사할 필요가 있는 사례가 발생한 경우 그 원인을 규명하기 위하여 하는 활동

⑧ **예방접종 후 이상반응**

· 예방접종 후 그 접종으로 인하여 발생할 수 있는 모든 증상 또는 질병으로서 해당 예방접종과 시간적 관련성이 있는 것

⑨ **고위험병원체**

· 생물테러의 목적으로 이용되거나 사고 등에 의하여 외부에 유출될 경우 국민 건강에 심각한 위험을 초래할 수 있는 감염병병원체로서 보건복지부령으로 정하는 것

⑩ **관리대상 해외 신종감염병**

· 기존 감염병의 변이 및 변종 또는 기존에 알려지지 아니한 새로운 병원체에 의해 발생하여 국제적으로 보건문제를 야기하고 국내 유입에 대비하여야 하는 감염병으로서 질병관

리청장이 보건복지부장관과 협의하여 지정하는 것

⑪ 의료 · 방역 물품

· 「약사법」 제2조에 따른 의약품 · 의약외품, 「의료기기법」 제2조에 따른 의료기기 등 의료 및 방역에 필요한 물품 및 장비로서 질병관리청장이 지정하는 것

Part. 4
감염성 질환

1. 급성감염병의 개념

급성감염병은 발생률이 높고 유병률이 낮은 것이 역학적 특징이다. 급성감염병을 침입계통으로 나누면 소화기계 침입, 호흡기계 침입, 피부점막기계 침입으로써 소화기계 침입은 식품이나 물로 인하여 경구로 침입하며(수인성 감염병), 호흡기계 침입은 공기를 통하여 침입하고(공기 전파 감염병) 피부점막기계 침입은 매개 곤충에 의해 주로 전파되는(곤충 매개 감염병) 양상을 띠고 있다.

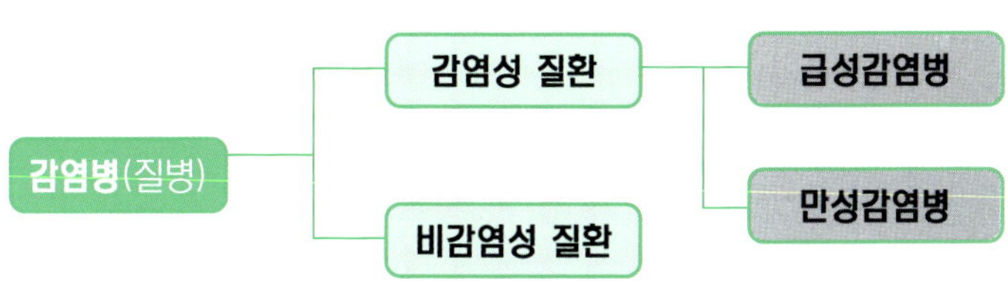

[감염병의 분류]

2. 급성감염병의 종류

1) 소화기계 감염병(Water borne dise)

· 환자나 병원체 보유자의 분변을 통해 병원체가 배설되어 음식이나 식수에 오염되어 경구 침입으로 감염을 일으키는 질병

· 소화기계 감염병의 일반적인 예방대책

- 감염원인 환자나 보균자를 조기에 발견하여 격리, 치료 및 주변의 소독을 철저히
- 분뇨의 위생적인 처리
- 보균자의 식품 취급과 식품 조리를 금함
- 위생 해충을 구제하고, 특히 방충망이나 수세식 설비 등을 함
- 상하수도의 위생적 관리
- 식품위생의 강화, 어패류와 식품의 처리 및 판매의 위생적 관리
- 손 씻기 등 개인위생을 철저히
- 환경위생 감시 강화
- 정기적인 예방접종 실시

(1) 콜레라(Cholera)

· 심한 위장장애와 전신 증상을 호소하는 급성감염병으로써 발병이 빠름

병원체	· 비브리오 콜레라(Vibrio cholera) 그람 음성균
병원소 및 감염원	· 병원소는 환자이며 감염원으로 대변 및 토사물에 의한 오염수, 오염 음식물, 식기 등
전파 방법	· 오염된 식수 및 식품을 통해 경구감염 · 환자 또는 보균자의 분변이나 구토물로써 직접 접촉에 의한 감염도 가능
잠복기	· 2~3일, 최단 3~4시간, 최장 7~8일
임상적 특징 및 증상	· 환자와 보균자의 분변, 구토물에서 탈출하여 입을 통해 위로 침입☞ 콜레라균이 장관에 증식 ☞ 독소를 생성 ☞ 독소가 소장 전반을 자극 ☞ 물과 염분을 과당량 배출하게 되어 설사, 탈수, 산혈증, 쇼크 등으로 사망할 수 있음 · 갑작스러운 발병과 쌀뜨물 같은 설사가 특징이며, 종종 구토를 동반하기도 하고 계속적인 설사나 구토 등으로 인하여 탈수상태, 허탈 등의 증상 · 미치료 시 사망률 25~50%
치료	· 항생제 치료를 하며 등장액 식염수 정맥 내 주입하여 탈수, 산 과다증으로 인한 사망을 예방 · 전해질 균형을 위한 수분, 유분 및 알칼리를 보충
예방대책	· 오염된 음식물을 섭취하지 말고, 물과 음식물을 끓여서 섭취 · 식기, 식품, 분변관리 등 철저한 검역관리와 환경위생관리 · 환자의 신속한 보고 및 격리
감수성 및 면역성	· 감수성 : 전반적으로 높음 · 면역성 : 이환 후 약간의 면역이 형성, 인공능동면역은 사균 백신 사용

(2) 장티푸스(Typhoid Fever)

- 우리나라 토착 감염병으로 흔히 열병이라고 함
- 가장 많이 발생하고 넓게 퍼져있는 수인성 감염병
- 장티푸스는 환경이 불량한 곳에서 주로 잦으며, 사계절을 통하여 발병하며 특히 8~9월에 많이 발생하는 급성감염병
- 항생제에 대한 내성, 합병증 및 재발의 문제가 야기되는 질환

병원체	· 살모넬라 타이피균(Salmonella typhi)로 Gram 음성균
병원소 및 감염원	· 병원소는 사람으로 환자나 보균자의 분변과 소변
전파 방법	· 환자와 보균자의 대변, 소변에 오염된 물 또는 음식물
잠복기	· 6~14일, 최장 3주
임상적 특징 및 증상	· 열병으로 장의 림프조직, 담낭, 신장 등에 국한 · 지속적인 발열, 권태감, 식욕부진, 느린 맥박, 설사 후의 변비, 발진 등의 열성 전신질환 · 합병증으로 장천공 및 장출혈, 담낭염 발생 · 감염 여부 : Widal test
치료	· 조기 진단이 어려우므로 때로는 시기를 놓쳐서 장 출혈 등의 위험을 초래 · 치료하지 않으면 치사율 20%이므로 진단 후 즉시 치료
예방대책	· 환자와 보균자 색출 및 격리 등 환자 관리, 분뇨, 물, 음식물, 파리 등 환경 관리 · 보균자와 밀접하게 접촉하는 사람, 집단급식소, 식품위생 접객업소 종사자 등의 예방접종 · 손 씻기 등 보건교육을 강화
감수성 및 면역성	· 감수성 : 전반적으로 높음 · 면역성 : 이환 후 일반적으로 영구면역을 얻지만, 화학요법으로 치료된 자는 영속면역을 얻기 힘들며, 인공능동면역은 사균 백신 이용

(3) 세균성 이질(Bacillary dysentery)

· 원인에 따라 세균성, 아메바성, 바이러스성으로 구분
· 저개발국가의 낮은 환경위생 수준에 의해 발생
· 전 세계적으로 항생제 내성 균주가 중요한 문제
· 1998년 이후 환자 발생이 폭발적으로 증가

병원체	· 이질균(Shigella Species) 시겔라균(Shigella, 세균성 이질)은 그람음성, 당 분해와 혈청 반응에 의해 4종 혈청형으로 나눔 A군 Shigella dysenteriae(맹독) B군 Shigella flexneri C군 Shigella boydii D군 Shigella sonnei
병원소 및 감염원	· 병원소는 환자이며, 오염수 및 오염 음식물이 감염원
전파 방법	· 환자나 보균자로부터 병원체가 탈출하여 불결한 손이나 음식물로 경구 침입
잠복기	· 2~7일
임상적 특징 및 증상	· 심한 복통과 함께 발열, 구역질, 잔변감 등을 동반 ☞ 소량의 점성, 혈액이 섞인 설사 동반 · 이질균이 배출되어 전염성이 있는 기간은 감염의 급성기부터 증상 발현 후 4주일 사이 · 합병증 : 독성거대결장, 장천공, 직장 탈출증 등
치료	· 설파제나 테트라사이클린, 클로람페니콜 등 항생제가 주효하였으나 이들 약에 대한 내성균이 증가하여 가나 마이신, 아미노벤질페니실린, 판프라 S 등의 약이 사용 · 환자 격리치료 : 개인위생 관리 철저히
예방대책	· 장관 배설물의 위생적 관리를 요함 · 오염된 물건에 대한 철저한 소독이 요구 · 상하수도 완비와 음료수 정화, 염소 소독이 중요 · 장티푸스와 같은 관리가 필요
감수성 및 면역성	· 감수성 : 소아에게 비교적 큼 · 면역성 : 이환 후 면역은 불확실

(4) 파라티푸스(Paratyphoid fever)

· 임상적으로나 병리적으로 장티푸스와 유사하여 검사실 소견으로만 구별

· 경과 기간이 짧고 증세가 미약한 것이 특징

병원체	· 살모넬라 균체의 세 가지 형태인 Salmonella paratyphi A, B, C · B형이 가장 많고 C형은 거의 없음
병원소 및 감염원	· 병원소는 환자와 보균자이며, 감염원은 환자, 환자의 분변
전파 방법	· 환자나 보균자의 대변으로부터 전파되며 오염된 물보다는 오염된 음식물, 즉 고기, 유제품, 조개류 등으로 전파
잠복기	· 1~2주(장염형 1~3주, 위장염형 1~10일)
임상적 특징 및 증상	· Salmonella paratyphi A : 고열 지속과 전신 쇠약 · Salmonella paratyphi B : 구토, 복통, 설사 등 급성위장염의 증세 · Salmonella paratyphi C : 장티푸스와 유사한 증세 · 지속적인 고열, 두통, 비장증대, 발진, 설사 등 장티푸스와 유사 · 대부분 장염으로 급작스럽게 발병하고 설사, 쇠약감, 발열 등이 동반
치료	· 클로람페니콜(chloramphenicol:항생제)를 사용 · 구토, 복통, 설사 등 급성위장염 증세가 강한 경우에 식중독에 준하여 처치
예방대책	· 손 씻기 등 개인위생 청결하게 유지 · 끓인 음식, 보건교육과 예방접종 · 급수시설이나 주방용 기구의 정기적 소독 · 장티푸스와 동일
감수성 및 면역성	· 감수성 : 보편적(모든 사람) · 면역성 : 한번 앓고 나면 몇 년 동안은 재감염이 안 되며, 균형 특이 면역항체를 갖게 됨

(5) 폴리오(Poliomyelitis, 급성회백수염)

- 중추신경계 손상에 의한 영구적 마비를 일으키는 급성감염성 질환
- 소아와 청소년에게 주로 발생

병원체	· Polio virus로 면역학적으로 Ⅰ형(마비형폴리오), Ⅱ형, Ⅲ형
병원소 및 감염원	· 환자 및 불현성 감염자이며 특히 소아인 경우가 대부분
전파 방법	· 환자나 보균자의 호흡기계 분비물, 분변 등을 통하여 병원체가 탈출하고 오염 음식물을 통해 경구적으로 전파
잠복기	· 7~12일
임상적 특징 및 증상	· 척수신경의 회백질이 침해되어 여름 감기와 같은 증상이 나타난 다음 갑자기 팔이나 다리가 마비 · 불현성감염에서 마비성 고열질환, 무균성 수막염, 고열, 두통, 구토, 근육통과 이완성 마비를 동반하거나 동반하지 않는 목과 등의 강직 등
치료	· 초기 고통을 덜어 주기 위하여 salicylate제제와 demerol을 투여하고 회복된 다음에는 마비된 근육에 대한 치료가 문제 됨 · 물리요법과 외과적인 치료가 필요
예방대책	· 예방접종이 가장 중요 · 혼합형 세이빈 백신(Sabin vaccine)의 사용 ☞ 경구투여용 · 생후 1개월부터 1~2개월 간격으로 3회 기본 접종을 실시 · 추가접종 18개월에 실시
감수성 및 면역성	· 감수성 : 누구나 · 면역성 : 소아기에 면역획득

(6) 장출혈성대장균감염증(Enterohemorrhagic Escherichia coli)

· 감염에 의한 출혈성 장염을 일으키는 질환

병원체	· Shiga 독소(Shiga toxin, Stx1, Stx2)에 의해 질병 유발
병원소 및 감염원	· 소가 가장 중요한 병원소이며, 양, 염소, 돼지, 개, 닭 등 가금류에서도 발견
전파 방법	· 식수, 식품을 매개로 전파 · 적은 양으로도 감염될 수 있어 '사람-사람' 간 전파도 중요
잠복기	· 2~10일(평균 3~4일)
임상적 특징 및 증상	· 발열, 오심, 구토, 심한 경련성 복통 · 설사는 경증, 수양성 설사에서 혈성 설사까지 다양한 양상 · 용혈성빈혈, 혈소판 감소증 또는 혈전성 혈소판감소증 자반, 급성신부전 등을 특징으로 하는 용혈성 요독 증후군이 발생하기도 함 · 증상은 5~7일간 지속 된 후 저절로 호전 · 대부분 후유증 없이 회복되나 용혈성 요독 증후군 진행시 치명률 3~5%
치료	· 경구 또는 정맥으로 수분, 전해질 신속히 보충
예방대책	· 올바른 손 씻기의 생활화 · 안전한 음식 섭취 : 음식 익혀 먹기, 물 끓여 마시기 · 위생적인 조리하기
감수성 및 면역성	· 감수성 : 모든 사람(소아 또는 고령자) · 면역성 : 없음

(7) 유행성 간염(Infectious hepatitis)

· a형 간염 바이러스 감염으로 인한 염증성 간 질환으로 감염성 간염

· 급성바이러스성 간염(acute viral hepatitis: AVH)

병원체	· Hepatitis A virus
병원소 및 감염원	· 병원소는 환자이며, 감염원은 환자의 분변
전파 방법	· '분변-경구' 경로로 직접 전파 · 환자의 분변에 오염된 물이나 음식물 섭취를 통한 간접전파 · 주사기를 통한 감염(습관성약물 중독자)과 혈액제제를 통한 감염 · 성접촉을 통한 감염
잠복기	· 15~50일(평균 28일)
임상적 특징 및 증상	· 발열, 식욕감퇴, 구역 및 구토, 암갈색 소변, 권태감, 식욕부진, 복부 불쾌감, 황달 등 · 6세 미만 소아에서 대부분 무증상(70%)이고, 약 10%에서 황달이 발생하나, 연령이 높아질수록 70% 이상 황달이 동반되며 증상이 심해짐 · 수주~수개월 후 대부분 회복하며, 만성간염으로 진행하지 않음 · 치사율은 0.1~0.3%이나, 50세 이상에서 1.8%
치료	· 대증 치료 : 안정, 고단백 식이요법 · 전격간염 또는 구토로 인해 탈수된 환자는 입원치료 필요 · 전격성 간부전으로 진행 시 간이식
예방대책	· 개인위생 철저 · 상하수도 소독 및 식품 또는 식품 취급자의 위생 철저가 중요 · 예방접종 대상 : 12~23개월의 모든 소아, A형간염에 대한 면역력이 없는 고위험군 소아 청소년이나 성인, 환자의 밀접접촉자, 고위험군에 대해 접종 6~12개월 간격으로 2회 근육주사
감수성 및 면역성	· 감수성 : 어린 연령층에서 감수성이 높음(소아는 불현성 감염) · 면역성 : 회복 후 영구면역

2) 호흡기계 감염병

· 환자나 보균자의 객담, 콧물 등으로 배설되어 감염되는 비말감염(droplet infection)

· 먼지에 의한 공기 전파 감염

· 호흡기계 감염병의 특징

– 초기에 다량의 삼출성 분비물을 배출

– 대부분 보균자로부터 감수성자에게 직접 전파

– 연령, 성별, 사회 · 경제적 상태에 따라 그 발생에 많은 차이를 나타냄

– 계절적으로 많은 변화양상을 나타냄

(1) 디프테리아(Diphtheria)

· 인후나 코 등의 상피조직에 국소적 염증을 일으키며 독소를 분비하여 심근염과 신경염을 일으킬 수 있는 치명률이 높은 질병

병원체	· Corynebacterium diphtheriae로 그람양성간균
병원소 및 감염원	· 환자 및 보균자, 특히 보균자에 의한 전파가 많음
전파 방법	· 주로 호흡기로 배출되는 균과의 접촉에 의해 전염되지만, 간혹 피부병변 접촉이나 비생물학적 매개체(non biological fomites)에 의한 전파가 일어나기도 함.
잠복기	· 2~7일
임상적 특징 및 증상	· 발열, 피로, 인후통의 초기 증상 발생 이후에 코, 인두, 편도, 후두 등의 상기도 침범 부위에 위막을 형성하고, 호흡기 폐색을 유발 가능 · 독소에 의해 다양한 합병증이 발생하며 심근염, 신경염이 가장 흔함
예방대책	· 백신(DPT, DTaP, Td)으로 예방접종 실시 · 감염이 의심될 때 항독소(antitoxin)를 이용 · 환자의 격리 및 소독이 필요
감수성 및 면역성	· 감수성 : 신생아는 없음(생후 6개월간 선천적인 면역) · 감수성 여부는 schick test로 판정 · 면역성 : 이환 후 영구면역

(2) 백일해(Whooping cough, pertussis)

· 전 세계에 걸쳐 비말감염으로 일어나는 어린이의 급성 기도감염증

· 감염력이 강하고, 경련성의 기침이 특징이며 인간에게만 발생

병원체	· 백일해균(Bordetella pertussis)
병원소 및 감염원	· 환자와 보균자
전파 방법	· 비말감염 또는 객담에 오염된 먼지에 의한 간접전파도 가능 · 접촉에 의한 직접 전파가 많음
잠복기	· 4~21일(평균 10일)
임상적 특징 및 증상	· 전구기 : 콧물, 눈물, 경한 기침 등의 상기도 감염 증상이 1~2주간 나타남 · 경해기 : 이후 2~4주간 발작적인 기침이 나타나고 기침 후에 구토를 보임 · 회복기 : 1~2주에 거쳐 회복기에 이르는데 이때 상기도 감염에 이환 되어 다시 발작성 기침이 재발 되는 경우도 있음 · 연령, 백신 접종력, 수동 면역항체 보유 여부에 따라 증상이 다양할 수 있으며, 뚜렷한 변화 없이 가벼운 기침이 1주일 이상 지속되는 경우도 있음 · 6개월 미만의 영아에게서 사망률과 이환률이 증가
예방대책	· 발병 후 약 4주간 호흡기계 전파를 방지하기 위하여 환자는 격리 · 방안의 습도를 높여주며, 급격한 온도 변화나 연기, 먼지 등은 피해야 함 · DPT 혼합백신으로 정기적인 예방접종
감수성 및 면역성	· 감수성 : 보편적이고, 1~5세에 많이 발생, 1세 이하에서 치명적 · 면역성 : 이환 후에는 영구면역

(3) 홍역(Measles)

· 감염성이 강한 매우 높은 급성 유행성 감염병
· 몸 전체에 분홍색 발진을 일으키는 질병 ☞ 마진
· 1963년 미국에서 홍역백신 개발

병원체	· 홍역 바이러스(Measles virus)
병원소 및 감염원	· 환자
전파 방법	· 호흡기 분비물 등의 비말 또는 공기감염을 통해 전파
잠복기	· 7~21일
임상적 특징 및 증상	· 전구기 : 전염력이 강한 시기로, 3일 내지 5일간 지속되며 발열, 기침, 콧물, 결막염, 특징적인 구강내 병변(Koplik's spot) 등이 나타남 · 발진기 : 홍반성 구진성 발진이 목 뒤, 귀 아래에서 시작하여 몸통, 팔다리 순서로 퍼지고 손바닥과 발바닥에도 발생하며 서로 융합됨. 발진은 3일 이상 지속하고 발진이 나타난 후 2일 또는 3일간 고열을 보임 · 회복기 : 발진이 사라지면서 색소 침착을 남김 · 연령, 백신 접종력, 수동 면역항체 보유 여부에 따라 뚜렷한 전구증상 없이 발열과 가벼운 발진이 나타나는 경우도 있음 · 특징적인 증상은 고열과 기침, 콧물, 결막염, 구강 점막에 Koplik 반점에 이은 특징적인 홍반성 구진상 발진 · 합병증은 설사, 중이염, 기관지염, 모세기관지염, 크룹, 기관지 폐렴 등
예방대책	· 발진이 나타난 후 4일 정도 격리 · 예방접종이 최선의 방법 ☞ 혼합 백신(MMR)를 접종 · 1회 접종으로 95% 면역 · 홍역 환자와 접촉한 지 6일 이내 감마글로블린을 사용하면 효과적
감수성 및 면역성	· 감수성 : 모든 사람 · 면역성 : 이환 후 영구면역

(4) 유행성 이하선염(볼거리, Mumps)

· 볼거리라고 하며 주로 한쪽 또는 양쪽 귀밑샘에 Mumps virs가 침입하여 염증을 일으키는 질병

· 소아기에 흔히 걸리는 질병

병원체	· 유행성이하선염 바이러스(Mumps virus)
병원소 및 감염원	· 환자
전파 방법	· 주로 감염자의 호흡기 분비물(비말)로 사람 간 전파가 이루어짐
잠복기	· 평균 14~18일(최대 25일)
임상적 특징 및 증상	· 전구기에 근육통, 식욕부진, 권태감, 두통, 미열 등 비특이적인 증상이 나타남 · 2일 이상 지속 되는 침샘의 부종과 통증이 특징적임 · 이하선염이 가장 흔하여 한쪽 또는 양쪽을 침범할 수 있고, 하나의 침샘 혹은 여러 침샘을 침범할 수 있음 · 통상 1일 내지 3일째 가장 심한 증상을 나타내다가 3일 내지 7일 이내에 호전됨 · 합병증으로 뇌수막염, 고환염, 부고환염, 췌장염 등이 발생
예방대책	· 이하선이 붓기 시작한 날부터 환자의 호흡기 격리 · 코나 목에서 나오는 분비물은 소독 · 예방접종(MMR)
감수성 및 면역성	· 감수성 : 모체로부터 수동면역을 받아 6~12개월까지 면역이 존재 · 면역성 : 이환 후 영구적인 면역

(5) 풍진(Rubella)

- 구진성 발진, 림프절염 등을 동반하는 급성 발열성 질환
- 임신부가 풍진에 감염된 경우 태아 감염 및 선천성 기형 유발

병원체	・풍진 바이러스(Rubella virus)
병원소 및 감염원	・병원소는 환자이며 인두에서 배출되는 비말이나 비말핵이 감염원
전파 방법	・호흡기 분비물로부터 배출된 비말을 통해 사람 간 전파(무증상 감염자에 의해서도 전파 가능)
잠복기	・14~23일
임상적 특징 및 증상	・선천성 풍진 : 선천성 난청, 선천성 백내장, 선천성 심장기형(동맥관 개존증, 말초 폐동맥 협착 등), 소두증, 정신지체, 자반증, 간비종대 등을 보임 ・출생 후 감염된 풍진 ・발열, 피로, 결막염 등 비교적 가벼운 임상 경과를 거치며 무증상 감염도 흔하게 나타남 ・특징적으로 귀 뒤, 목 뒤, 후두부의 림프절이 통증을 동반하며 증대됨 ・발진 : 얼굴에서 시작하여 신체의 하부로 퍼지는 홍반성 구진으로 서로 융합되지 않으며 색소 침착도 없음. 첫째 날에는 홍역의 발진과 비슷하며, 둘째 날은 성홍열의 발진과 비슷하고, 셋째 날은 사라지는 경우가 많음 ・구진성 발진, 목뒤와 후두부의 림프절종창, 전신 증상이 나타나며 30~50%에서는 불현성감염이 나타남
예방대책	・1회 예방접종으로 약 95~100%에서 항체가 형성되어 적어도 10~21년 후에도 항체가 지속 ・임신 초기에 이환 되었을 때 감마글로블린 주사
감수성 및 면역성	・감수성 : 높음 ・면역성 : 출생 후 모체로부터 받은 면역 6~12개월, 이환 후 영구면역

(6) 인플루엔자(Influenza)

· 급성 호흡기 감염병 ☞ 독감

· 유행하는 종류가 다양하고 변종이 심하며 항생제에 대한 내성도 강한 편

· 주로 겨울에 발생, 감염력이 매우 강함

병원체	· Influenza virus A, B, C
병원소 및 감염원	· 환자
전파 방법	· 환자가 재채기를 하거나 호흡할 때 비말이 직접전파 · 콧물이나 인두 분비물로 오염된 물건을 통한 간접전파 · 인구 밀도가 높은 곳에서는 주로 비말감염으로 직접전파
잠복기	· 24~72시간
임상적 특징 및 증상	· 증상 시작 1일 전부터 발병 후 5일까지 기침이나 재채기를 할 때 분비되는 호흡기 비말을 통해서 사람에서 사람으로 전파 · 38℃ 이상의 갑작스러운 발열, 두통, 근육통, 피로감 등의 전신 증상과 기침, 인후통, 객담 등의 호흡기 증상을 보임 · 가장 흔한 합병증은 폐렴
예방대책	· 바이러스 배양 또는 검출하여 진단 · A와 B형이 혼합된 백신 접종 ☞ 70~90%의 예방 효과 · 독감과 예방법이 유사
감수성 및 면역성	· 감수성 : 어린이에게 높음 · 면역성 : 완쾌 후 유행하는 바이러스 균에 대하여 면역

(7) 신종인플루엔자

· 신종인플루엔자 A(HINI)는 A형 인플루엔자 바이러스가 변이를 일으켜 생긴 새로운 바이러스로 사람, 조류, 돼지 인플루엔자 바이러스의 유전물질이 혼합되어 나타난 새로운 종류의 인플루엔자

병원체	· Orthomyxo virus 과에 속하는 서로 다른 8개의 분절로 구성된 RNA 바이러스
병원소 및 감염원	· 환자
전파 방법	· 감염된 사람의 호흡기 분비물에 의해 전파
잠복기	· 정확히 알려져 있지 않으나 1~7일 정도로 예상
임상적 특징 및 증상	· 갑작스런 고열(38~40℃), 근육통, 두통, 오한 등의 전신 증상과 마른기침, 인후통 등의 호흡기 증상 · 구토나 설사도 흔한 증상 · 그 외 다른 증상으로 오한, 근육통, 관절통 · 3~5%의 환자는 병원 입원 치료를 필요로 함 · 입원 시 폐렴 또는 탈수증이 많음
예방대책	· 손을 자주 씻고 손으로 눈, 코, 입을 만지는 것을 피함 · 유행 시 대중이 많이 밀집하는 장소에는 가지 않아야 함 · A형과 B형을 혼합한 백신으로 예방접종 · 유행 시 같은 형의 균이면 면역 효과 있으나 다른 유형의 균이라면 면역 효과를 기대하기 어려움 · 선제적 항바이러스제 투여
감수성 및 면역성	· 감수성 : 어린 학년기 아동, 만성질환자, 임산부가 높음 · 면역성 : 이환 후에는 바이러스 균에 대하여 면역

(8) 중증급성호흡기증후군(Severe Acute Respiratory Syndrom, SARS)

· 2002년 겨울 중국에서 발생이 시작된 이래 수개월 만에 홍콩, 싱가포르, 캐나다 등 전 세계적으로 퍼졌던 신종감염병

병원체	· 사스 코로나바이러스(SARS-associated coronavirus)
병원소 및 감염원	· 환자
전파 방법	· 환자의 호흡기 비말이나 오염된 매개물을 통해 점막의 직접 또는 간접 접촉에 의한 것
잠복기	· 4~6일 정도
임상적 특징 및 증상	· 초기에는 발열, 권태감, 근육통, 두통, 오한 등이며, 특이적인 증상이나 증후는 없음 · 증상 발현 2~7일째 마른기침 및 호흡 곤란 등의 호흡기 증상 발생 · 중증환자는 급속히 호흡부전이 진행되어 약 20%에서는 집중치료가 필요할 정도로 산소 부족을 겪게 됨 · 많은 환자에서 혈액 또는 점액이 없는 대량 수양성 설사 증상이 나타남 · 폐렴은 보통 증상 발현 7~10일째 나타남
예방대책	· 백신이나 예방약이 개발되어 있지 않음 · 감염위험 지역으로의 여행을 자제 · 손 씻기를 철저히 하여 직접 접촉으로 인한 감염을 예방
감수성 및 면역성	· 감수성 : 높음 · 면역성 : 없음

3) 절지동물 매개 감염병

· 절지동물에 의해서 인간에게 전파되는 질병

· 매개 곤충과 질병으로는 페스트(벼룩), 발진티푸스(이), 일본뇌염(모기), 발진열(벼룩), 말라리아(모기), 유행성출혈열(진드기) 등

(1) 페스트(Pest)

· 야생 설치류에 매개되어 림프선종 또는 폐렴을 일으키는 급성감염병

병원체	· 페스트균(Yersinia pestis) 그람음성세균
병원소	· 야생 쥐
전파	· 감염된 벼룩에 물림 · 감염된 동물, 혹은 이들의 사체를 취급하면서 체액이나 조직과 접촉 · 폐 페스트 환자가 배출하는 비말을 통해 감염
잠복기	· 1-7일(폐 페스트는 평균 1~4일로 상대적으로 짧음)
증상	· 림프절 페스트 : 물린 다음 1~7일 후에 물린 자리 근처의 림프절에 통증을 동반한 림프절 부종이 나타나고, 발열, 오한, 근육통, 두통, 빈맥, 극심한 피로 등을 동반함 · 폐 페스트 : 폐렴 증세(기침, 호흡 곤란, 흉통, 수양성 혈담 등)와 오한을 동반한 발열, 두통, 구토, 쇠약감 등이 나타남 · 패혈증 페스트 : 림프절 페스트가 적절히 치료되지 않을 때 혈액 내 박테리아 증식에 의해 발생하며, 구역, 구토, 설사 등의 소화기 증상으로 시작하여 치료하지 않을 때 파종성혈관내응고, 급성 호흡부전, 신부전, 의식저하, 쇼크로 진행하여 사망 · 합병증 : 치료 지연 시 파종성 혈관 내 응고, 급성 호흡부전, 뇌막염 등 · 치명률 : 림프절 페스트는 50~60%, 폐 페스트와 패혈증 페스트는 30~100% 정도
예방대책	· 환자 발생 시 철저한 검역활동 · 국내로 침입한 경우 발생보고서의 신속, 격리, 소독, 구충, 구서 실시 ☞ 벼룩구제 · 청결한 거주 환경 유지
감수성 및 면역성	· 감수성은 전반적이며 이환 후 일시적 면역이 인정

(2) 말라리아(Malaria, 학질)

· 열원충(Plasmodium) 속 원충(삼일열, 열대열, 사일열, 난형열, 원숭이열)이 감염되어 적혈구와 간세포 내에 존재함으로써 발생하는 급성감염병

병원체	· 삼일열 말라리아(plasmodium vivax), 사일열 말라리아 (P. malariae), 열대성 말라리아(P. faciparum), 난형열 말라리아(P. ovale) · 우리나라에서 많이 발생하는 병원체는 3일열 말라리아
병원소	· 병원소 : 사람 및 모기 · 얼룩날개모기속(Anopheles)에 속하는 암컷 모기에 의해 전파
전파	· 말라리아 원충에 감염된 매개 모기를 통해 전파 · 드물게 수혈, 주사기 공동 사용 등에 의하여 감염
잠복기	· 삼일열 : 단기 잠복기(7-20일, 평균 14일), 장기 잠복기(6~12개월) · 열대열 원충 : 9-14일 · 사일열 원충 : 18-40일 · 난형열 원충 : 12-18일
증상	· 삼일열 말라리아(vivax malaria) : 권태감과 서서히 상승하는 발열이 초기에 수일간 지속되며 오한, 발열, 발한 후 해열이 반복적으로 나타나며 두통이나 구역, 설사 등을 동반할 수 있음 · 열대열 말라리아(falciparum malaria) : 초기증상은 삼일열 말라리아와 유사하고 72시간마다 주기적인 발열을 보이기도 하지만, 발열이 주기적이지 않은 경우도 많고 오한, 기침, 설사 등의 증상이 나타나며 중증이 되면 황달, 응고 장애, 신부전, 간부전, 쇼크, 의식장애나 섬망, 혼수 등의 급성 뇌증이 출현함 · 난형열 말라리아(ovale malaria) : 삼일열 말라리아와 유사한 증상을 보이면서 재발할 수 있음 · 사일열 말라리아(malariae malaria) : 삼일열 말라리아와 유사하며 이틀 동안 열이 없다가 발열, 발한 후 해열이 반복되며 50년까지도 재발을 반복할 수 있음
예방대책	· 물웅덩이나 하수 등의 소독(산란장소 제거) · 모기에 물리 않도록 주의
감수성 및 면역성	· 감수성 : 보편적 · 면역은 형성되지 않지만, 저항력은 있는 것으로 봄

(3) 발진티푸스(Epidemic typhus)

· 리케차(rickettsia)가 혈액을 통하여 전신에 퍼져 뇌, 심근 및 모세혈관에 혈전과 괴사가 생겨 발열, 근통, 전신신경증상, 발진(장마진)등을 나타내는 급성감염병

병원체	· Rickettsia prowazekii
병원소	· 환자
전파	· 감염된 이(louse)의 배설물에 리케치아균이 섞여 나와서 사람의 상처로 침입 · 먼지를 통해 호흡기계로 감염
잠복기	· 보통 7~14일
증상	· 심한 두통, 발열, 오한, 발한, 기침, 근육통, 발진 등이 갑자기 발생함 · 이에 물린 자리의 가려움증을 호소하며 긁은 상처가 있으나 가피는 없음 · 발진 : 짙은 반점 형태로 발병 4일에서 6일경 나타나며 몸통과 겨드랑이에서 장미진으로 시작하여 사지로 퍼지고 얼굴, 손바닥이나 발바닥에는 발생하지 않음 · 비장 종대, 저혈압, 오심, 구토, 의식 혼란 등의 증상이 동반될 수 있음 · 증상이 심한 경우 폐부종, 뇌염이 발생할 수 있으며, 사망할 수 있음
예방대책	· 예방접종 · 환경 개선(이의 박멸)이 중요 (주기적인 의류의 온수 세척) · 발진티푸스 환자가 발생한 장소에 같이 있었던 사람, 환자와 접촉한 사람은 2주간 발병 여부에 대한 감시가 필요
감수성 및 면역성	· 감수성 : 전반적(어린이와 예방접종을 한 성인은 경증 또는 불현성감염) · 면역성 : 이환 후 영구면역

(4) **일본뇌염**(Japanese encephalitis)

· 일본뇌염 바이러스에 감염되어 나타나는 급성 중추신경계 질환

· 국내에서는 주로 8월부터 10월 사이에 주로 발생

· 뇌에 염증을 일으키고 치명률이 40% 정로도 매우 높음

병원체	· 일본뇌염 바이러스(Japanese encephalitis virus)
병원소	· 돼지(중간숙주)
전파	· 바이러스에 감염된 작은빨간집모기(Culex tritaeniorhynchus)가 사람을 무는 과정에서 바이러스를 인체 내에 전파
잠복기	· 7~14일
증상	· 급성 뇌염, 무균성 수막염, 비특이적인 열성 질환 등으로 발현할 수 있음 · 현성 감염인 경우 급성으로 진행하여, 고열(39~40℃), 두통, 현기증, 구토, 복통, 지각 이상 등을 보임 · 의식장애, 경련, 혼수 등에 이르며, 회복되어도 1/3에서는 신경계 합병증이 남을 수 있음
예방대책	· 모기 구제 및 여름철 모기에 물리 않도록 주의 · 예방접종 실시
감수성 및 면역성	· 감수성 : 전반적 · 면역성 : 이환 후 영구면역

(5) 신증후군 출혈열(Hemorrhagic fever with renal syndrome)

· '유행성출혈열', '한국형 출혈열'이라는 이름으로 알려져 있으며, 국내에서는 주로 늦가을에 유행하는 풍토 발열 질환

병원체	· 한탄 바이러스(Hantaan virus)와 서울 바이러스(Seoul virus)
병원소	· 병원소 : 한타바이러스(Hantavirus) 속(Genus), 한탄 바이러스(Hantaan virus), 서울 바이러스(Seoul virus)등 · 감염원 : 설치류(등줄쥐, 집쥐, 땃쥐 등)
전파	· 등줄쥐(한탄 바이러스), 집쥐(서울 바이러스)가 한타바이러스 속 바이러스에 감염되면 무증상 상태로 타액, 소변, 분변을 통해 바이러스를 체외로 분비, 이것이 건조되어 먼지와 함께 공중에 떠다니다가 호흡기를 통해 사람에게 감염되는 것으로 추정
잠복기	· 2~3주
증상	· 발열기(3일 내지 5일) : 갑자기 시작하는 발열, 오한, 허약감, 근육통, 배부통, 오심, 심한 두통, 안구통, 얼굴과 몸통의 발적, 결막 충혈, 출혈반, 혈소판 감소, 단백뇨 등이 나타남 · 저혈압기(1일 내지 3일) : 환자의 30% 또는 40%에서 나타나며 해열이 되면서 24시간 또는 48시간 동안 저혈압이 나타나고 이중 절반 정도에서 쇼크가 나타나며, 이 시기에 배부통, 복통, 압통 등이 뚜렷해지고 출혈반을 포함하는 출혈성 경향이 나타남 · 핍뇨기(3일 내지 5일) : 60%의 환자에서 나타나며, 무뇨(10%), 요독증, 신부전, 심한 복통, 배부통, 허약감, 토혈, 객혈, 혈변, 육안적 혈뇨, 고혈압, 뇌부종으로 인한 경련, 폐부종 등을 보임 · 이뇨기(7일 내지 14일) : 신기능이 회복되는 시기로 다량의 배뇨로 인한 심한 탈수, 쇼크 등으로 사망할 수 있음 · 회복기(3주 내지 6주) : 전신 쇠약감, 근력감소 등을 호소하나 서서히 회복됨
예방대책	· 들쥐 구제 · 들쥐 배설물에 접촉하거나 진드기 감염되지 않도록 주의 · 들에서 피부를 노출해서는 안 됨 · 감염위험이 큰 사람은 예방접종
감수성 및 면역성	· 감수성 : 상습 발생 지역에 이주하는 사람

(6) 쯔쯔가무시병(Tsutsugamushi, Scrub typhus, Scrub typhus)

· 진드기티푸스, 덤불티푸스, 초원열, 잡목열 등으로 불리는 발열성 질환의 일종

병원체	· Orientia tsutsugamushi
병원소	· 병원소 : 털진드기 유충 · 감염원 : Orientia tsutsugamushi
전파	· 감염된 털진드기 유충이 사람을 물어 감염 (주로 풀숲 및 관목숲에 분포)
잠복기	· 1~3주
증상	· 진드기 유충에 물린 부위에 나타나는 가피(eschar) 형성이 특징적이며 주요 가피 발견 신체 부위는 피부가 겹치고 습한 곳으로, 가슴, 겨드랑이, 복부, 종아리 등에서 많이 확인됨 · 심한 두통, 발열, 오한이 갑자기 발생하며 감기와 유사, 구토, 복통 발생 · 발병 5일 이후 발진이 몸통에 나타나서 팔다리로 퍼지며 반점상 구진의 형태를 보임 · 국소성 또는 전신성 림프절 종대와 간 비대, 비장 비대가 나타남 · 가벼운 혼돈에서 섬망, 혼수상태까지 다양한 중증도의 의식 수준의 변화가 동반될 수 있음
예방대책	· 산림지역, 목초지 등에서 피부 노출을 피함 · 유행 시기에 관목 숲이나 유행지역에 가는 것을 피함 · 노출된 피부에 진드기 구산제(Diethyl toluamide)를 바르고 진드기를 죽이는 화합물인 Benzyl benzoate로 옷과 담요를 처리해 감염된 좀진드기와 접촉을 방지
감수성 및 면역성	· 감수성 : 보편적(야외 활동이 많은 젊은 연령층, 농부는 높음) · 면역성 : 이환 후 상당 기간 면역성 보유

4) 인수공통감염병(Zoonosis)

· 동물과 사람 간에 상호 전파되는 병원체에 의하여 발생 되는 감염병

(1) 렙토스피라증(Leptospirosis)

· 일명 웨일씨 병(Weil's disease) 이라고도 하며 주로 가을철에 많이 발생

· 농촌에서 들쥐의 배설물에 노출되기 쉬운 농부들에게 주로 발생

병원체	· Leptospira interrogans, Leptospira biflexa
병원소 및 감염원	· 병원소 : 설치류와 소, 돼지, 개 등의 일부 가축 · 설치류와 소, 돼지, 개 등의 일부 가축의 소변 노출
감염경로	· 감염된 동물은 만성적으로 보균상태를 유지하면서 렙토스피라균(Leptospira species)을 소변으로 배설하여 흙, 진흙, 지하수, 개울, 논둑 물, 강물 등을 오염시키며, 사람과 동물은 오염된 소변에 직접 접촉하거나 오염된 물이나 환경에 간접적으로 노출되어 감염
잠복기	· 2~14일, 평균 10일
증상	· 가벼운 감기 증상에서부터 치명적인 웨일씨 병(Weil's disease)까지 다양하며 2상성을 보이는데, 90%는 경증의 비황달형, 5% ~ 10%는 웨일씨 병을 보임 · 제1기(패혈증기) : 렙토스피라가 혈액, 뇌척수액이나 대부분의 조직에서 검출되고 갑작스러운 발열, 오한, 결막부종, 두통, 근육통, 오심, 구토 등의 독감 유사증상이 4일 내지 7일간 지속, 폐 침범이 흔하며, 일부에서 객혈 동반됨 · 제2기(면역기) : 1일 내지 2일의 열소실기를 거쳐 제2기로 진행됨. 제2기에는 IgM 항체의 생성과 함께 혈액, 뇌척수액 등에서 렙토스피라는 사라지고 뇌막자극증상, 발진, 포도막염, 근육통 등을 보임, 15~80%가 무균성 수막염 증상을 보임 · 치사율 : 적절한 치료를 하지 않는 경우 20~30%
예방대책	· 들에서 작업할 때 피부를 보호하고 피부 상처가 노출되지 않도록 함 · 작업 후 손발 등을 깨끗이 씻음 · 위험환경에 폭로될 때 반드시 장화, 장갑 등의 보호구 착용
감수성 및 면역성	· 감수성 : 논, 밭에서 일하는 20~60세 연령층에 높음

(2) 공수병(Rabies, 광견병)

- 사람에게 침투하여 질병을 일으키면 공수병, 동물에게 침투하여 질병을 일으키면 광견병이라고 함
- Rabies virus에 의해 뇌염, 신경 증상 등 중추신경계 이상을 일으켜 발병 시 대부분 사망하게 되는 대표적인 인수공통감염병

병원체	· Rabies virus
병원소 및 감염원	· 병원소 : 광견병에 감염된 개, 고양이, 여우 등 포유동물 · 감염원 : 감염동물의 침(siliva)
감염경로	· 광견병에 걸린 가축이나 야생동물이 물거나 할퀸 자리에, 바이러스가 들어있는 타액이 묻게 되면 이 바이러스가 신경 섬유를 따라 뇌나 척수에 침투하여 감염 · 타액이 점막(눈, 코, 입)을 오염시키거나 연무질 전파(광견병에 걸린 박쥐가 집단으로 서식하는 동굴 내에서 감염)
잠복기	· 2~8주
증상	· 초기 : 발열, 두통, 전신쇠약감 등의 비특이적 증상을 보임 · 후기 : 불면증, 불안, 혼돈, 부분적인 마비, 환청, 흥분, 타액의 과다분비, 연하곤란, 물을 두려워하는 증세 등을 보이고, 수일(평균 4일) 이내에 사망하게 되는 치명적인 질환임
예방대책	· 동물에 대한 예방접종 · 물린 후 상처를 깨끗이 씻고 면역혈청 접종
감수성 및 면역성	· 감수성 : 모든 온혈동물 · 면역성 : 동물은 생균백신 접종으로 면역 효과

(3) 탄저(Anthrax)

· 주로 소 · 말 · 양 등 초식동물에 발병하는 감염병

· 호흡기형 · 피부형 · 소화기형의 3가지가 있지만, 사람에 나타나는 피부형은 다른 동물에는 없다.

병원체	· Bacillus anthracis
병원소 및 감염원	· 병원소 : 소, 양, 말 등
감염경로	· 감염동물의 양모, 가죽, 털 같은 동물제품을 다루면서 노출, 작업도중 공기에 있는 탄저균 아포를 흡입하여 흡입 탄저가 발생하기도 하며, 작업자의 피부 상처 또는 찰과상에 아포가 들어가 피부 탄저가 발생 · 감염 육류를 익히지 않거나 덜 익힌 상태에서 섭취한 후 발생
잠복기	· 1일~8주(대개 5일)이며 노출량과 노출경로에 따라 다름
증상	· 피부 탄저 : 작은 물집 또는 발진으로 인한 가려움, 피부 상처주위의 부종과 종기 형성, 종기는 가운데가 검은색이고 아프지 않음 · 흡입 탄저 : 발열과 오한, 땀(흠뻑 젖음), 극도의 피로감, 현기증, 몸살의 전신 증상과 가슴 불편, 호흡 곤란, 기침 등의 호흡기 증상, 메스꺼움, 구토, 복통의 위장관 증상이 나타남 · 합병증 : 수막염(흡입 탄저 환자의 50%에서 발생)
예방대책	· 가축에 대한 예방접종과 위생적인 가축관리 · 탄저가 의심되는 감염동물은 도살처분
감수성 및 면역성	· 감수성 : 소가 감수성이 가장 높은 · 면역성 : 이완 후 어느 정도 면역이 생기며 지속기간은 불확실

(4) 브루셀라병(Brucellosis)

· 브루셀라균에 감염된 동물로부터 사람이 감염되어 발생하며 동물을 다루는 특정 직업인에게 주로 발생

구분	내용
병원체	· 소 브루셀라균(Brucella abortus), 산양 브루셀라균(B.melitensis), 돼지 브루셀라균(B.suis)
병원소 및 감염원	· 브루셀라 균에 의해 감염된 동물
감염경로	· 감염된 가축의 분비물이나 태반 등에 의하여 피부 상처나 결막이 노출되어 감염되고 저온 살균되지 않은 유제품이나 감염 가축 섭취를 통해 감염
잠복기	· 급성 혹은 2~4주의 잠복기를 거쳐 서서히 발생
증상	· 발열, 냄새가 좋지 않은 발한, 피로, 식욕부진, 미각 이상, 두통, 요통 등 비특이적 증상이 나타남 · 위장관, 간·담도계, 골격계, 신경계, 순환기, 호흡기, 요로계, 피부 등 모든 장기에서 병변 유발이 가능하며 침범된 장기에 따라 다른 증상이 나타남
예방대책	· 가축에 대한 예방접종 · 감염된 동물의 혈액, 소변, 유산으로 배출된 태아, 태반 등에 대한 접촉을 피함 · 살균되지 않은 우유나 유제품을 섭취하지 않도록 주의 · 가축이나 우유에 대한 검사에서 브루셀라 감염이 의심되면 감염된 가축에 대한 격리 또는 살처분

3. 만성 감염병

만성 감염병은 서서히 발병하여 오랫동안 지속하는 감염병으로 발생률이 낮고 유병률은 높은 역학적 특징 있다. 질환에 따라서는 장기에 걸쳐 타인에 대한 감염원이 되는 경우가 있으며 급성전염병과 비교해서 대책이 어려운 것이 특징이다. 만성 감염병의 종류에는 결핵, 한센병, 성병, 후천성 면역결핍증, 감염 등이 있다.

1) 결핵(Tuberculosis)

- 결핵은 결핵균에 의해 감염되는 감염병
- 결핵균은 다른 세균과 달리 아주 천천히 자라고, 감염된 후 오랜 시간이 지난 후에 병을 일으키는 경우가 많음
- 어렸을 때 몸 안에 들어온 결핵균이 특별한 문제를 일으키지 않고 있다가 나이가 들고 몸이 쇠약해지면 병을 일으킬 때도 있음
- 결핵균은 산소가 많은 곳을 좋아하여 폐결핵이 흔하지만, 신장, 신경, 뼈 등 우리 몸속 대부분 조직이나 장기에서 병을 일으킬 수 있음

구분	내용
병원체	· Mycobacterium tuberculosis complex
병원소	· 사람, 소
전파	· 사람에서 사람으로 공기를 통하여 전파
증상	· 결핵은 전신 감염증으로 주 감염 부위에 따라 임상 증상이 매우 다양함 · 일반적인 공통 증상 : 발열, 전신 피로감, 식은땀, 체중감소 등 · 폐결핵 : 발열, 기침, 가래, 혈담, 흉통, 심한 경우 호흡 곤란 등을 보임 · 폐외 결핵(흉막, 임파선, 복부, 요도, 피부, 관절, 골, 뇌막염 등) : 일반적인 증상 외에 침범 장기에 따른 증상을 보임
진단	· 흉부 X선 검사와 객담도말 검사나 객담배양 검사를 통해 객단에서 결핵균을 검출 · 튜베르쿨린(Tuberculin test) 반응검사
치료	· 결핵균은 특징적으로 아주 서서히 자라기 때문에 항결핵제를 1~2가지만 사용하면 내성이 빨리 생겨서 치료에 실패할 위험성이 크므로, 결핵 환자는 3~4가지의 항결핵제를 동시에 복용하여 약제내성이 발생하는 것을 예방 · 최소 6개월 이상 장기치료를 해야 완치가 되고, 다제내성결핵인 경우에는 보통 24개월 정도 치료할
예방	· BCG 접종 · 면역력 강화 · 결핵 환자 발생 시 ☞ 모든 가족 흉부 X선 검사

■ BCG 예방접종

· **결핵 예방백신(BCG)은 영유아와 소아에게 폐결핵, 결핵성 수막염 등을 예방**

※ 결핵 예방접종만으로 결핵이 평생 예방되는 것은 아니므로, 결핵 의심증상(2주 이상 지속하는 기침)이 있을 시 결핵 검사를 받아야 함

· **BCG 백신 접종 개요**

– 접종대상 : 금기 사항이 없는 모든 신생아
– 접종 시기 : 생후 4주 이내
– 접종방법(피내용) : 왼팔 삼각근 부위에 피내주사(피부의 가장 얕은 표층 내에 용액을 주입하는 주사법)
– 금기 사항 : 사람면역결핍바이러스 감염자 및 선천면역결핍, 백혈병, 림프종, 기타 악성 종양환자스테로이드, 알킬화제, 항대사물질, 방사선 치료 환자, 임신부, 심한 피부 질환 또는 화상 환자

2) 한센병(Hansen, Leprosy : 나병)

· 인류 역사상 가장 오래된 감염성 질환
· 한센병은 나균(Mycobacterium leprae)에 의한 만성 육아종 감염이며, 주로 피부 및 신경에 침범하는 질환
· 숙주의 면역반응 정도에 따라 다양한 양상을 보임
· 환자의 삶에 육체적, 정신적, 사회적으로 큰 영향을 미침

병원체	· Mycobacterium leprae
감염경로	· 환자에게서 배출된 나균에 노출된 경우 · 나균의 체내 침입 경로는 명확히 규명되지는 않았으나, 피부와 상기도가 주된 침입경로 · 상기도로의 침입이 가장 가능성이 높으며 상처 난 피부로의 감염도 가능함
잠복기	· 보통은 2~4년 안에 질병이 발생하나, 일부에서는 20~30년 동안 잠복해 있다가 노인이 되어 질병이 나타나기도 함
증상	· 반점이나 침윤, 말초신경의 비후 또는 지각신경마비 등 활동성 임상 증상 · 균이 주로 피부와 말초신경에 병변을 일으키고 뼈, 근육, 안구, 고환 등을 침범함 · 나종형(lepromatous type) : 소결절, 구진, 반점, 미만성 침윤이 광범위하게 대칭적으로 분포하며 광범위하게 나타나며 또한 비강점막 침범으로 코가 주저앉고, 비출혈, 홍채염, 각막염 등을 보임 · 결핵양형(tuberculoid type) : 단일 또는 몇 개의 경계가 명확한 피부 병변이 나타나며, 감각이 없어지거나 저하되고 비대칭적으로 분포하는 심한 말초신경염을 동반함
진단	· 피부도말검사 [slit smear test, 피부소상절개 도말법, 세균검사]
예방	· 환자의 발견, 격리, 치료 · 접촉자 관리 · 소독관리 등

3) 간염(Hepatitis)

- 간염 바이러스가 간세포에 침입하여 염증을 일으키는 질병
- 바이러스 간염(Viral hepatitis)의 종류 : A형, B형, C형, 델타(delt)형
- 간염 바이러스 구분
  - 만성화를 일으키는 바이러스 : B형, C형
  - 급성감염만을 일으키는 바이러스 : A형
- 만성화되는 경우 간경변, 간암으로 진행되므로 주의가 필요

(1) B형 간염(Hepatitis B)

- B형 간염 바이러스(Hepatitis B virus, HBV)에 6개월 이상 감염된 상태로 이로 인하여 간에 만성 염증 괴사 발생하는 질환

병원체	· Hepatitis B virus
전파	· 산모에서 신생아로의 주산기 감염 · B형간염 바이러스 전염력을 가진 자와 성적 접촉 · 감염된 혈액을 수혈 받았을 때 · B형간염 바이러스 보유자의 체액이 묻은 바늘이나 칼에 상처를 입었을 경우
잠복기	· 60~150일(평균 90일)
증상	· 급성으로 황달, 흑뇨, 식욕부진, 오심, 근육통, 심한 피로, 우상복부 압통 등이 나타나나 무증상 감염도 있을 수 있음 · 일반적으로 6개월 이내에 임상 증상 및 간 기능 검사상 이상이 회복되고 바이러스가 제거되지만, 이상이 6개월 이상 지속되고 HBsAg 양성을 보이는 경우 만성간염으로 이행함
진단	· B형 간염 바이러스의 표면항원(HBV surface antigen, HBsAg)을 검출하는 혈액검사를 시행하여 바이러스의 존재를 확인
예방	· 모든 영유아와 고위험군에 대한 예방접종 · 감염의 위험성이 높은 환경을 개선하고 수건이나 식기, 칫솔, 면도기 등 따로 사용

(2) C형 간염(Hepatitis C)

· 주로 혈액 등 체액을 통해 감염

· 만성화 경향이 B형보다 높아 만성간염, 간경변, 간암으로 이행

병원체	· Hepatitis C virus, HCV
감염원	· HCV에 오염된 혈액이나 기구
감염경로	· 주사기 공동 사용, 수혈, 혈액투석, 성접촉, 모자간 수직감염 등 혈액 매개 전파
잠복기	· 2주-6개월(평균 6-10주)
증상	· 급성 C형 간염 : 초기 감염 후 약 70~80%의 환자에서 무증상이며 서서히 시작되는 감기몸살 증세, 전신 권태감, 오심, 구역질, 식욕부진, 우상 복부 불쾌감 등의 증상이 나타남 · 만성 C형 간염 : 대부분 환자(약 60~80%)에서 무증상이며, 만성 피로감, 간부전이나 문맥압 항진증 등의 간경변증 발생 · 급성환자의 약 80~90%의 환자가 만성화되고 만성 C형 간염의 20%가 간병변증으로 진행
진단	· 간기능검사와 간염 바이러스의 상태에 대한 혈액검사 시행
예방	· 주사기는 반드시 1회용을 사용 · 성적 접촉 시에는 콘돔을 사용 · 침을 맞거나 문신과 피어싱을 할 때도 반드시 소독된 도구를 사용

4) 성병(Veneral disease)

· 주로 성교를 통해 감염되는 접촉성 감염병의 총칭

· 매개물 없이 사람에서 사람으로 직접 전파하므로 관리가 어려움

· 성병은 경제, 문화, 전쟁, 국민성 등의 사회적 여건과 밀접한 관계를 가진 사회질병으로 사회여건의 하락과 정비례하고 생활 수준 향상과는 반비례 함

· 치료를 확실히 할 수 있는 것으로 예방이나 관리가 특히 가능한 질병

· 성병 관리는 환자의 발견, 환자의 진단, 환자의 관리, 보건교육 등이 중요

(1) 매독(Syphilis)

· 중추신경계, 심혈관계 및 기타 장기나 조직 등에 침입하여 심한 병변을 일으키는 질병

· 여성의 경우 유산, 사산의 원인이 되고, 태아에게도 전파

병원체	· Treponema pallidum
전파	· 성접촉, 수직감염, 혈액을 통한 감염으로 전파
증상	· 1기 매독 : 경성하감(chancre)이 특징적 병변으로, 균이 침입한 부위에 통증이 없는 구진이나 궤양이 발생하여 2주 또는 6주 후에 자연 소실됨 · 2기 매독 : 열, 두통, 권태감, 피부병변(반점, 구진, 농포성 매독진, 편평 콘딜롬), 림프절 종대 등을 보임 · 3기 매독 : 다양한 내부장기 침범, 눈, 심장, 혈관, 뼈, 관절 등
진단	· 매독의 선별검사로는 비매독균 혈액검사인 VDR검사와 RPR검사를 통해 양성판정을 받으면 매독균에 대한 특이적 검사인 FTA-ABS 검사나 TPHA 검사로 확진
예방	· 성병 예방을 포함한 성교육을 시행하고 일반 신체검사의 일부로 혈청검사를 시행 · 임신 초기 및 후기에 임산부 혈청검사를 실시 · 매독의 예방적 조치를 교육

(2) 임질(Gonorrhea)

· 성기의 점막에 감염되어 화농성 염증 질환

· 남성은 요도염 · 부고환염 · 전립샘염을, 여성은 요도염 · 질염 · 자궁내막염 · 난관샘염 · 복막염 등을 일으켜서 불임증의 원인

병원체	· Neisseria gonorrhoeae
전파	· 환자, 무증상 감염자와 성접촉으로 전파
증상	· 남성 요도염 : 화농성 요도 분비물, 배뇨 시 통증, 요도구 발적 등 · 여성 자궁경부염 또는 요도염: 작열감, 빈뇨, 배뇨 시 통증, 질 분비물 증가, 비정상적 월경 출혈, 항문 직장 불편감 등
진단	· 문진과 이학적검사로 90% 이상 진단 가능
예방	· 매독의 예방과 같음

5) 후천성 면역결핍증(Acquired immune-deficiency syndrome : AIDS)

· 혈액과 체액에 의해 전파되는 감염성 질환으로 인간 면역결핍 바이러스(HIV)에 의해 발생

· AIDS는 HIV로 인해 사람의 면역력이 떨어져 여러 감염과 종양이 생기기 시작하는 상태를 말함

병원체	· Human immunodeficiency virus
전파	· 환자와의 성접촉 및 혈액, 혈액제제의 수혈, 환자와 주사기 공동사용, 모자간 수직 감염
증상	· 급성 증상 : 감염 후 3주 또는 4주 이내에 비특이적인 발열, 인후통, 기침, 근육통, 뇌수막염 증상, 발진 등의 감기 증상과 유사한 증상이 30% 또는 50% 정도에서 나타나고 대부분 1주 또는 6주 후에 저절로 호전됨 · 무증상기 : 급성 감염기 증상이 사라진 후 8년 또는 10년간 증상은 없으나 면역기능은 계속 떨어지며 바이러스는 감염자의 체내에서 계속 증식함 · 후천성면역결핍증 관련 증후군 및 초기 증상기 : 무증상기가 지난 후 후천성면역결핍증으로 이행되기 전에 느끼는 전구증상으로는 발열, 오한 및 설사, 체중감소, 불면증 등의 증상과 아구창, 구강백반, 칸디다 질염, 골반 내 감염, 피부 질환 등이 동반됨
진단	· 혈액검사를 통해 HIV 감염을 진단
예방	· HIV 감염경로에 노출되지 않도록 해야 함

Part. 5

기생충 관리

1. 기생충의 개념

1) 기생충의 정의

기생충은 자연계에서 독립적으로 생명을 유지할 수 없으며, 반드시 다른 생물체에 의존하는 기생 생활로 생명을 유지할 수 있다. 기생 생활(Parasitism)이란 다른 생물의 체표 또는 체내에 일시적 또는 장기적으로 기생하면서 영양물을 탈취하는 생활양식을 말하며 서식처 및 영양물을 탈취해가는 생물을 기생충(Parasite), 이를 제공하는 생물을 숙주(host)라 한다.

기생충은 다른 생물체의 체표 또는 체내에서 영구적 또는 일시적으로 서식하면서 영양분과 피신처를 제공 받는 생물체이고, 그리고 기생충에게 영양분과 피신처를 제공하는 생물체를 숙주라고 한다.

기생충학(Parasitology)은 기생충(Parasite)과 숙주(host)의 관계를 연구하는 학문이며, 인체 기생충학은 사람에 기생하는 기생충을 연구하는 학문이다.

숙주에 대한 병원성 여부에 따라 기생충은 병원성 기생충과 비병원성 기생충으로 분류된다.

· 기생충(Parasite) : 다른 생물체의 몸속에서 먹이와 환경을 의존하여 기생 생활을 하는 무척추동물
· 기생충 질환(Parasitic disease) : 기생충의 생활 현상에 의해 숙주에게 발생 된 질병
· 기생 생활(parasitism) : 한 생물체(기생충)가 다른 생물체(숙주)에게 신진대사적으로 종속되어있는 상태
· 기생충학(Parasitology) : 기생충(Parasite)과 숙주(host)의 관계를 연구하는 학문

2) 숙주

대부분 기생충은 특정한 숙주에 들어가야만 생활사(Life cycle)를 영위해갈 수 있다. 기생충은 감염되고 발육, 성장하여 생식하는데 필요한 모든 조건을 갖춘 숙주를 감수성 숙주라고 하며 그렇지 못하면 비감수성 숙주라고 한다.

기생충의 생활사가 완전히 성립되기 위해서는 두 종류 이상의 숙주가 필요한 경우가 있다. 성충이나 유성 생식기(sexual stage)의 기생충이 기생하는 숙주를 종숙주(final host)라고 하며, 유충이나 무성 생식기(Asexual stage)의 기생충이 기생하는 숙주를 중간숙주(Intermediate host)라고 한다.

3) 기생충의 분류

기생충은 원생동물에 속하는 원충류(Protozoa)와 후생동물에 속하는 선충류(Nematoda)를 비롯하여, 흡충류(Trematoda) 및 조충류(Tapeworm)가 있으며, 외부 기생충인 곤충류(Insect)로 분류된다.

(1) 생물형태에 따른 분류

① **원충류**(Protozoa)

· 운동성을 가진 단세포동물(single-celled animal)
· 대부분 자유 생활을 하지만 일부 원충은 인체 내에서 기생 생활을 하면서 무증상부터 치명적인 증상까지 다양한 증상을 유발

a. 근족충류 : 이질아메바, 대장아메바, 왜소아메바, 요드아메바, 이핵아메바
b. 편모충류 : 람불편모충, 장세모편모충, 질편모충
c. 포자충류 : 말리라아 원충, 톡소포자충, 폐포자충
d. 섬모충류 : 대장섬모충

② **연충류**(Helminths)

· 장내기생충의 총칭

· 조직과 기관이 발달 된 다세포 기생충군

a. 선충류(Nematoda) : 회충, 요충, 구충, 편충, 동양모양선충, 분선충, 선모충, 메니나충, 고래회충증, 로아사상충, 말레이사상충

b. 흡충류(Trematoda) : 간흡충, 폐흡충, 요코가와흡충, 주혈흡충

c. 조충류(Tapeworm) : 유구조충, 무구조충, 광절열두조충, 만손열두조충(스파르가눔), 왜소조충, 쥐조충

(2) 기생충의 전파방식(매개물)에 의한 분류

① 토양매개성 기생충 : 회충, 편충, 구충, 동양모양선충 등

② 물, 채소, 매개성 기생충 : 회충, 편충, 십이지장충, 동양모양성충, 분선충, 이질아메바

③ 어패류 매개성 기생충 : 간흡충, 폐흡충, 요꼬가와흡충

④ 아나사키스증(바다생선 매개)

⑤ 수육류 매개성 기생충 : 유구조충, 무구조충, 선모충

⑥ 모기 매개성 기생충 : 말라리아 원충, 사상충

⑦ 접촉 매개성 기생충 : 요충, 질트리코모나스

4) 기생충 질환의 원인

· 환경 불량

· 비과학적 식생활습관

· 분변의 비료화

· 비위생적인 일상생활

· 비위생적 영농방법

5) 기생충의 감염경로

(1) 소화기 = 경구감염(Oral infection)

· 기생충의 감염형 포낭과 충란, 유충이 소화기, 특히 음식물을 통해 입으로 침입하는 경우로서 가장 보편적인 감염방식

· 회충, 간흡충, 무구조충 등 대부분의 기생충 감염방식

(2) 피부 = 경피감염(Cutaneous infection)

· 직접 피부를 뚫고 숙주 내의 모세혈관으로 침입
· 구충의 유충, 주혈흡충의 유미유충 등

(3) 혈액

· 매개체가 되는 절족 동물이 사람을 물고 흡혈할 때 감염형이 혈관내로 침입
· 혈관 주사, 수혈 등에 의해 감염
· 말라리아, 파동편모충, 사상충 등

(4) 모체 내 감염 = 경태반 감염(Transplacental infection)

· 산모에 감염된 기생충이 태반을 통해 태아에 이행하는 것
· 말라리아, 톡소포자충, 회충, 구충 등

(5) 기타

· 호흡기 : 주폐포자충
· 생식기 : 질트리코모나스
· 눈 : 동양안충, 스파르가눔

6) 기생충 질환의 일반적인 예방대책

· 감염의 원인을 제공하는 환자나 보유 숙주에 대한 조기 치료함으로써 오염기회 차단
· 전파요인에 대한 대책으로써 중간숙주나 매개 동물의 박멸이나 분뇨의 처리 등으로 감염원과 연관 관계를 차단
· 인체의 기생충 감염방지로서 위생상태의 개선, 음식물의 위생적 관리, 매개 숙주의 박멸, 화학적 예방
· 기생충 감염의 예방 및 관리에 대한 보건교육

2. 선충류(Memetoda)

1) 회충증(Ascariasis)

· 회충(Ascaris lumbricoides)은 크기가 커 눈에 잘 뜨이고 사람이 농경을 시작하던 선사 시대부터 널리 분포했기 때문에 유사 이래 문헌에 나오는 기생충 가운데 가장 오래된 장내기생충

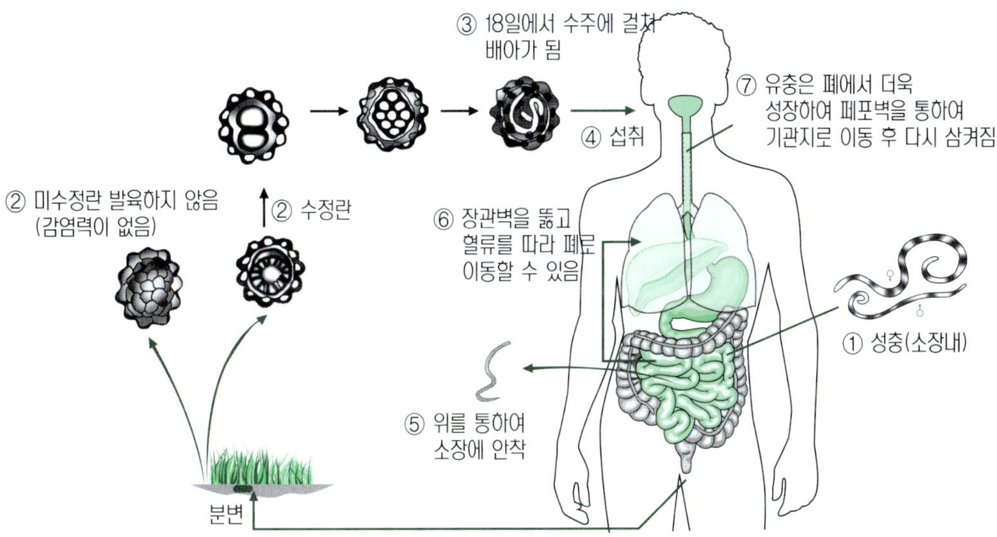

[회충의 생활주기]

병원체	· Ascaris lumbricoides	
기생 부위	· 소장	
전파경로 및 생활주기	· 인분 비료를 통해 오염된 토양, 채소, 파리를 매개로 하여 경구감염 ☞ 위장을 통하여 소장에 정착 · 성숙한 충란의 경구 침입→소장→유충→장벽내모세정맥→대정맥→문백→간→심장→폐(유충탈피)→기관지→기관→후두→인두→식도→위→소장의 경로를 거치는 것과, 일부 유충은 림프관 침입→장벽 림프선→흉관→심장→폐(유충탈피)→기관지→기관→후두→인두→위→소장에 도착하여 성장	
증상	· 출혈, 염증반응, 호산구증다증 등을 일으키고, 충체를 중심으로 육아종을 형성, 회충성 폐렴 증세를 보이기도 함 · 영양장애, 복통, 식욕부진, 오심, 구토, 설사, 복부팽만 등을 볼 수 있고, 위경련에서와 같은 선통이 나타남	
예방대책	· 분변의 철저한 위생처리 · 집단구충에 의한 감염방지 · 위생직인 식생활	· 청정채소의 장려 · 파리구제 및 환경개선 · 보건교육 시행

2) 요충증(Enterobiasis, pinworm disease)

- 요충 (Enterobius vermicularis)은 고대부터 잘 알려진 기생충이며 사람에게 숙주 특이성이 정착된 종
- 도시 등 인구 밀집 지역에 많이 분포
- 건조한 실내에서도 장기간 생존이 가능하므로 침식을 함께하는 사람들 사이에서 집단감염이 쉬움

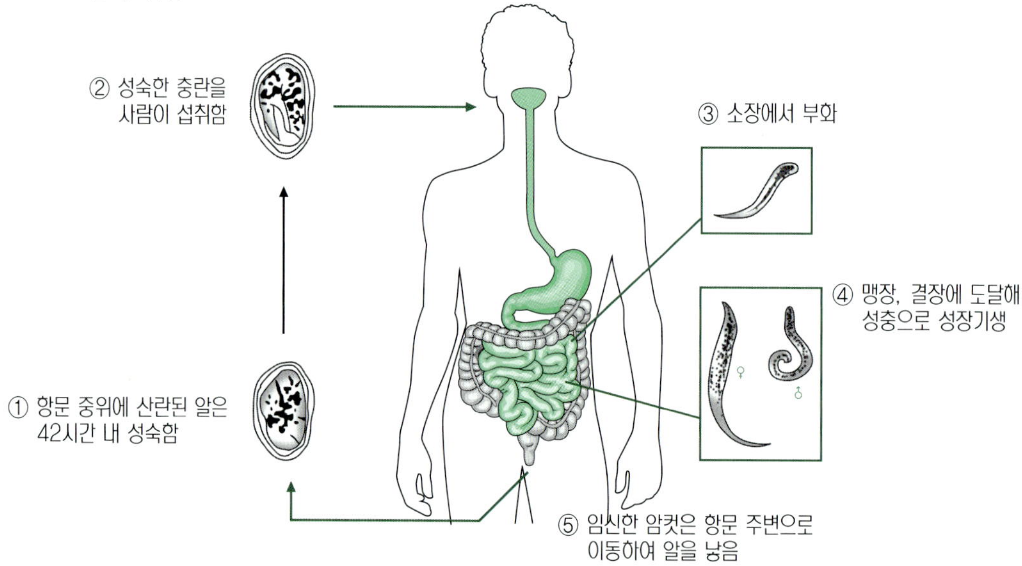

[요충의 생활주기]

병원체	· Enterobius vermicularis
기생 부위	· 맹장, 충수돌기, 상행결장하부
전파경로 및 생활주기	· 직접적인 신체 접촉으로 감염형 충란을 섭취하는 방식으로 전파 · 요충의 암컷이 항문에 산란하여 전파, 화장실 시트를 통해 전파 · 옷이나 침구류에 등에 묻어 있다가 전파 · 충란이 경구적으로 침입→소장에서 부화→맹장, 결장 등에 이르러 성충으로 성장·기생→산란기가 되면 항문주위로 나와 산란
증상	· 가장 흔한 증상은 항문주위 가려움증(anal pruritus) · 수면 중에 충체가 항문 밖으로 기어 나와 피부를 자극하므로 자는 동안 손으로 항문주위를 긁게 되고, 이로 인해 상처가 생겨 피부염이나 야뇨증이 생김 · 성충은 맹장 점막에 염증을 만들기 때문에 감염된 충체가 많으면 복통과 설사를 유발
예방대책	· 손톱 깎기, 손 씻기, 목욕 등 몸의 청결을 유지 · 내의, 잠옷, 침구 등을 세탁 또는 소독 · 어린이에게 손 빨기 습관이 있으면 교정 · 방 안의 먼지 청소와 좌변기를 청결 · 음식물이 먼지에 오염되지 않도록 하고 감염자가 음식물 조리를 하지 않도록 함

3) 구충증(Hook worm disease, 십이지장충)

· 인체에 기생하는 구충에는 두비니구충(십이지장충)과 아메리카 구충 두 종류가 유행

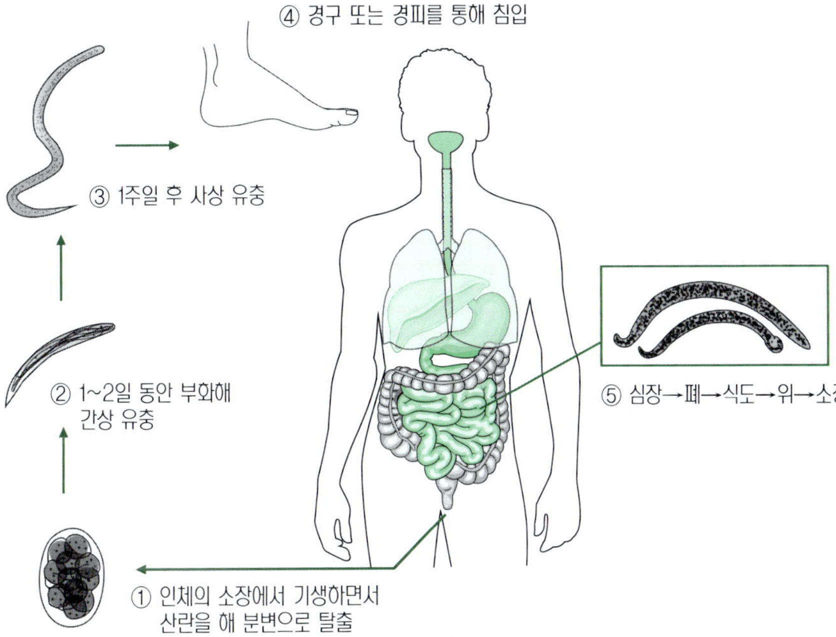

[구충의 생활주기]

병원체	· 십이지장충(Ancylostoma duodenale), 아메리카 구충 (Necarto americanus)
기생 부위	· 소장 특히 공장 상부에 기생
전파경로 및 생활주기	· 인체의 소장에서 기생하면서 산란을 해 분변으로 탈출 → 1~2일 동안 부화해 간상유충 → 사상유충(1주일 후)→피부 또는 경구를 통해 침입 → 심장 → 폐 → 식도 → 위 → 소장에 도달
증상	· 충체의 흡혈로 인한 혈액의 손실과 충체의 독성물질에 의한 인체조혈 기능의 저하 · 토식증이 일어남 · 많은 사상유충이 경구적으로 침입할 경우 채독증이 발생
예방대책	· 감염원의 제거 · 인분의 위생적 처리 · 오염지역 내 작업 시 장화, 장갑 사용 · 인분으로 재배한 채소는 흐르는 물로 여러 차례 씻을 것 · 개인위생 준수 등

4) 말레이사상충(Filariasis, Elephantiasis)

· 열대성 풍토병

· 국내에 분포하는 유일한 인체감염 사상충

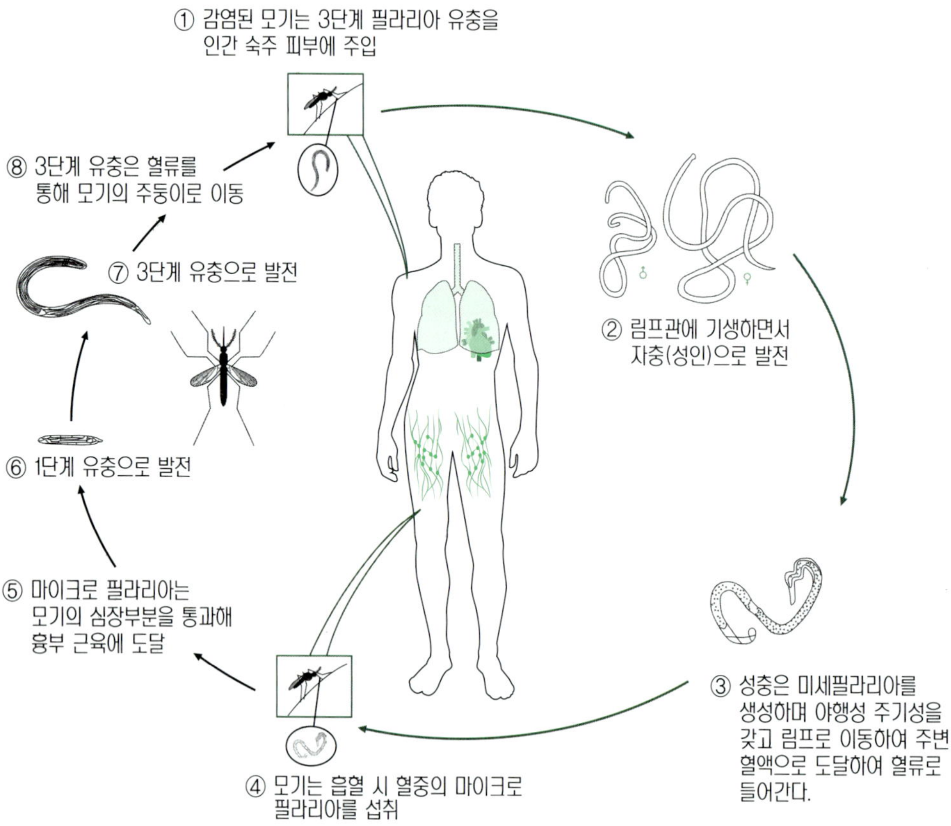

[말레이사상충의 생활주기]

병원체	· Bregia malayi
기생 부위	· 림프조직
전파경로 및 생활주기	· 매개체는 숲모기, 학질모기로서 감염자의 혈류에서 사상충 자중을 흡혈 → 2~3주 후 필라리아(filaria)형이 되어 건강인을 흡혈할 때 감염 → 인체에 침입되면 림프조직에 기생 → 1년이 되면 자충으로 태생 · 주로 밤 10시부터 새벽 2시 사이에 혈류를 정기적으로 출현(야간 정기출혈성 사상충)
증상	· 림프샘이나 림프관에 부종, 세포의 침윤이 발생하며 이에 의한 염증의 재발 등으로 병변이 커지면 상피증(Elephantiasis)이 되기도 함
예방대책	· 환경위생 관리를 철저히 · 모기 서식처를 제거하여 구제 · 모기에 물리지 않도록 주의

3. 흡충류

- 편형동물에 속하는 것
- 사람이나 동물에 기생하고 덜 익힌 생선, 갑각류, 낭포성 식물 등을 섭취할 때 감염

1) 간흡충증(Clonorchiasis)

- 기생충인 간흡충이 쓸개즙이 내려오는 통로인 담관에 기생하면서 여러 가지 병을 일으키는 만성 질환
- 사람 몸속에서 보통 3~4년 정도 살 수 있지만 길게는 20~30년까지 생존

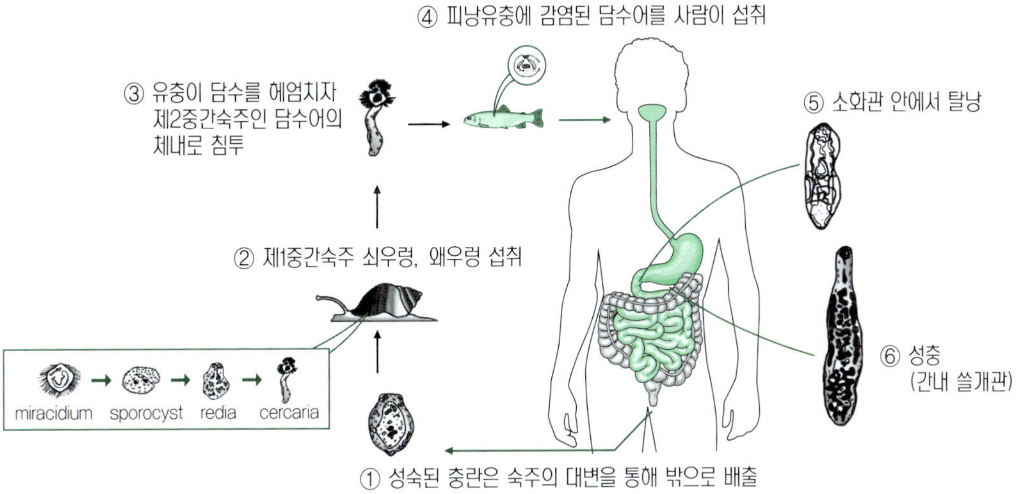

[간흡충의 생활주기]

병원체	· Clonorchis sinensis
기생 부위	· 간의 담관
전파경로 및 생활주기	· 간흡충에 감염된 사람의 대변을 통해서 충란(알)이 배출 → 충란은 제1중간숙주인 쇠우렁이 등의 민물조개류에 먹힌 후 그 안에서 다음 단계로 성장 → 중간단계로 자란 간흡충은 중간숙주의 몸에서 나와 물속에서 헤엄치며 돌아다니다가 제2중간숙주인 민물고기에 달라붙어 근육 내로 침입 → 제2중간 숙주에 속하는 민물고기에는 참붕어, 붕어, 잉어, 누치, 향어를 생식하거나 조리기를 통한 경구감염 → 인체에 들어온 간흡충은 위장과 연결된 십이지장에서 성장 → 십이지장에 연결된 담관(bile duct)을 따라 위로 이동하여 담관의 중간 부위에서 성충이 됨 · 감염 후 성충이 되기까지는 3~4주가 걸림
증상	· 배가 더부룩한 느낌, 소화불량, 설사 등 · 담관이 막히면 일반적으로 쓸개즙이 배출되지 못할 때 나타나는 황달이 생기고, 2차적인 세균감염으로 담관염이 발생하여 열이 나고 복통 · 간장 비대, 비장 비대, 복수, 간 경화, 담관암 등이 생길 수 있음
예방대책	· 민물고기의 생식을 금함 · 민물고기 조리 후에는 조리기구를 청결히

2) 폐흡충증(Paragonimiasis)

· 기생충인 간흡충이 쓸개즙이 내려오는 통로인 담관에 기생하면서 여러 가지 병을 일으키는 만성 질환

· 사람 몸속에서 보통 3~4년 정도 살 수 있지만 길게는 20~30년까지 생존

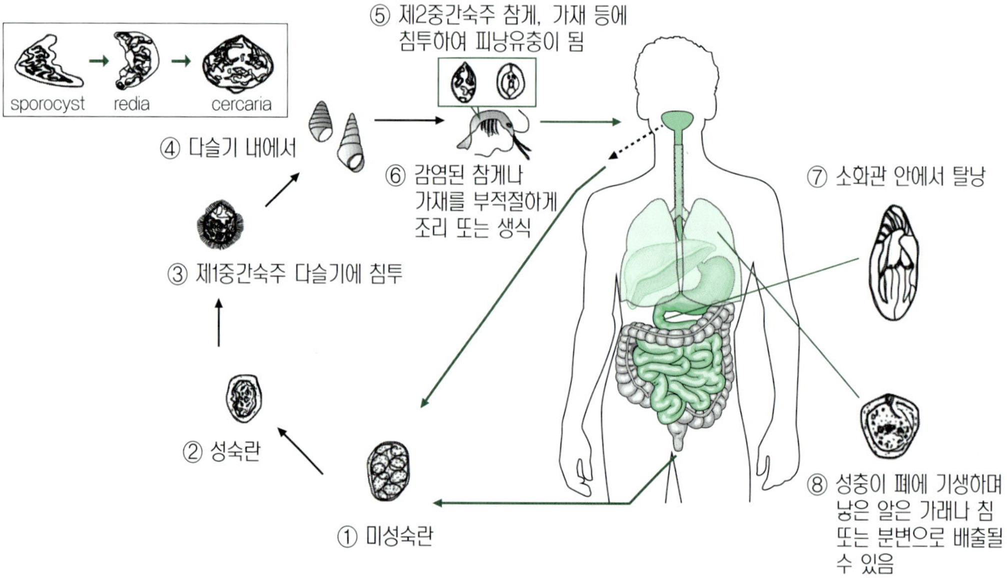

[폐흡충의 생활주기]

병원체	· Paragonimus westermani
기생 부위	· 폐
전파경로 및 생활주기	· 객담이나 대변에서 나온 충란 → 제1중간숙주 다슬기 → 제2중간숙주인 갑각류(가재, 게)의 아가미 간장 등에 침입 → 생식 → 폐에 침입 · 산란 된 충란 → 객담 또는 대변을 통해 외부로 배출 → 26℃ 수중에서 2~7주 부화 → miracidium → 제1 중간숙주인 다슬기에 침입 → 다슬기 내에서 sprocyst → radia → cercaria로 되어 수중에 나와 제2 중간숙주인 갑각류(가재, 게 등의 아가미, 간장, 근육 내)로 침입 → 6주 후 metacercaria가 됨 → 제2중간 숙주 생식 → 인체 내의 소장 상부에서 탈낭 → 장벽을 뚫고 복강으로 나와 근육으로 침입 → 1주일간 발육 후 다시 복강으로 나와 횡경막을 뚫고 폐에 침입 → 성충으로 발육
증상	· 잠행성으로, 서서히 발현되며 오한과 미열을 유발 · 급성감염 시 피로감, 전신쇠약 등이 나타나며, 심한 기침, 객혈을 하며 갈색 무늬의 피가 섞인 가래를 배출 · 합병증으로 기관지염, 기관지확장증, 늑막염, 기흉, 농흉 등이 발생
예방대책	· 중간숙주인 게, 가재 등의 생식을 금함 · 폐흡충증이 유행하는 지역에는 생수를 마시는 것을 금지 · 숙주가 될 수 있는 가축동물들의 사체처리를 위생적으로 실시 · 환자의 객담 처리는 위생적으로 소각

4. 조충류(Cearoda, 촌충증)

조충류는 편형동물에 속하며, 자웅동체이며 소화관이 없고 두부에 이어지는 편절은 여러 개에서 수천 개까지 이어지는 것도 있다.

1) 유구조충증(Taeniasis solium, 갈고리촌충)

- 돼지고기를 생식하는 사람에게 많이 발병
- 충란 섭취로 뇌, 안구, 근육, 장벽, 심장, 폐 등에 낭충증(Cysticercosis)이 감염

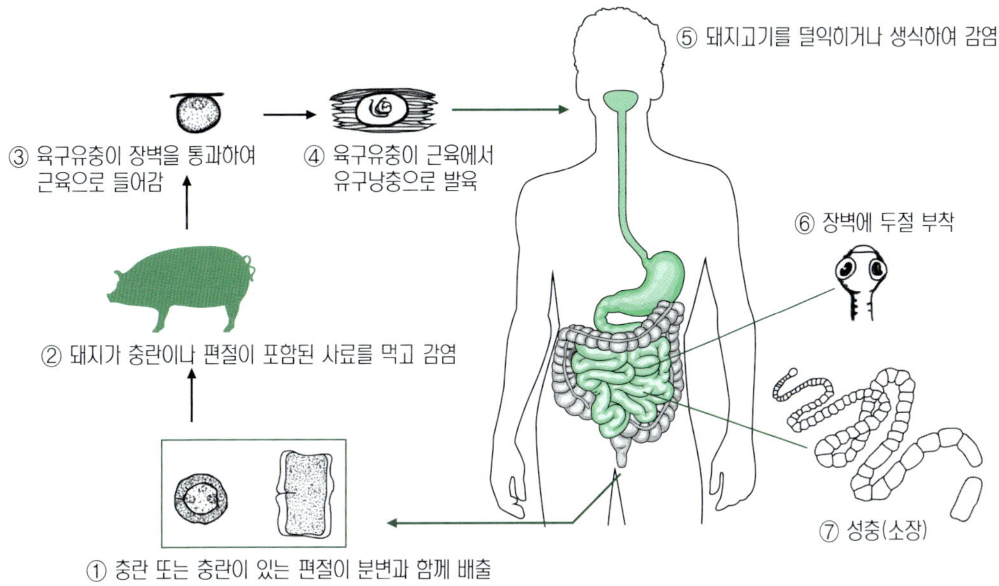

[유구조충의 생활주기]

병원체	· Paragonimus westermani
기생 부위	· 소장
전파경로 및 생활주기	· 돼지고기에 들어 있던 낭미충의 경구 침입 · 편절이 분변으로 배출 → 충란이 유리된 오염된 풀을 돼지가 섭취 → 돼지 위나 소장 장에서 육구유충 부화 → 유충은 장벽, 혈류를 통해 각 조직에 침입 → 8~10주 후에는 성숙한 유구낭미충(cysticercus cellulodae) → 유구낭미충이 감염된 돼지고기를 사람이 생식 → 인체의 소장 8~10주 후에 성충으로 성숙 → 수태 편절이 분변과 함께 탈출
증상	· 성충이 소장 상부에서 기생하므로 두통, 불쾌감, 격심한 복통, 설사, 구토, 식욕감퇴, 공복통 등 소화기 증상과 호산구 증가 등이 나타남 · 낭충이 인체에 감염되어 뇌부나 피하 또는 안부에 유구낭충증을 일으킴
예방대책	· 돼지고기 생식을 금지하고 충분히 익혀서 섭취 · 인분의 위생적 처리 및 인분의 돼지 사료 사용금지 · 환자는 빨리 구충시켜서 감염원을 감소시킴과 동시에 낭충에 의한 자가감염 예방

2) 무구조충증(Taenia solium, 민촌충)

· 소고기를 생식하거나 충분히 익히지 않고 먹을 때 감염

· 유구조충증 보다 감염률이 높음

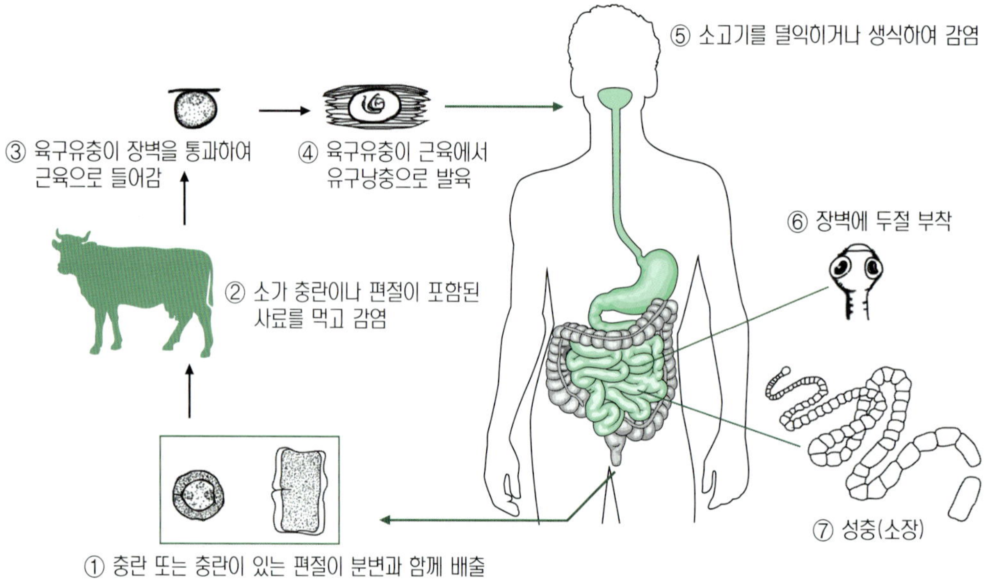

[무구조충의 생활주기]

구분	내용
병원체	· Taenia saginata
기생 부위	· 소장
전파경로 및 생활주기	· 소고기에 들어 있던 낭미충의 경구 침입 · 분변과 함께 편절이 배출 → 편절이 파열되고 충란이 유리 → 충란이 풀이나 사료에 오염 → 중간숙주 소가 풀과 함께 충란 섭취 → 소의 장에서 육구유충으로 유리 → 육구유충은 장벽을 관통하여 혈류, 림프를 통하여 소의 근육이나 기타 조직에 침입 → 약 2개월 후 무구낭미충(cysticercus bovis) → 낭미충에 감염된 쇠고기 생식 → 소장의 점막에 부착 → 2~3개월이 성충으로 발육
증상	· 상복부 통증, 복부, 불쾌감, 메스꺼움, 식욕부진, 쇠약감 등의 증상 · 충수 돌기에 수태편절이 들어가면 점막을 자극하며 충수돌기염을 유발함 · 무구조충이 담도에 침입하여 담도 무구조충증을 유발하면 담관 정체 및 담관폐색을 일으켜 통증이 심하고, 황달이 발생
예방대책	· 소고기를 충분히 익혀서 섭취 · 소가 먹는 풀, 사료 등에 분변이 오염되지 않도록 하고 감염되면 즉시 치료

3) 광절열두조충증(Dothriocephaliasis, 긴촌충)

- 인체에 감염되는 조충 중 가장 흔한 것
- 담수어를 식용하는 지방에서 많이 발견

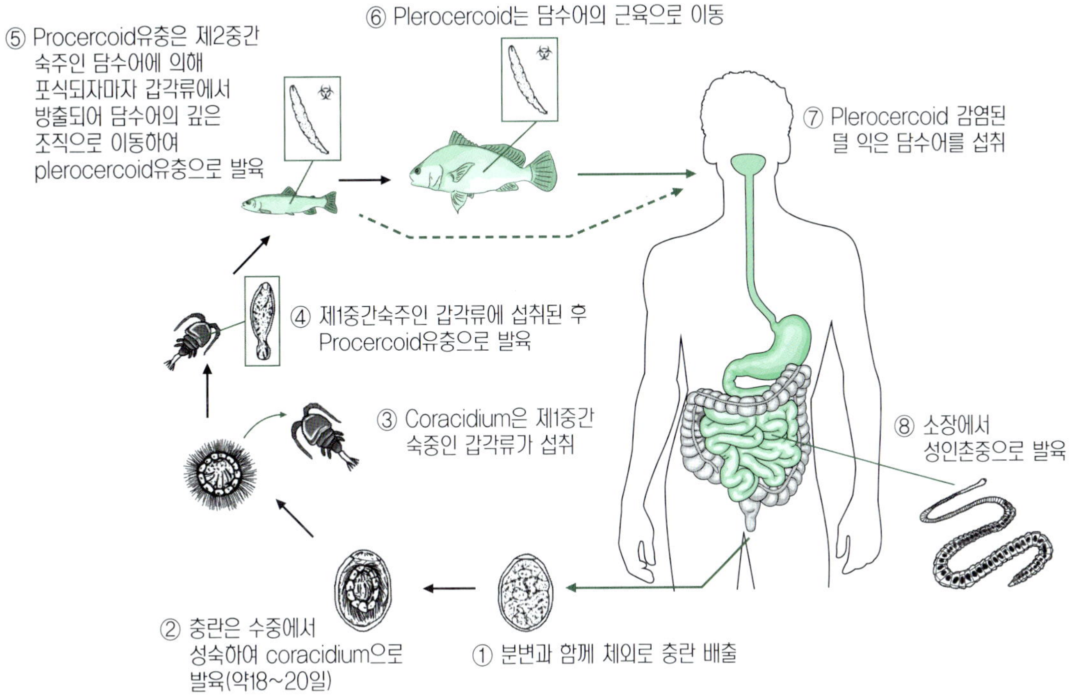

[광절열두조충의 생활주기]

병원체	· Diphyllobothrium latum
기생 부위	· 소장 상부
전파경로 및 생활주기	· 물고기에 들어 있는 플레로케코드(plerocercoid)유충이 경구 침입 · 분변과 함께 체외로 배출된 충란 → 수중에서 충란이 육구유충 coracidium으로 부화 → 제1중간숙주인 물벼룩 등의 갑각류가 섭취 → 갑각류 체내에서 2~3주 후에는 procercoid로 발육 → 갑각류를 제2중간숙주인 담수어(송어, 연어, 농어등)가 섭취하면 피하조직이나 근육에서 plerocercoid으로 발육 → plerocercoid에 감염된 담수어를 생식 → 인체에 감염 → 감염 3주 후면 성충이 되어 산란
증상	· 무증상 감염자가 많으나 때로는 식욕의 감퇴 혹은 이상 항진, 복통, 설사, 위장 카타르, 신경증세, 영양불량, 빈혈 등이 나타남 · 빈혈은 충체의 독성에 의한 악성형 빈혈이 됨
예방대책	· 중간숙주인 송어나 연어 등 민물고기를 반드시 익혀서 섭취 · 인분과 동물의 분변을 위생적으로 관리 처리함으로써 담수의 오염을 막음 · 생선을 조리한 도구를 청결이 하고 깨끗이 소독

Part. 6

만성 질환

1. 만성 질환의 개요

1) 만성 질환(Chronic disease)의 정의

만성 질환은 병원체에 의한 감염을 통하지 않고 인체 내부에서 만성적으로 누적되어 나타나는 질환으로 장기간 앓고 서서히 진행되고, 사람 간 전파되지 않는 비감염성 질환으로 성인병 또는 생활습관병(Lifestyle related disease)이라고 하고, 주로 생활습관에서 비롯되는 질환이다.

현대사회에서는 감염성 질환이 전반적으로 감소하고 있는 데 비하여 만성 질환은 지속해서 증가하고 있다.

- **만성 질환의 증가 이유**
  - · 평균수명이 증가하여 만성 질환의 이환 기회가 증가
  - · 경제 수준의 향상으로 생활양식의 변화 : 식습관의 변화, 신체운동량의 감소, 흡연 및 음주의 증가
  - · 산업기술의 발달로 건강에 대한 위해 요소의 증가(교통사고, 환경오염)

· 의학의 발달로 진단기술의 발전

■ 만성 질환의 정의

- **미국의 만성 질환 위원회**(National Commission on Chronic Illness, 1949)**의 정의**
  '질병 자체가 영구적인 이며, 후유증으로 불구, 폐질 상태를 수반하는 것으로 비가역적, 병리적 병변을 수반하며, 재활에 특수한 치료방법이 요구되는 질병이며, 장기간에 걸친 보호, 감시 및 치료를 해야 하는 질병이나, 기능 장애 중에서 어느 한 가지 이상의 특성을 갖는 손상이나 이상'으로 정의
- **미국의 국민건강조사**(National Health Survey)**의 정의**
  만성 질환을 '질병의 종류와 관계없이 발병 후 3개월이 넘어도 낫지 않는 병'으로 정의
- **미국 공중보건협회**(American Public Health Association)**의 정의**
  '장기간 지속 되면서 완벽한 치료가 어려운 질병을 의미하며, 일반적으로 불확실한 병인, 다수의 위험요인, 긴 잠복 기간, 장기 지속, 기능손상 및 장애 유발 등의 특징이 있는 질환'으로 정의
- **WHO**(2005)**의 정의**
  만성 질환(chronic disease)이란 '질병으로 발현되기까지 수년에서 수십 년이 걸리며, 예방이 가능하지만 발현된 후 치료하기 위해서는 장기간에 걸쳐 지속적인 관리가 요구되는 건강문제'라고 정의

2) 만성 질환의 특성

(1) 만성 질환의 역학적 특성

· 하나의 직접적인 원인이 되는 요인이 거의 없고 관련 위험요인만 제시되어 직접적인 원인이 존재하지 않음
· 환경적인 것뿐만 아니라 인체의 생물학적 특성과도 상호관계가 있어 원인이 다요인적
· 질환이 발생하기 전 사람과 환경적인 요인이 서로 접촉하여 반응하는 시간이 상당히 긴 시간을 필요하므로 장기간의 잠복 기간이 경과 한 뒤 발병
· 질환의 이환 시작 시점을 정확하게 알 수 없어 질병의 발생 시점이 불분명
· 발생 요인이 질병의 발생과 이환 경과에 다르게 영향을 미침

· 호전과 악화를 반복하면서 나빠지는 방향으로 진행
· 악화가 거듭될수록 병리적 변화는 커지고 건강상태로 복귀 가능성은 적어짐
· 연령증가와 비례하여 유병률이 증가
· 대부분 예방할 수 있고 조기 발견하여 조기 치료하면 그 피해를 최소화

(2) 만성 질환의 특징

· 질환이 발생하면 3개월 이상 오랜 기간 경과(만성병)
· 호전과 악화를 반복하면서 악화될 때마다 병리적 변화가 커지고 생리적 상대의 복귀는 낮아짐(퇴행성)
· 연령의 증가와 비례하여 유병률이 증가(성인병)
· 원인이 대체로 명확하지 않고 기능성 장애를 동반(후유증)

3) 만성 질환 발생 요인

① 유전적 요인 : 혈우병, 당뇨병, 원인불명의 본태성 고혈압 등이 유전적 요인과 관계
② 습관성 요인 : 일상생활 습관이 만성 질환 발생에 크게 관여
③ 기호성 요인
· 흡연 : 폐암을 비롯한 호흡기 질환, 순환기 계통질환을 유발하는 중요한 요인
· 음주 : 만성 알코올 중독자의 경우 간 경화증, 간암 등의 발생이 높으며 동맥경화증, 뇌 장애, 비타민 결핍증 등과 관련이 큼
④ 사회경제적 및 정서적 요인
· 정서적 요인 : 불안, 긴장, 초조, 걱정, 공포 등은 만성 질환을 유발하고 발생을 촉진
· 사회경제적 요인 : 부유층에는 당뇨병, 심장병 및 유방암 발생이 많고, 빈곤층에는 결핵, 위암 및 자궁암이 많이 발생
⑤ 직업적 요인 : 화학물질을 취급하는 직업에서는 방광암 발생이 높고, 방사선 기계를 취급하는 경우 피부암과 백혈병의 발생률 6~8배 높으며, 중노동자에게서는 고혈압 발생, 정신근로자에게서는 당뇨병이 많이 발생
⑥ 환경적 요인 : 대기오염으로 인한 기관지염, 기관지 천식, 폐암 등을 유발
⑦ 영양 상태의 요인 : 영양부족 또는 영양 과다가 만성 질환의 원인으로 작용

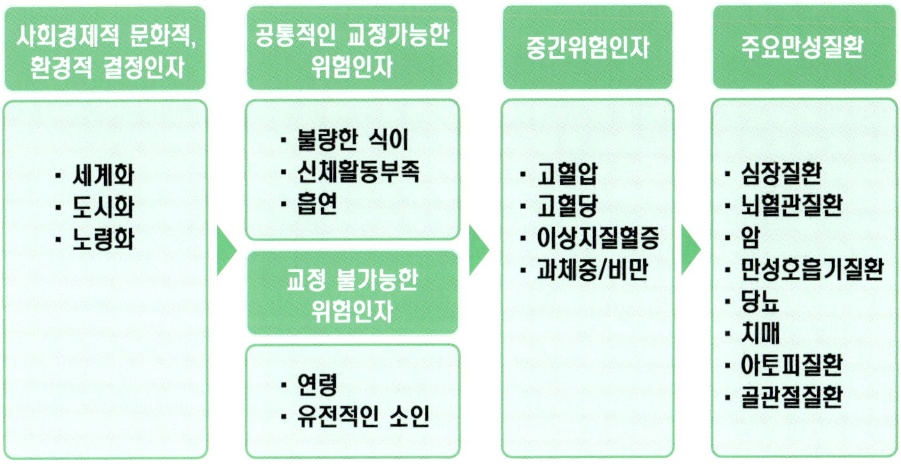

[만성 질환의 위험인자 및 주요만성질환]

4) 만성 질환의 분류

(1) 발생기전과 원인에 따른 분류

① 퇴행성 질환

· 인체조직의 특정 기관이나 세포 등의 기능이 점차적으로 떨어져 나가는 것

· 점진적 지속적으로 악화

· 신체의 다양한 부분에서 자연스럽게 일어남

· 심장, 뇌혈관질환, 파킨슨병 등

② 대사성 질환

· 비정상적인 대사과정으로 인해 발생하는 질환

· 비만이나 운동부족, 과잉영양 등의 생활습관이 원인

· 당뇨병, 고혈압, 고지혈증 등

③ 신생물성(Neoplastic) 질환

· 사람의 몸의 세포들로 이루어진 조직이 새롭고 비정상적으로 성장

· 체내에 새로 생긴 종양 따위 조직의 성질

· 암

(2) 발생기전과 발생 부위에 따른 분류

- 근골격계 : 골 관절염, 류마티스 관절염, 골다공증, 요통
- 내분비 : 당뇨, 갑상선 장애, 빈혈 등
- 소화기계 : 만성감염, 위십이지장궤양
- 순환기계 : 고혈압, 고지혈증, 심장질환, 뇌혈관질환, 치매 등
- 호흡기계 : 만성 폐쇄성 폐 질환, 결핵, 천식, 알레르기성 비염 등
- 기타 : 아토피성 피부염, 피부 알레르기, 만성 신부전,

5) 만성 질환의 예방

만성 질환의 예방은 질병에 대하여 예방하는 것이 아니고 몇 년 후 또는 몇십 년 후를 위하여 자신의 일상생활 중의 습관을 바꾸어야 하므로 어려움이 있다. 만성 질환의 예방은 크게 1차적 예방과 2차적 예방으로 나눌 수 있다.

(1) 1차적 예방

- 질병의 원인 되는 요소들을 미리 제거하여 질병 발생을 사전에 방지하는 적극적인 예방 방법
- 환경적 요인(enviromental factor)
  - 거대환경(macro enviroment) : 인구 전체 또는 집단 전체가 영향을 받는 환경요소
  - 미세환경(macro enviroment) : 개인의 환경조건
- 내적인 요인(endogenous factor)
  - 유전적인 요소나 내분비물의 불균형으로 생기는 질환의 요인
  - 가장 예방이 힘든 것

(2) 2차 예방

- 질병을 일찍 발견하여 치료함으로써 그 질병을 완전히 치유하거나, 경과를 늦추거나 질병에 의한 사망, 불구를 가능한 한 적게 하는 것
- 현재 만성 질환은 대부분 2차 예방으로 이루어지고 있음
- 조기 진단과 조기 치료

2. 만성 질환의 종류

1) 순환기계 질환

고혈압, 심장질환, 뇌혈관질환 등이 있으며, 심혈관 질환이라고도 함

(1) 고혈압(Hypertension)

· 혈압이 여러 원인으로 인해 높아진 상태

· 뇌졸중, 심장과 신장의 기능이 떨어지는 합병증 동반

· 순환기계 만성 질환의 근원적인 원인

· 만성 퇴행성 질환으로 가장 많이 발생하고 관리가 잘 안 됨

① 혈압

· 동맥혈관 벽에 대항한 혈액의 압력

· 수축기 혈압(최고 혈압) : 심장이 수축할 때 혈관에 가해지는 압력이 가장 큰 압력

· 이완기 혈압(최저 혈압) : 심장이 확장할 때 혈관에 가해지는 압력이 가장 작은 압력

표 6-1. 성인의 고혈압 분류 및 치료기준

	수축기혈압 (SBP, mmHg)	이완기혈압 (DBP, mmHg)	초기 약물 치료	
			약물사용이 꼭 필요한 조건이 없는 경우	약물사용이 꼭 필요한 조건이 있는 경우
정상	< 120	and < 80	불필요	조건에 따른 약물 선택
고혈압 전 단계	120 ~ 139	or 80 ~ 89		
고혈압 1기	140 ~ 159	or 90 ~ 99	단일약물 또는 복합제	
고혈압 2기	≥ 160	or ≥ 100	복합약물	

② 고혈압의 종류와 원인

· 혈압 상승을 일으키는 특정한 원인이 확인되었는지에 따라 일차성(본태성)과 이차성 고혈압으로 구분

a. 일차성 고혈압

· 혈압 상승을 가져올 만한 특정한 원인 질환이 발견되지 않은 고혈압

· 어느 한 가지 요인이 아니라 여러 요인이 복합되어 고혈압이 발생

· 전체 고혈압 환자의 90~95%가 해당
· 생활습관, 스트레스, 복부 비만, 칼륨 결핍, 비만, 염분에 대한 민감도 증가, 알코올 섭취, 비타민 D 결핍 등의 인자들이 고혈압 발병과 관련
· 위험인자 : 연령의 증가, 유전적인 요인 및 가족력

b. 이차성 고혈압

· 혈압 상승을 가져올 만한 특정한 원인 질환이 확인된 고혈압으로, 기저질환을 치료하면 정상 혈압
· 이차성 고혈압을 유발하는 대표적인 질환 : 만성 콩팥병, 심혈관 질환, 대동맥 협착, 알도스테론증, 쿠싱 증후군, 갈색세포종, 갑상선 기능 항진증 또는 저하증, 임신중독증, 수면무호흡증 등

③ 증상

· 뚜렷한 증상이 없는 것이 일반적
· 두통, 이명, 현기증, 불면증, 피로감 및 신경질적인 증상이 나타남

④ 합병증

· 안질환, 뇌 질환, 심장질환, 동맥질환, 신장 질환 등

⑤ 예방 및 치료

· 약물관리 : 검사결과와 진단에 따른 의사 처방
· 식사관리 : 나트륨, 콜레스테롤 섭취 주의
· 생활습관개선 : 규칙적인 운동의 생활화, 금연, 금주, 휴식
· 정기적인 혈압 측정

(2) **심장질환**(Heart disease, 심혈관계 질환)

· 심혈관계
- 심장, 동맥, 정맥을 포함한 기관
- 혈액을 통해 산소와 영양소를 몸 전체로 보내고 이산화탄소를 세포 밖으로 배출

· 심혈관계 질환(Cardiovascular disease)
- 심장이나 혈관을 손상하는 모든 질병
- 관상동맥질환 : 심장에 피를 공급하는 관상동맥이라는 혈관이 좁아지거나 막혀서 생기는 심근경색, 협심증

① 종류

· 심근경색 : 관상동맥이 막힘으로써 심장에서 혈액을 공급받지 못하여 심장조직에 괴사가 오는 질환

· 협심증 : 관상동맥질환의 가장 대표적 증상으로 심장에 혈액을 공급하는 관상동맥이 좁아지면서 흉통 발작을 일으키는 것

표 6-2. 협심증과 심근경색의 차이점

구분	협심증	심근경색
정의	· 관상동맥의 부분적 막힘 · 혈관 경련 · 일시적 혈액공급장애	· 관상동맥의 영구적 막힘 · 심장근육 괴사 · 심장의 영구적 손상
증상	· 심한 가슴의 통증 · 어깨, 팔, 목, 턱으로 통증확대 · 짧은 시간에 발생	· 협심증의 증상과 유사 · 오랜 시간 심한 통증 · 식은 땀, 어지러움 실시 동반

② 위험요인

· 흡연 : 관상동맥질환을 일으키는 주요 위험인자

· 고혈압 : 고혈압으로 인한 동맥벽 손상과 콜레스테롤과 지방의 축적

· 혈중 콜레스테롤 : 콜레스테롤을 필요 이상 섭취하면 동맥벽에 침전물을 형성하여 관상동맥질환을 유발

· 비만 : 지방으로 인한 체중초과의 경우 초과된 체중만큼 심장이 일을 더 해야 하므로 심장에 부담을 주며, 고혈압, 혈중 내 콜레스테롤 상승, 당뇨병과 연관

· 정신적인 스트레스 : 혈압을 상승시키고, 부정맥을 유발하며 동맥경화를 촉진하여 심뇌혈관질환의 위험요인

③ 예방 및 치료

· 고콜레스테롤 및 고지방 식품 섭취의 제한과 적당한 운동 · 비만의 예방 및 흡연 · 음주 등을 피함으로써 사전에 위험요인을 제거하는 것

· 혈압, 혈당, 콜레스테롤 등에 대한 정기검진 등을 통해 발생을 최소화

· 생활에서 스트레스를 최소화

(3) 뇌졸중(Stroke)

· 뇌에 있는 혈관이 막히거나 터져서 발생하는 뇌혈관질환

· 뇌혈관에 문제가 생겨 막히거나 터지게 되면 산소와 영양 공급이 중단되어 그 부위의 뇌세포가 죽게 되면서 반신마비, 혼수, 어지럼증 등의 증상이 발생

① 종류

· 뇌경색(허혈성 뇌졸중) : 뇌혈관이 막혀서 뇌가 혈액과 산소공급을 받지 못하여 뇌세포가 죽게 되는 경우

· 뇌출혈(출혈성 뇌졸중) : 뇌혈관이 터져서 피가 흐르고 고여서 뇌 손상이 오는 경우

② 원인

· 허혈성 뇌졸중 : 두 개 내 동맥경화, 심한 경동맥의 협착 등에 의하여 발생

· 출혈성 뇌졸중 : 두 개 내 혹은 지주막하 출혈과 관련되어 있으며, 이 경우 두 개 내 혈이 흔함

③ 위험인자

· 조절 가능 인자 : 고혈압, 당뇨, 심장질환, 흡연, 비만, 운동 부족, 고지혈증, 스트레스

· 조절 불가능 인자 : 나이, 성별, 뇌졸중 가족력 및 과거력

④ 증상

· 편측마비 : 통증 없이 한쪽 팔, 다리에 마비가 발생

· 의식장애, 언어장애

· 시각 장애 : 한쪽 눈이나 시야가 잘 보이지 않음

· 어지럼증과 갑작스러운 평행 · 보행장애

· 갑자기 발생하는 심한 두통

⑤ 예방

· 정기적인 검진을 통하여 뇌졸중의 위험인자를 찾아서 초기부터 조절하는 것이 뇌졸중 예방에 가장 효과적

· 정기적으로 혈압, 혈당을 체크하여 적정수준 유지

· 산책, 체조 등 규칙적인 유산소 운동하기

· 소금, 콜레스테롤 섭취 줄이기

· 금연, 절주, 등 건강한 습관 가지기

· 휴식시간을 가져 스트레스 관리하기

2) 당뇨병(Diabetes mellitus)

· 췌장의 기능 이상증으로 인한 만성 질환

· 인슐린의 분비가 저하되거나, 분비되더라도 제 기능을 못 하게 되면서 에너지원으로 이용되지 못한 혈당이 혈액 속에 비정상적으로 많아지는 것

① 진단

· 공복 시 혈당이 126mg/dL이상 일 때 (8시간 금식, 2번 이상 측정)

· 식후 2시간 혈당이 200mg/dL이상일 때 (8시간 금식, 검사용 포도당액 복용)

· 무작위 혈당이 200mg/dL이상이면서 다음, 다뇨, 다식, 이유 없는 체중감소 증상을 동반할 때

표 6-3. 당뇨병의 분류

인슐린 – 의존형(제1형 당뇨병)	**인슐린 – 비의존형**(제2형 당뇨병)
· 30세 이전에 발병	· 30세 이후에 발생
· 과소체중	· 과다체중
· 잦은 갈증과 소변을 경험함	· 잦은 갈증과 소변을 경험함
· 성비는 남성과 여성이 비슷함	· 여성에게 더 많이 발생함
· 사회경제적 상관이 없음	· 중류계층보다는 하류계층에 더 많이 발생함
· 인슐린 주사를 필요로 함	· 인슐린 주사를 필요로 하지 않음
· 전체 당뇨병 환자의 5% 차지	· 전체 당뇨병 환자의 95% 차지

② 위험요인

a. 조절할 수 없는 위험요인

· 나이 : 나이가 들수록 췌장 기능이 떨어짐

· 유전 : 부모 모두 당뇨병의 경우 50%, 부모 중 1명만 당뇨병일 경우 25%에서 발생

b. 조절할 수 있는 위험요인

· 비만/ 과식/ 운동부족/ 흡연/ 과음/ 스트레스/ 임신/ 고혈압 및 다른 질환

③ 증상

· 다뇨 : 혈당이 높아지면 소변으로 당이 빠져나가면서 많은 물을 가지고 나가게 되어 소변량이 많아짐

· 다음(다갈) : 소변량이 많아지면서 갈증을 느껴 물을 많이 마시게 됨

· 다식 : 당이 에너지로 이용되지 않고 혈액 내에서만 방치되므로 더 먹고 싶은 욕구를 느

끼게 됨

· 그 외 체중감소, 전신 피로감, 식곤증, 시야 흐림, 구내염, 손발 저림, 가려움증, 피부 감염 등의 증상이 발생

④ **관리**

· 약물관리 : 인슐린 주사와 경구용 혈당강하제를 단독 또는 함께 사용

· 운동관리 : 규칙적인 운동으로 인슐린의 감수성을 증가시켜 혈당을 낮추고, 혈압과 체중 조절, 혈액순환개선

· 식사관리 : 적절한 열량으로 골고루 섭취하면서 규칙적인 식사

· 저혈당 관리 : 혈당이 급격히 떨어지지 않도록 주의

⑤ **예방**

· 생활습관을 개선하면 발병을 예방할 수 있고, 발병되어도 극복 가능

3) 암(Cancer)

① **정의**

· 여러 가지 이유로 인해 세포의 유전자에 변화가 일어나면 비정상적으로 세포가 변하여 불완전하게 성숙하고, 과다하게 증식하여 생긴 조직 덩어리 ☞ 종양(tumor)

· 암세포는 세포가 정상적으로 분화되지 않고 성장이 조절되지 않으며, 주위 조직으로 침투(침윤)하고, 멀리 떨어져 있는 조직으로 퍼져나가 성장(전이)하는 특징을 가지고 있음

■ **암의 전이 형태**

- **침윤성 전이 :** 주위의 조직을 밀고 정상조직을 뚫고 나가서 인접해 있는 장기로 파고드는 것
- **림프성 전이 :** 림프관을 통해서 전파되는 것으로 가장 흔한 전이 경로
- **혈행성 전이 :** 혈관을 통해 전파되는 것으로 간이나 폐가 가장 빈번한 침범 부위
- **파종성 전이 :** 종양세포들이 복강이나 흉막강 내외 장막 표면 여러 부위에 씨앗을 뿌리듯이 전이되는 것
- **이식성 전이 :** 의료기구나 의료용 소모품을 통해 종양세포들이 기계적으로 전이되는 것

② 종양의 분류

· 종양은 크게 악성종양과 양성종양으로 나눔

표 6-4. 양성종양과 악성종양

	양성종양	악성종양
성장속도	· 천천히 자람 · 성장이 멈추는 휴지기를 가질 수 있음	· 빨리 자람 · 저절로 없어지는 경우는 매우 드뭄
성장양식	· 점점 커지면서 성장하나 범위가 한정되어 있음 · 주위 조직에 대한 침윤은 없음	· 주위 조직으로 침윤하면서 성장함
피막형성여부	· 피막이 있어 종양이 주위 조직으로 침윤하는 것을 방지	· 피막이 없으므로 주위 조직으로의 침윤이 잘 일어남
세포의 특성	· 분화가 잘 되어 있음 · 분열상은 없거나 적음 · 세포가 성숙함	· 분화가 잘 안되어 있음 · 정상 또는 비정상의 분열상이 많음 · 세포가 미성숙함
인체에의 영향	· 인체에 거의 해가 없음	· 항상 인체에 해가 됨
전이여부	· 없음	· 흔함
재발여부	· 수술로 제거 시 재발은 거의 없음	· 수술 수 재발 가능함
예후	· 좋음	· 종양의 크기, 림프절 침범여부, 전이유무에 따라 달라짐

③ 원인

a. 흡연

· 가장 중요한 암의 위험요인으로 암 환자의 1/3, 폐암 환자의 82%가 흡연자

· 흡연 단독으로, 혹은 음주와 복합작용으로 암을 일으킴

· 하루 1갑의 담배를 피우는 사람은 폐암 발병률이 10~15배 높음

b. 식습관

· 약 35%가량의 암이 식생활과 밀접하게 관계됨

· 음식물, 식품 첨가제, 조리방법, 식품의 오염과 부패는 발암 기전과 관계가 깊음

c. 음주

· 약 3%의 암 환자가 음주와 관계됨 ☞ 흡연과 동반될 때 위험

· 에탄올에는 발암작용이 없지만, 발암 기전에서 보조적인 역할을 하는 것으로 추정

· 구강암과 인두암, 후두암, 식도암의 확률이 높음

d. 바이러스

· 암 환자의 약 5% 정도는 바이러스와 연관된 것으로 밝혀짐

· 바이러스나 균에 의한 감염이 간접적으로 암을 발생시키는 것에 관련되어 있음
· B형 간염 환자의 간암 발생률은 정상인보다 100배 이상 높은 것으로 알려짐

e. 직업적 폭로

· 작업환경에서 중금속과 화학물질, 먼지, 살충제는 특정암을 유발
· 10~35년 정도 잠복기를 거쳐 폐암, 간혈관육종, 백혈병 등 다양한 암으로 발병

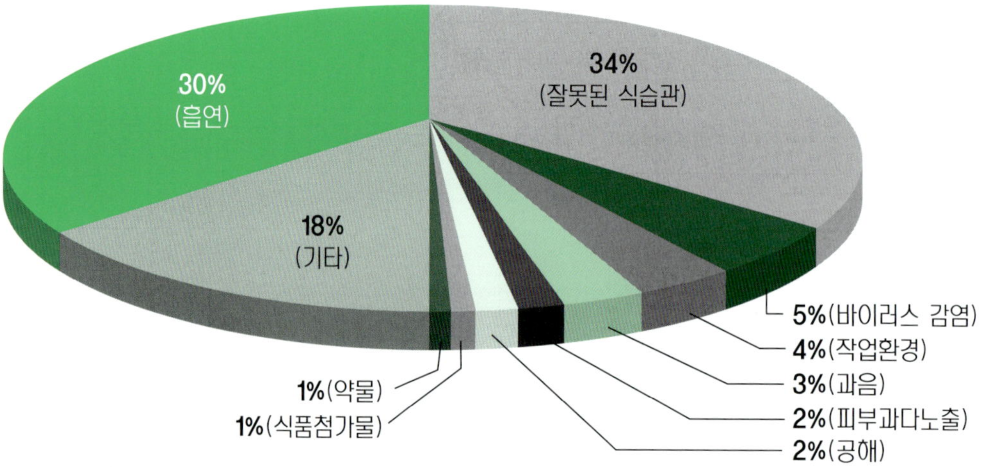

[암 발병의 원인 – 미국 국립 암연구소]

④ **증상**

· 배변과 배뇨 이상
· 궤양이 잘 낫지 않을 때
· 이상 출혈 또는 분비물
· 유방이나 기타 부위에 생기는 멍울이나 혹
· 소화불량 및 연하곤란
· 사마귀나 검은 반점의 변화
· 계속되는 기침이나 쉰 목소리
· 체중감소
· 무기력 또는 피로 등

⑤ **예방**

· 1차 예방 – 생활양식 개선으로 원인요소에 대한 접근을 줄이는 것
· 2차 예방 – 조기 진단 및 치료를 할 수 있도록 정기적인 건강검진 시행

■ 암을 예방하기 위한 10가지 생활수칙

1. 담배를 피우지 말고, 남이 피우는 담배 연기도 피하기
2. 채소와 과일을 충분히 먹고, 다채로운 식단으로 균형 잡힌 식사하기
3. 음식을 짜지 않게 먹고, 탄 음식을 먹지 않기
4. 술을 하루 두잔 이내로만 마시기
5. 주 5회 이상, 하루 30분 이상, 땀이 날 정도로 걷거나 운동하기
6. 자신의 체격에 맞는 건강 체중 유지
7. 예방접종 지침에 따라 B형 간염 예방접종 받기
8. 성 매개 감염병에 걸리지 않도록 안정한 성생활하기
9. 발암성 물질에 노출되지 않도록 작업장에서 안전 보건 수칙 지키기
10. 암 조기 검진 지침에 따라 검진을 빠짐없이 받기

Part. 7

인구와 보건

1. 인구의 개념

1) 인구(Population)의 정의

· 라틴어 'populatio(민중)'에서 유래

· 양적으로 관찰되며, 일정한 기간에 일정한 지역 내에 생존하는 인간의 집단

· 지속해서 인구는 국민 · 인종 · 민족 등이 다르며 일정한 지역 내에 있는 주민 전부를 포괄하는 말로써 그 지역에 사는 외국인이나 이민족도 포함

(1) 인구집단관 관련된 용어

· 인종 : 생물학적, 혈연적 공동체

· 국민 : 법률적인 의미로 국가 단위의 국적 공동체

· 민족 : 정신 및 역사를 공유한 문화공동체

· 인구 : 시간과 공간의 결합 된 시간과 공간의 공동체

(2) 인구의 활용영역에 따른 분류

· 폐쇄인구 : 인구이동 없이 자연적, 생물학적 출생과 사망에 의한 인구

· 안정인구 : 폐쇄인구가 특수한 사망률과 출생을 유지하다 어떤 특정한 연령구성을 유지하면서 기하급수적으로 증가하는 인구 ☞ 연령별 출생률과 사망률이 일정 불변하여 충분한 시간이 경과 한 다음에도 출생과 사망의 질서가 일정하게 형성되는 인구 구성 상태

· 준 안정인구 : 폐쇄인구가 일정한 연령별 특수 출생률만 유지된다는 조건율에서 나타나는 인구 ☞ 출생률은 불변하나 사망률은 다소 변하는 인구

· 정지인구 : 안정인구에서 자연증가율이 0%라고 가정한 가상적인 인구 ☞ 인구의 증가나 감소가 없는 일정불변의 크기를 유지하는 인구

· 인구변화의 3요소 : 출생, 사망, 이동 ☞ 인구변수(components of population variables)

· 오늘날 인류의 생존에 주된 위협이 되는 요소

 – 3P : 인구(Population), 환경(Pollution), 빈곤(Poverty)

 – 3M : 기아(Malnutrition), 질병(Morbidity), 사망(Mortality)

2) 인구론의 발전

(1) 존 그라운트(John Graunt, 1662년)

· 인구학의 시조

· 출생, 사망에 관한 인구의 수량적 분석

· 인구성장과 인구변화와 관련된 현상을 실증적 자료를 이용하여 분석

· 인구변화에 관련된 사망력, 출산력, 혼인력 및 인구이동에 관한 이론을 제시

· 최초로 인구학과 보건 통계학 논문 발표

(2) 멜서스주의(Malthusism)

· 영국의 경제학자 멜서스(Thomas Robert Malthus, 1766~1834)의 「인구론」에서 주장한 학설

· 인구의 억제이론 : 인구는 기하급수적으로 증가하는데, 식량은 산술급수적으로 증가하므로 인구의 억제가 필요하다는 이론

· 규제의 원리 : 인구는 반드시 생존 자료인 식량에 의하여 규제

· 증식의 원리 : 인구는 특별한 방해 요인이 없는 한 생존 자료가 증가하면 인구도 증가

· 파동의 원리 : 인구는 증식과 규제의 상호작용에 의하여 균형에서 불균형으로, 불균형에서 균형으로 부단한 파동을 주기적으로 반복
· 인구규제방법 : 만혼 주의, 성적 순결 및 도덕적 억제

(3) 신맬서스(Neo-Malthus) 주의

· 플레이스(Francis Place, 1771~1854): 피임에 의한 산아 조절
· 맬서스주의 중 인구규제 방법만 달리한 것
· 맬서스주의에서 인구규제를 위한 방법으로 만혼, 금욕 및 성적 순결을 강조함으로써 이에 대한 역기능으로서 각종 사회범죄와 사회악이 생기게 될 뿐만 아니라 현실적으로 성욕의 억제가 무리라는 주장
· 근대 문명 국가의 출산율 감소에 영향

(4) 적정인구론

· E. Cannon(1861~1935)에 의해 이론화
· 인구와 자원과의 관련성에 근거
· 인구의 과잉을 다양한 인간 욕구 및 생활 수준에 두어 삶의 질적 욕구와 요소가 인구 증가의 요소
· 식량의 구매력 여부, 다른 산업 등을 고려하여 주어진 여건 속에서 최대의 생산성을 유지하고, 최고의 생활 수준을 실현할 수 있도록 인구를 조절
· 높은 생활 수준의 영위를 통해 출생률 및 인구 증가가 가능
· 최대의 생산성을 유지하여 최고 생활 수준을 유지할 수 있도록 인구를 조절
· 1인당 실질소득을 최대로 할 수 있는 적정인구론 주장

(5) 안정인구론

· 1937년 미국의 로트카(Alfred J. Lotka)가 발표한 이론
· 인구이동이 없는 폐쇄인구 구조에서 어느 지역의 연령별, 성별, 사망률과 출생률이 변하지 않고 오랫동안 고정되면 인구구조가 고정되고 인구 규모 역시 일정해진다는 이론
· 현대 인구 분석학의 기초 이론

2. 인구의 구성

인구를 구성하고 있는 개인의 다양한 특성에 따라 인구의 구성단위를 분류하고 수적으로 표현하는 것이 인구 구성이다. 인구의 구성은 여러 가지로 나타낼 수 있는데, 성별, 연령별, 직업별, 사회계층별, 교육별 등으로 표시할 수 있다.

● **인구 구성의 분류기준**

· 양적 기준 : 연령과 같이 양을 표시한 기준

· 질적 기준 : 남녀별, 인종별, 사회계층별, 직업별, 산업별 등의 기준

1) 성별 구성

● 성비(Sex ratio)

· 인구 구성에 있어서 성비(Sex ratio)는 남녀별 구성비를 표시

· 여자 100명당에 대하여 남자의 인구비

$$\text{성비} = \frac{\text{남자 인구수}}{\text{여자 인구수}} \times 100$$

· 1차 성비 : 태아 성비, 115~120% ☞ 태아 : 남 〉 여

· 2차 성비 : 출생 시의 성비, 105~109% ☞ 출생 시 : 남 〉 여

· 3차 성비 : 현재의 인구의 성비, 80~95% ☞ 결혼적령기 남 = 여, 노령기 여 〉 남

2) 연령별 구성

· 연령별 인구 구성을 몇 개의 집단구성으로 분류

· 영아인구 : 1세 미만

· 소년 인구 : 1~14세

· 생산연령 인구 : 15~64세

· 노년 인구 : 65세 이후

· 기본 지표와 교육 및 경제, 문화, 사회적 정책을 세우고 집행할 때 매우 중요한 요소로 활용

· 국가의 기본정책을 수립하는 가장 근원적인 기초자료

· 연령구조와 경제적인 영향을 평가하는 지수
· 부양비
 – 한 나라 또는 지역에서 경제활동인구
 – 경제활동 연령에 대한 비경제활동연령 인구의 백분비
 – 인구의 연령구조를 나타내는 지표
 – 부양비문제는 생산 층의 증감 및 출산율의 높고 낮음과 노령인구의 증가에 따라 결정

$$\text{부양비} = \frac{\text{유소년인구}(0\sim14\text{세}) + \text{고령인구}(65\text{세 이상})}{\text{생산가능한 인구}(15\sim64\text{세})} \times 100$$

$$\text{노년부양비} = \frac{\text{고령인구}(65\text{세 이상})}{\text{생산가능한 인구}(15\sim64\text{세})} \times 100$$

$$\text{유소년부양비} = \frac{\text{유소년인구}(0\sim14\text{세})}{\text{생산가능한 인구}(15\sim64\text{세})} \times 100$$

3) 인구피라미드

· 인구의 구성 중 남 · 여 성별 구성을 결합하여 그림으로 표시한 것
· 남자를 왼쪽, 여자를 오른쪽에 표시하고, 나이가 어린 사람을 아래쪽에 나이가 많은 사람을 위쪽으로 하여 인구의 수를 나타냄
· 특정 연도의 연령 · 성별 인구구조 및 인구 구성을 한눈에 파악
· 그 지역의 사회 · 경제적 특성과 인구학적 특성에 관한 개괄적이고 일차적인 정보를 수집하는 데 가장 좋은 방법

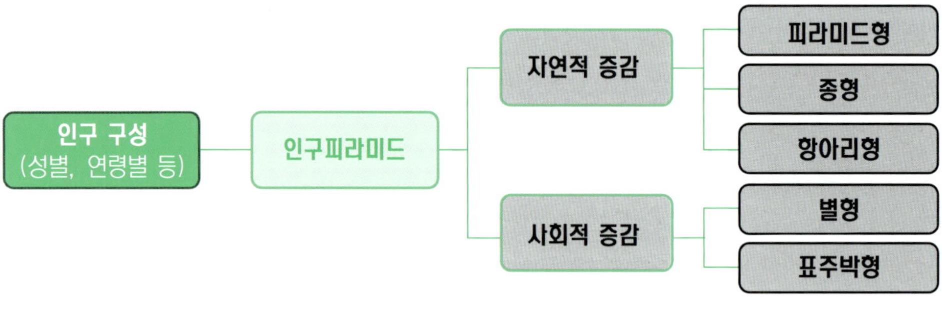

[인구피라미드]

(1) 피라미드형(Pyramid form, 인구증가형)

· 고 출생률, 저 사망률

· 유소년층의 비중이 높고 평균 수명이 짧음

· 인구증가형, 발전형

· 14세 이하의 인구가 65세 이상의 인구 2배 이상 된 후진국형

(2) 종형(Bell form, 인구정지형)

· 저 출생률, 저 사망률

· 출생률이 낮아 유소년층의 인구 비중이 작고 평균 수명이 연장되어 노년층의 비중은 높은 소산 소사의 선진국형

· 가장 이상적인 인구구조

(3) 항아리형(Pot form, 인구유입형)

· 출생률이 사망률보다 낮음

· 인구가 감소하는 인구구조

· 평균 수명이 높은 선진국에서 볼 수 있음

· 14세 이하 인구 < (65세 이상 인구)×2

· 저출산, 고령화가 심화하면 이러한 형태의 인구구조를 가짐

(4) 별 형(Star form, 성형)

· 전입이 많은 도시형 인구모형

· 경제활동에 종사하는 젊은 층의 인구비율이 높음

· 인구 유입형

· 생산연령층 인구가 전체 인구의 50% 이상

· 청 · 장년층의 인구가 집중되는 서울 등 대도시의 인구구조

(5) 표주박형(Guitar form, 호로형, 농촌형)

· 전출이 많은 농촌형 인구모형

· 인구 유출형

· 젊은 층의 인구가 적고 노년층이 다수

· 생산연령층 인구가 전체 인구의 50% 미만

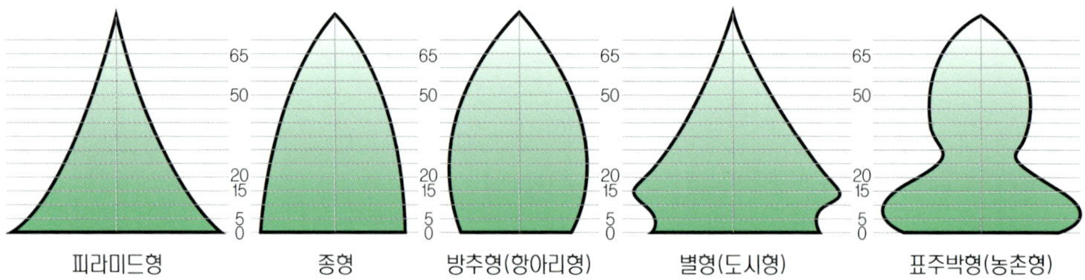

[인구피라미드 유형]

3. 인구의 변화

인구의 변화는 일정 지역 내에서 일정 기간에 일어난 출생과 사망 및 이동으로 결정되며 이들 3요소를 인구변수라고 한다.

· 봉쇄인구(closed population) : 이동을 무시하고 출생과 사망만을 근거로 하는 인구

· 개방인구(open population) : 사회적 요인을 포함하는 인구

1) 인구의 증가

· 인구의 크기 결정

· 출생과 사망의 차이에 의한 자연증가

· 유입과 유출의 차이에 의한 사회증가

· 일개 국가, 지역사회의 인구증가 ☞ 자연증가와 사회증가의 합

· 세계 인구 증감 ☞ 출생과 사망의 자연증가에 의해 결정

인구증가 = 자연증가 + 사회증가
자연증가 = 출생인구 - 사망인구
사회증가 = 유입인구 - 유출인구

(1) 자연증가(Natural increase)

· 출생이 사망보다 초과 즉 인구의 자기생산순량

· 출생 수보다 사망자 수가 클 때는 자연감소

· 자연증가 = 출생 인구수 - 사망 인구수

① **조자연증가율**(Crude natural increase)
- 일정 기간의 평균인구 자연증가 비율
- (연간출생−연간사망) ÷ 인구 × 1,000 또는 조출생률에서 조사망률을 뺀 자연인구 증가율

② **증가지수 또는 동태지수**(Vital index)
- 일정 기간 출생과 사망 수의 비
- 조출생률과 조사망률의 비로 산출

③ **재생산율**(Reproduction)
- 여자가 일생 동안 낳은 여자아이의 평균 수
- 총재생산율 : 어머니의 사망률을 무시하는 것
- 순 재생산율 : 어머니의 사망률을 고려하는 것

(2) 사회증가(Social increase)
- 일정 지역에서 인구의 유입과 유출의 차이를 사회증가 또는 사회감소

(3) 인구증가율
- 일정한 지역 안에 사는 인구가 증가하는 비율을 가리키는 것
- 한 국가의 장 · 단기 국가발전 계획을 수립하는 데 기초자료
- 인구와 관련된 각종 경제 · 사회 정책을 수립하는 데 활용
- 자연증가와 사회증가 인구의 합에 대한 연앙인구 1,000명당의 비율로 산출

$$\text{인구증가율} = \frac{\text{자연 증가수} + \text{사회 증가수}}{\text{연앙인구}} \times 1,000$$

- 연간 인구증가율
  - 연말인구와 연초인구의 차이를 연초인구 100명당의 비율로 산출

$$\text{연간인구증가율} = \frac{\text{연말인구} - \text{연초인구}}{\text{연초인구}} \times 100$$

2) 인구변화 이론

인구의 증가와 감소는 자연적 요인과 사회적 요인에 의하여 결정되는데 인구의 몇 가지 단계를 거쳐 변천한다.

(1) 노테스테인(Notestein)과 톰슨(Thompson)의 분류

· 인구의 변천 3단계 : 세계 여러 나라의 인구성장을 공업화의 정도에 따라 분류

① **제1단계**(잠재적 성장단계)

· 고출생, 고사망

· 다산다사형으로 공업화되지 못한 국가에서 흔히 볼 수 있는 형

· 인구 증가가 예견되는 나라

② **제2단계**(과도기 성장단계)

· 고출생, 저사망

· 다산소사형으로 높은 인구증가율을 보이는 주로 공업화된 국가에서 볼 수 있는 형

· 과도기적으로 인구가 증가하지만, 안정이 예견되는 나라

③ **제3단계**(인구감소단계)

· 소산소사형으로 인구의 급속한 성장을 거친 후 감소기의 상태로 접어든 단계

· 선진 공업 국가에서 볼 수 있는 형

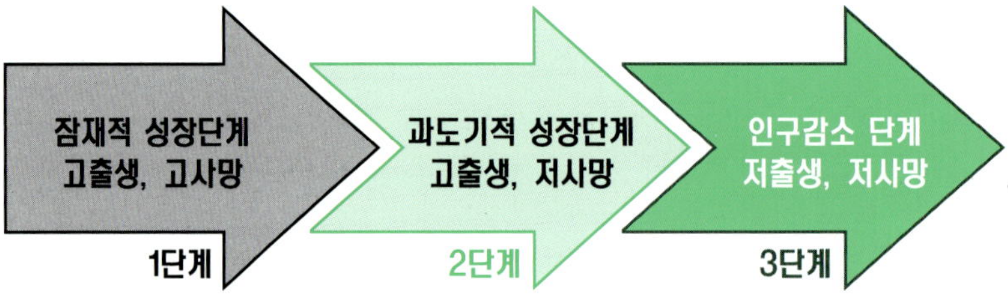

[노테스테인(Notestein)과 톰슨(Thompson)의 분류]

(2) 블랙커(C.P.Blacker)의 분류

인구 성장단계를 농경사회에서부터 기계문명이 고도로 발달된 현대사회로의 변천과정을 세분화함

① **제1단계**(고위정지기)

· 고출생률과 고사망률인 인구 정지형

· 인구증가 잠재력이 큰 후진국형 인구구조

· 중부아프리카지역의 국가

② **제2단계**(초기확장기)

· 저사망률에 고출생률인 인구증가형

· 인구증가가 계속되는 경제개발 초기 단계 국가의 인구구조

· 인도, 인도네시아, 방글라데시 등

③ **제3단계**(후기 확장기)

· 저사망률에 저출생률의 인구성장둔화형

· 산업의 발달과 핵가족화 경향이 있는 국가 ☞ 중미지역 국가 등 개발도상국의 인구구조

④ **제4단계**(저위 정지기)

· 사망률과 출생률이 최저에 달하는 인구증가 정지형

· 한국, 일본, 이탈리아, 러시아 등 ☞ 선진국형 인구구조

⑤ **제5단계**(감퇴기)

· 출생률이 사망률보다 낮아져서 인구가 감소하는 감소형 국가

· 스웨덴, 유럽, 북미, 뉴질랜드 등 등의 인구구조

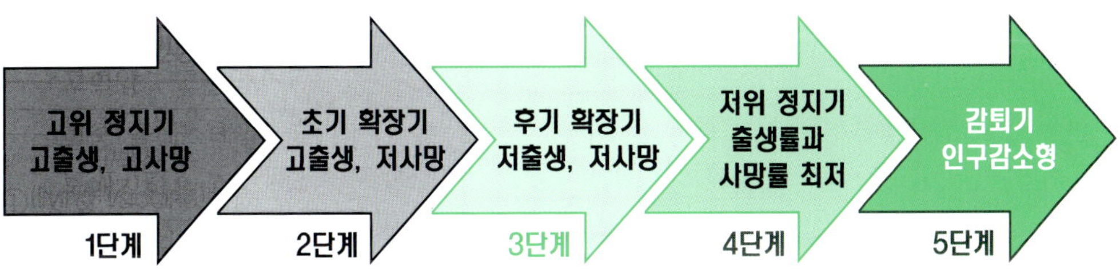
고위 정지기
고출생, 고사망
1단계
초기 확장기
고출생, 저사망
2단계
후기 확장기
저출생, 저사망
3단계
저위 정지기
출생률과
사망률 최저
4단계
감퇴기
인구감소형
5단계

[**블랙커**(C.P.Blacker)**의 분류**]

4. 인구 현황

1) 인구조사

(1) 인구정태(State of population)

· 일정 지역의 인구는 출생, 사망, 이동(전입, 전출) 등의 여러 요인에 의하여 끊임없이 변동되는데, 이 변동되는 인구의 측정 순간 상태

· 어느 특정 시섬에 있는 인구 상태를 조사하는 것

- 일정 시점에 일정 지역의 인구의 크기, 자연적 구조(성별, 연령별), 사회적 구조(국적별, 가족관계별), 경제적 구조(직업별, 산업별)에 관한 조사 ☞ 정태통계
- 국세조사(national census, 인구조사) 포함
- 인구구조, 인구 규모, 인구분포 등

(2) **인구 동태**(Movement of population)

- 일정 기간에 있어서 인구 변동요인에 관한 통계
- 인구 동태의 요인 : 출생, 사망, 전입, 전출
- 주요 통계치 : 출생률, 사망률, 사산율, 이혼율
- 인구 동태 조사는 신고(출생, 사망, 혼인, 이혼)자료에 의해서 실시
- 보건학적으로 중요한 의미 가짐
- 출생률과 사망률이 중요

(3) **국세조사**(National Census)

- 일종의 정태통계
- 연앙인구를 비롯한 주택 등 한 국가의 정치, 경제 문화, 보건분야 등 국가행정의 모든 분야에 활용할 기초자료를 마련하는 수단
- 한 국가의 국세를 나타내는 자료
- 1794년 스웨덴이 최초로 국세조사 실시
- 우리나라 : 1980년부터 11월 1일을 기준으로 5년마다 실시

표 7-1. 인구정태와 인구동태의 비교

구분	인구정태	인구동태
개념	시점	기간
활용 분야	경제학 영역	보건학 영역
통계종류	인구 크기, 자연적(성별, 연령별), 사회적(국적별, 학력별), 경제적(직업별, 산업별) 등	사망률, 출생률, 혼인율, 이혼율, 전입, 전출 등

2) 생명표

- 인구 집단에서 출생 후 시간 경과에 따라 나타나는 사망이 어떤 양상으로 전개되는지 나타내는 표
- 생존과 사망자의 비율과 생존할 수 있는 수명이 어떻게 되는가를 표시

· 보건 의료정책 수립, 보험료율, 인명피해 보상비 산정 등에 활용
· 연령별 생명표 : 단기간 내 출생한 출생 집단의 경과를 추적하여 제작한 것
· 시간별 생명표 : 어떤 시점에서 존재하는 개체군의 연령 구성으로부터 각 연령 간격의 사망률을 추정하여 제작한 것
· 6종(생명 함수) 함수 : 생존 수, 사망자 수, 생존율, 사망률, 사력, 평균여명

(1) 생존 수(Number of survivers; lx)

· 일정한 출생 수가 어느 연령에 도달했을 때까지 생존할 것으로 기대되는 수명
· 동시에 출생한 자가 절반(1/2Lx)으로 되는 때를 반감기

(2) 사망 수(Number of deaths; dx)

· x 세의 사람 중 x+1세에 도달하지 못하고 사망한 자의 수 ☞ x 세에서의 사망 수
· dx = l x − l x + 1

(3) 생존율(Probability of surviving; px)

· x 세의 사람 중 x+1세에 도달할 수 있는 자의 비율 ☞ x 세에서의 생존율
· x 세 사람이 1년간 생존하는 확률

$$px = \frac{lx + 1}{lx}$$

(4) 사망률(Probability of dying; qx)

· x 세의 사람 중 x+1세에 도달하지 못하고 사망하는 율☞ x 세에서의 사망률

$$qx = \frac{dx}{lx} = \frac{lx - lx + 1}{lx}$$

(5) 평균여명(Expectation of life; ex)

· x 세의 생존자 수가 x 세 이후 생존할 수 있는 연수의 평균 ☞ x 세에서의 평균여명(기대여명)
· x 세에 도달한 자가 앞으로 평균 몇 년을 더 살 수 있는가 하는 기대수명

(6) 사력(μx)

· x 세에 도달한 자가 그 순간에 사방할 수 있는 확률이 1년간 계속된다고 가정한 것

5. 인구문제와 인구정책

1) 인구문제

인구문제는 인구의 폭발적인 성장과 인구의 불균등한 분포로 경제, 사회, 문화, 지리, 의학, 정치 군사, 사업, 역사 등 모든 분야와 관련을 가지고 있기 때문에 인구의 양적 및 질적인 면에서 문제 된다.

(1) 인구증가

① 양적 문제

- 인간-토지비의 파괴로써 인구압력을 받게 되어 사회적 건강을 초래하게 된다는 것
- 인류에 생존에 위협이 되는 요소 ☞ 3P, 3M
- 3P problem : 인구(Population), 환경(Pollution), 빈곤(Poverty)
- 3M complex : 기아(Malnutrition), 질병(Morbidity), 사망(Mortality)

② 질적 문제

- 인구구조나 분포, 인구의 교육수준이나 건강 수준 등과 관련하여 제기되는 문제
- 인구의 생물학적인 역 도태 현상, 연령별 · 성별 · 사회계급 구성 등 질적 불균형 문제

③ 인구증가가 일으킬 수 있는 양적 · 질적 문제

- 경제발전의 둔화, 빈곤 및 식량문제와 부양의 증가문제
- 인구의 과잉증가에 따른 정치적 · 사회적 불안과 갈등문제
- 환경악화와 자연파괴 등 생활환경의 악화문제
- 인구의 질적 역 도태문제
- 연령계층 간의 불균형에서 오는 산업장의 인력 부족과 불균형문제
- 인구의 도시화와 농촌의 노동력 부족 문제
- 남아선호에 따른 성적 불균형문제
- 노령화에 따른 노인 인구의 증가문제 등

(2) 저출산

- 출산수준의 감소에 직간접적으로 영향을 준 요인
- 사회경제적 요인 : 산업화와 도시화가 빠르게 진행되는 과정에서 가족 유형의 변화, 교육과 생활 수준의 향상, 의료기술의 발달 등
- 개인 가치관의 변화 : 결혼과 자녀에 대한 가치관의 변화

· 저출산의 원인과 문제
- 여성의 교육수준 향상과 사회진출의 확대
- 결혼연령 및 초산연령의 지연
- 이혼율 증가에 의한 가족 해체
- 보육시설 부족
- 양육비 및 교육비 부담증가

(3) 고령화의 문제

· 65세 이상 인구 구성비가 전체의 7% 이상이면 고령화 사회, 14% 이상이면 고령사회, 20% 이상이면 초고령사회로 분류

· 20년에는 65세 이상 고령 인구는 우리나라 인구의 15.7%로, 향후에도 계속 증가하여 25년에는 20.3%에 이르러 우리나라가 초고령사회로 진입할 것으로 전망됨

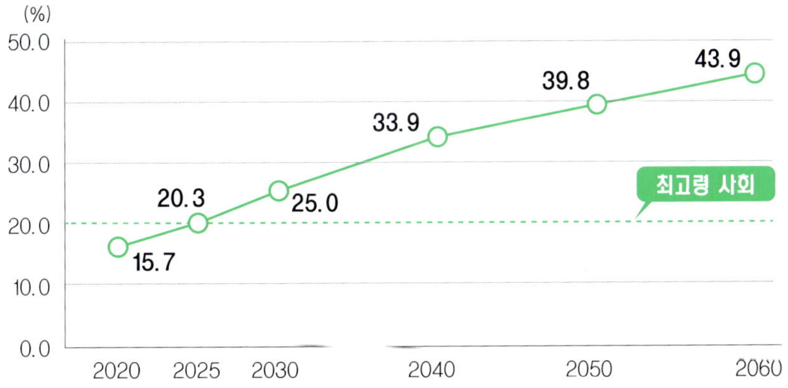

[고령인구(65세 이상) **비중]**

자료: 통계청, 「장래인구특별추계: 2017~2067」

· 고령화가 심화하면 발생하는 문제점
- 가족 기능이 약화되면서 가족복지에 대한 부담이 국가와 사회로 전환되고 복지서비스에 대한 요구가 증가
- 노동력의 고령화로 노동생산성이 감소
- 생산성 저하, 저축감소, 소비위축, 재정악화 등으로 경제성장이 둔화
- 세입기반 약화, 노인 관련 재정지출 급증으로 연금이 불안정해지고 재정수지가 악화
- 세대 간의 갈등이 심화되면서 생산가능 인구의 노인부양부담 증가와 부담의 적정성 · 형평성에 대한 논란이 발생

2) 인구정책

· 인구의 적절한 상태를 실현하기 위한 국가의 의식적 · 계획적 대책

(1) 인구정책의 목적

· 이상적인 인구 규모에 도달하는 것

· 이상적인 인구 규모란?

– 전 인구에 충분한 식량자원 확보, 건강을 유지 · 증진할 수 있는 자연환경과 의료시설의 제공, 노동력이 있는 사람이 일정 수준 이상의 생활을 영위하기 위한 고용수준을 유지할 수 있으며, 모든 사람이 충분히 교육받을 수 있고, 누구나 만족할 만한 문화생활을 누릴 수 있으며, 인구가 지역적으로 고르게 분포되어 지역 간 균등한 발전을 가져올 수 있는 수준의 인구 규모

(2) 인구구조정책

· 인구의 양과 질에 직접적인 영향을 미치는 정책

· 양적 조정정책 : 직접적인 대상은 출생률로써 가족계획사업을 통하여 달성하는 방법

· 질적 조정정책 : 인구의 성별, 연령별 구조 등의 불균형을 결혼 및 출산을 통하여 이루려는 우생학적 정책과 관련

· 출산조절정책, 인구분산정책 등

(3) 인구대응정책

· 인구변화에 따라 일어나는 파급효과에 대응하기 위한 정책

· 주택정책, 교육정책, 식량정책 등

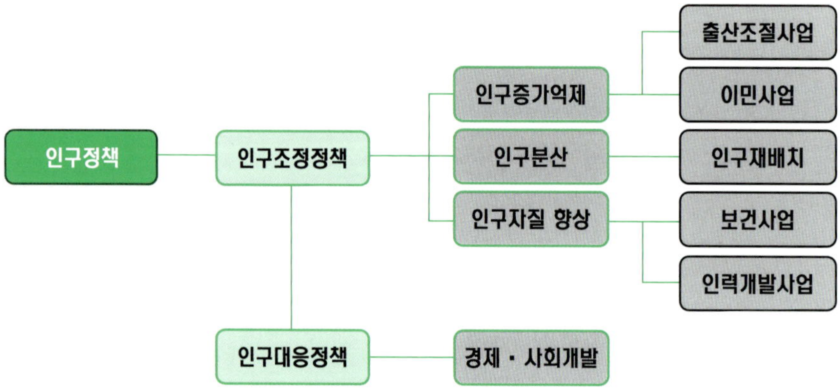

[인구정책의 분류]

Part. 8

보건통계와 보건지표

1. 보건통계

1) 보건통계의 개념

· 각 지역과 국가 간에 객관적이면서 공통으로 사용할 수 있는 건강과 보건상의 세부지표를 개발하여 보건수준을 계량화한 것

· 인간집단에서 보건과 관련된 자료

· 출생, 질병 이환, 사망 등의 현상에 영향을 미치는 자료를 수집, 분석하여 과학적으로 추론하는 방법

· 출생, 사망, 질병, 인구변동 등의 인구의 특성을 연구

· 생명, 건강, 질병, 의료 등 보건 전반에 관한 여러 가지 현상과 대상물을 측정, 계측하고 이를 정리, 분석하여 그 특성을 밝히는 통계

2) 보건통계의 역할 및 이용

· 지역사회나 국가의 보건수준 및 보건상태의 평가와 비교에 이용

· 보건사회의 필요성 결정에 자료로 이용되고 사업기획 – 진행 – 평가에 이용
· 보건사업에 대한 국가의 지원, 법률제정에 당위성 제공
· 보건사업의 우선순위 결정에 자료제공
· 보건사업의 활동에 대한 지침
· 보건사업의 성패를 결정하는 자료, 보건사업의 방향을 설정하는 기초자료로 활용

3) 보건통계의 자료원

· 국세 조사자료
· 출생, 사망, 결혼, 이혼 등의 법적 신고자료
· 법정 감염병의 신고 및 조사자료
· 의료기관, 보건기관, 학교, 산업체 등의 의무기록, 신체검사 기록
· 각종 연구자의 연구결과나 실태조사자료 사용

4) 통계적 방법

(1) 기술통계학(Descriptive statistics)

· 관찰된 통계집단의 성질을 기술하는 것을 목적으로 하는 통계학
· 실제 현상을 요약하고 설명하기 위하여, 수집된 자료를 요약하거나 조직화하고 기술하는 통계적 방법을 총괄하는 것으로 수집된 자료의 특성 및 변수들간의 관계에 대한 정보

(2) 추측 통계학(Inferential statistics)

· 부분에서 전체를 추측하는 학문
· 통계적 관찰의 대상이 되는 단위의 집합을 모집단이라 하고 그 부분 집단을 표본
· 표본자료를 분석하여, 모집단의 속성을 추리함으로써 표본의 속성을 일반화하는 통계적 기법

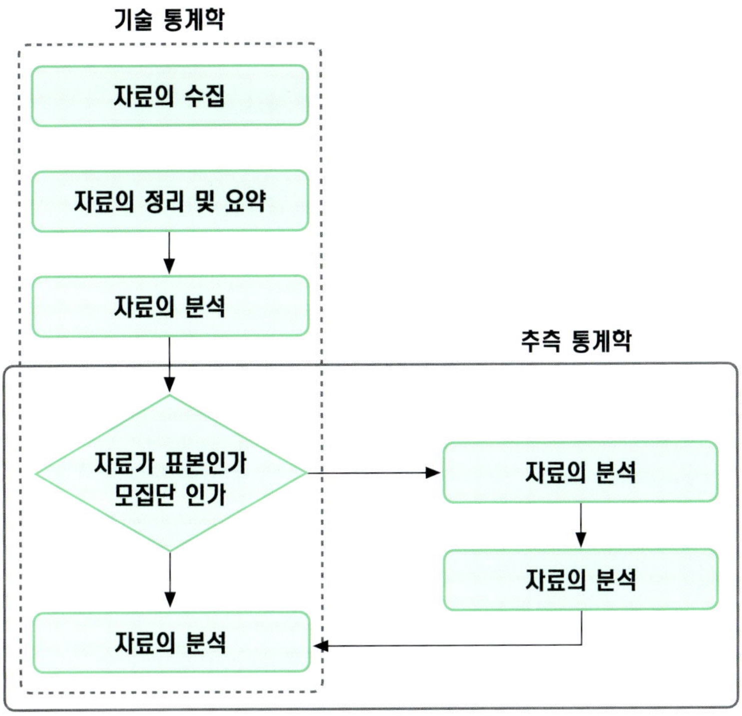

[기술통계학과 추측통계학]

2. 보건지표(Health indicator)

인구 집단의 건강과 보건정책, 보건 의료 제도, 보건 의료자원, 자연환경, 인구 규모와 구조, 국민의 보건에 대한 인식 따위와 관련된 제반 사항을 총체적이고도 집약적으로 나타내어 보건의 양적인 측면은 물론 질적인 측면을 파악할 수 있게 해 주는 척도이다.

1) 보건지표란?

· 보건지표는 국가나 지역사회의 건강상태 및 보건실태를 측정
· 보건정책 결정 및 관련 안건의 의사결정 시 필요한 정보를 제공
· 보건향상을 위한 사회적 변동의 통제, 보건의료정보조직의 개발 및 활용을 위한 것

2) 보건지표의 궁극적인 개발목적

- 한 사회의 건강상태 및 보건실태를 파악
- 보건정책 결정과 관련된 의사결정 시 필요한 기초자료 제시
- 보건 증진을 위한 사회적 변화의 유도 및 통제
- 보건의료와 보건정보를 제공하는 조직의 개발 및 활용

3) 보건지표의 조건

- 일반화(Universality) : 모든 인구 집단에 적용 가능해야 하며, 특정 집단일 경우 별도표시를 해야 함
- 이용 가능성(Availability) : 주기적으로 생산되어 쉽게 이용 가능해야 함
- 수용성(Acceptance) : 개발방법이 타당하여 결과를 받아들일 수 있어야 함
- 정확성(Validity) : 측정하고자 하는 현상을 정확히 나타내야 함
- 민감성(Sensitivity) : 측정하고자 하는 현상의 변화 정도(크기)를 나타낼 수 있어야 함
- 특이성(Specificity) : 측정하고자 하는 현상만을 반영하여서 함
- 재현성(Reproducibility) : 같은 대상을 같은 방법으로 측정 시 같은 결과가 나와야 함

4) 보건지표의 분류

(1) 세계보건기구(WHO)에서 권유지표

① 건강상태지표

- 개인이나 인구 집단의 건강 수준이나 특성을 수량으로 나타내는 지표
- 영아사망률, 평균 수명, 모성 사망률, 질병 발생률 등
- 세계보건기구의 종합적 건강지표 : 영아사망률, 조사망률, 평균 수명
- 특수건강지표 : 영아사망률, 감염병 사망률

② 보건의료관리지표

- 보건의료서비스를 나타내는 지표
- 보건의료전달을 위한 사회적 조직 및 제도라는 관점
- 서비스 자체의 양과 질을 나타내는 지표
- 보건의료인력 및 시설과 같은 자원의 양과 분포를 나타내는 지표

③ **보건에 관련된 사회, 경제지표**

· 보건과 건강의 간접적인 측정지표

· 보건향상이나 건강증진을 설명하는데 이용할 수 있는 설명지표

· 세계보건기구의 사회 · 경제지표의 측정내용 : 인구증가율, 국민소득, 수입분포, 작업환경과 조건, 성인 교육 정도, 주거, 식량 유통 이용성을 제안

④ **보건정책 지표**

· 건강에 대한 정치적 공약 및 정책

· 보건자원의 배분 및 공평 정도

· 보건사업에 대한 지역사회의 참여도

⑤ **세계보건기구는 한 나라의 건강 수준을 표시하여 다른 국가들과 비교할 수 있는 지표**

· 비례사망지수(proportional mortality indicator : PMI)

· 평균 수명(expectation of life)

· 사망률(crude death rate : CDR) : 보통사망률

(2) 사망지표

· 사망분석은 인구정책수립, 인구 행정에 필요

· 사망력은 한 국가의 보건정책을 경정하는 도구로써 중요한 의미

① **보통사망률**(Crude death rate)

· 조사망률

· 특정 인구 집단의 사망 수준을 나타낸 기본 지표

· 사망수준을 나타내는 가장 기본적인 지표

· 인구 1,000명당 1년간 발생한 총 사망자 수

$$\text{보통사망률} = \frac{\text{1년간 총 사망자수}}{\text{연앙인구}} \times 1,000$$

② **연령별, 성별 특수 사망률**(Age-sex specific death rate)

· 특정 집단의 사망률

· 성별, 연령별로 사망률을 구할 수 있음

$$\text{성별 · 연령별 특수사망률} = \frac{\text{특정 성별 · 연령별 년간 총 사망자 수}}{\text{해당 집단의 연앙인구}} \times 1,000$$

③ **영아 사망률**(Infant mortality rate)

- 국가나 지역사회의 보건수준을 나타내는 지표
- 보통사망률에 비해 국가의 보건수준을 나타내는 지표로써 더 큰 의미가 있음
- 출생 후 1년 이내(365일 미만) 사망아 수를 해당 연도의 출생아 수로 나눈 수치를 1,000 분비로 표시

$$\text{영아사망률} = \frac{\text{연간 1세 미만의 사망아 수}}{\text{연간 출생아 수}} \times 1,000$$

④ **신생아 사망률**(Neonatal morality period)

- 출생 후 28일 이내의 아이
- 어떤 연도에 출생한 정상 출생아 수 1,000명에 대하여 그 연도에 발생한 28일 미만인 신생아의 사망 수를 표시하는 비율
- 신생아 고유질환이나 분만 시 사고, 조산아 등이 원인
- 영아 사망률 중 신생아 사망률이 차지하는 비율은 보건수준 평가에 영향을 줌

$$\text{신생아사망률} = \frac{\text{연간 생후 28일 미만의 사망아 수}}{\text{연간 출생아 수}} \times 1,000$$

⑤ **사산율**(Fetal death rate or still birth rate)

- 사산 ☞ 임신 28주 이상의 사태아 분만
- 사산의 범주는 국가에 따라 다르게 규정
- 세계보건기구(WHO) : 임신 20주 이상
- 선진국 : 세계보건기구(WHO) 정의에 따라 사산을 정의
- 연간 총 출생아 수와 사산아 수를 더한 출산 수에서 연간 총사산아 수를 나눠 1,000을 곱해 산출

$$\text{사산율} = \frac{\text{총사산아 수}}{\text{출산 수(총출생아 수 + 총사산아 수)}} \times 1,000$$

⑥ **주산기 사망률**(Perinatal mortality rate)

- 주산기 사망 ☞ 임신 28주 이후의 사산아와 생후 7일 미만의 사망아
- 어떤 연도의 출생아 수 1,000명에 대한 그 연도의 사산 수와 생후 7일 이내 사망 수
- 원인 : 임신중독증, 난산, 조산아, 조기파수 등

$$\text{주산기 사망률} = \frac{\text{임신 28주 이후 사산아 수 + 생후 7일 미만의 사망아 수}}{\text{총 출생아 수}} \times 1,000$$

⑦ **모성 사망률**(Maternal mortality rate)

- 임신, 분만, 산욕과 관련되는 합병증에 의한 사망
- 임신과 관련된 원인으로 임신 또는 분만 후 42일 이내에 발생한 여성 사망자 수를 해당 연도의 출생아 수로 나눈 수치를 100,000분비로 표시
- 임신 중 감염병이나 교통사고 등에 의한 사망은 포함되지 않음

$$\text{모성사망률} = \frac{\text{연간 모성사망자 수}}{\text{총 출생아 수}} \times 100,000$$

⑧ **비례사망지수**(Proportional Mortality Indicator, PMI)

- 전체 사망자 수에서 50세 이상의 사망률을 백분율(%)로 표시한 지수
- 평균 수명이나 조사망률의 보정지표

$$\text{비례사망자 수} = \frac{\text{연간 50세 이상 사망자 수}}{\text{연간 총사망자 수}} \times 100$$

⑨ **비례사망률**

- 어떤 연도의 사망자 중 한 특성에 의한 사망 수의 구성비율

$$\text{비례사망율} = \frac{\text{연간 특성별 사망 수}}{\text{연간 총사망자 수}} \times 1,000$$

⑩ **사망원인별 사망률**(Cause-specific death rate)

- 특정 사인에 의한 연간 사망자 수를 해당 연도의 연앙인구로 나눈 수치를 100,000분비로 표시

$$\text{사망원인별 사망률} = \frac{\text{특정 사망원인에 의한 사망자 수}}{\text{연앙 인구}} \times 100,000$$

(3) 출산력 지표

- 모자보건, 가족계획 등과 관련하여 건강평가의 수단으로 중요한 보건학적 의미를 가짐
- 국가 경쟁력의 아주 중요한 지표
- 기임력(Fecundity : 생물학적 임신능력), 출산율(Fertility rate), 출생 등이 포함

① **보통 출생률**(Crude birth rate, 조출생률)

· 한 국가의 출생수준을 표시하는 지표

· 한 나라의 건강 수준, 보건의료수준, 인구의 연령구성, 연령별 결혼율에 따라 크게 영향을 받게 됨

· 평균 1인당 몇 명이 출생하였는가를 나타냄 ☞ 사산을 포함하지 않은 정상 출생

$$\text{보통 출생률} = \frac{\text{연간 총 출생아 수}}{\text{연앙 인구}} \times 1,000$$

② **일반출산율**(General fertility rate, GFR)

· 가임 여성인구에 대한 특수 출생률

· 생식 가능한 여자 인구 1,000명당 출생률

$$\text{일반 출산율} = \frac{\text{연간 총 출생아 수}}{\text{가임여성의 여자인구}} \times 1,000$$

③ **연령별 출산율**(General fertility rate, GFR)

· 1년 간 발생한 모성의 연령별(15~49세) 출생하 수를 해당 연령별 여성의 연앙인구로 나누어 1,000분율로 표시

$$\text{연령별 출산율} = \frac{\text{X세 여자가 낳은 출생아 수}}{\text{X세의 여자 인구}} \times 1,000$$

(3) 인구 재생산 지표

· 세대인구의 양적 변화가 증가, 감소하는지를 비교하는데 이용되는 지료

① **합계생산율**(Total fertility rate)

· 한 세대의 여자들이 15~49세까지 낳은 출생 수의 크기를 나타내는 것

· 여성이 일생동안 몇 명의 아기를 낳는가를 나타내는 것

② **총재생산율**(Gross reproduction rate)

· 여자가 15~49세까지 1명의 여자 당 낳은 여아의 수

· 한 여성이 일생동안 몇 명의 여아를 낳는가를 나타내는 것

③ **순재생산율**(Net reproduction rate)

· 여아의 출생부터 가임기가 끝나는 연령의 44세까지 연령별출생력과 사망력을 동시에 고

려하여 출생수준을 측정
- 순재생산율이 1.0이하 – 인구의 감소
- 순재생산율이 1.0이상 – 인구의 증가

④ **합계 출산율**(Total fertility rate)
- 한 여자가 가임기간(15~49세)에 낳을 것으로 기대되는 평균 출생아 수
- 출산력 수준을 비교하기 위해 대표적으로 활용되는 지표로서 일반적으로 연령별 출산율의 총합으로 계산
- 합계 출산율 = 연령별(5세 계급)출산율의 합 ÷ 1,000 × 5

(4) 질병 관련 지표

① **발생률**(Incidence rate, 이환율)
- 단위 인구당 일정 기간에 새로 발생한 환자의 비율
- 한 시점으로부터 다른 시점에 이르기까지 일정 기간에 관찰인구로부터 어떤 질병이 얼마나 많이 발생하는 가를 특정하는 비율
- 질병 발생의 직접적인 지표 ☞ 질병이 발생하는 정도와 질병 발생 위험 확률에 대한 직접적인 측정지표

$$\text{발생율} = \frac{\text{위험에 폭로된 인구 중 새로 발병한 환자 수}}{\text{일정기간 위험에 폭로된 인구(감수성자)}} \times 10x$$

② **발병률**(Attack rate)
- 유행의 전체 기간에 새로 발병한 환자의 비율
- 급성감염병의 비교적 짧은 유행 기간 질병 발생 위험에 노출된 인구 중에서 질병이 발생한 비율

$$\text{발병율} = \frac{\text{발병자 수}}{\text{위험에 폭로된 인구}} \times 100$$

③ **2차 발병률**(Secondary attack rate)
- 발단 환자(index case) 감수 성자 중에서 병원체의 최장 잠복기간에 발병하는 환자의 비율
- 질병의 감염력, 전염력을 측정하는 데 유용

$$2차\ 발병률 = \frac{접촉한\ 감수성자\ 중\ 발병한\ 환자\ 수}{환자와\ 접촉한\ 감수성자} \times 100$$

④ **유병률**(Prevalence Rate)

- 일시시점 또는 일정 기간의 인구 중 존재하는 환자의 비율
- 발생 시기와 관계없이 조사 당시에 질병을 앓고 있는 모든 사람을 대상으로 함
- 시점 유병률 : 어느 한 시점의 환자만을 분자에 포함한 것
- 기간 유병률 : 일정 기간 질병에 이환 된 환자 포함 ☞ 질병의 발생 시점을 알기 어려운 질병의 경우

$$시점(기간)\ 유병율 = \frac{어느\ 시점(기간)에\ 있어서\ 환자\ 수}{그\ 지역의\ 인구} \times 10^x$$

⑤ **치명률**(Case Fatality rate)

- 어떤 질병에 이환 된 환자 중에서 일정 기간 사망한 비율
- 급성질환에서는 치명률 산출은 곤란하지 않으나, 만성 질환에서는 다른 원인으로 사망하는 때도 있으므로 정확한 수치를 얻기는 어려움

$$치명률 = \frac{특정한\ 질환에\ 의한\ 사망\ 수}{특정한\ 질환의\ 질병\ 수} \times 100$$

(6) 기대수명(Life expectancy at birth)

- 특히 0세 출생자가 앞으로 생존할 것으로 기대되는 평균 생존연수
- 특정 연도에 특정 연령의 사람이 앞으로 생존할 것으로 기대되는 평균 생존연수를 기대여명(Life expectancy)이라고 함

Part. 9

보건영양

1. 보건영양 개념

1) 보건영양의 정의

인간이 생활하고 건강을 유지하기 위해서는 충분한 영양섭취와 적합한 식생활을 영위하는 것이 필요하다. 충분한 영양섭취는 건강 생활의 증진과 질병 예방의 결정적인 요소이며, 질병으로부터 회복, 재활 또는 문화생활을 향상하는 데 있어서 중요한 요소이다.

(1) 영양의 의미

· 생물이 살아가는 데 필요한 에너지와 몸을 구성하는 성분을 외부에서 섭취하여 소화, 흡수, 순환, 호흡, 배설하는 과정 또는 그것을 위하여 필요한 성분

· 세계보건기구(WHO)의 영양의 정의
"생명체가 생명을 유지하고 성장 · 발육하기 위하여 외부로부터 여러 가지 음식을 섭취하여 건강한 체 조직을 구성하고 에너지를 발생시켜 생명현상을 유지하는 과정이라"라고 정의

(2) 보건영양

· 지역사회 주민을 대상으로 건강증진과 수명연장, 질병 발생 예방을 위한 보건적 영양연구를 진행해서 실제로 적용하는 것

2) 보건영양관리의 중요성

· 국력향상 및 경제적 발전의 원동력이 되는 가장 중요한 요소
· 국민의 체력향상과 건강유지
· 근로자의 작업능력 향상 및 정신적 안정과 작업의욕의 고취로 생산성 향상
· 질병 이환율의 감소 및 결핍증 예방과 사망률을 감소시키는 등의 목적실현을 위해 국민영양관리가 매우 중요

3) 보건영양의 목표

· 영양소 결핍으로 인한 질병 예방
· 영양소 과잉 및 불균형으로 인한 비만과 과체중의 관리
· 생활습관병 관리
· 임산부와 조산아, 영유아 영양관리
· 노인의 영양관리

2. 영양소

1) 영양과 영양소

(1) 영양(Nutrition)

· 생명유지, 건강한 생활을 영위하기 위해서 인체가 체외에서 식품을 섭취하여 생명활동을 영위하는 것
· 식품의 생산, 저장, 가공, 운반, 분배, 식단, 조리, 상차림, 식품을 섭취하는 사람의 심리적, 물리적, 생물학적, 의학적 요인 포함

(2) 영양소(Nutrient)

- 체외에서 섭취한 물질 중에서 인체에 이용되는 성분
- 인체가 생명을 유지하고 성장과 생장에 필요한 물질
- 탄수화물, 지질, 단백질, 비타민, 무기기질, 물

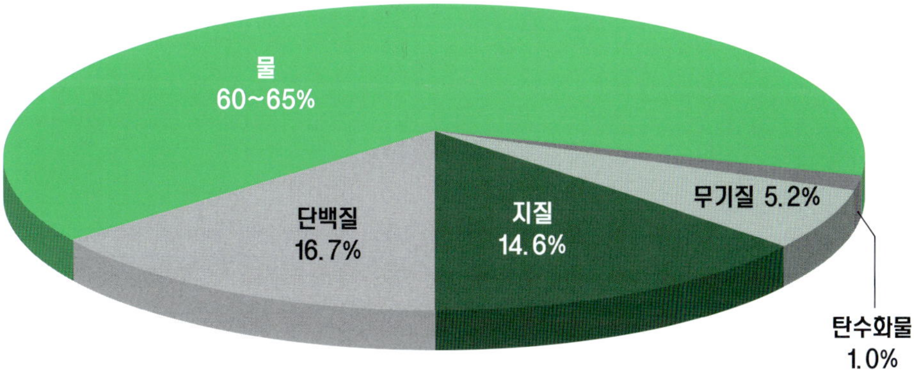

[우리 몸을 구성하는 영양소]

2) 영양소의 3대 작용

(1) 인체의 열량공급 작용

- 인체가 활동할 수 있는 원동력이 되는 에너지를 공급하며, 정상체온을 유지
- 직접적인 공급원은 탄수화물을 위시하여 지방, 단백질
- 무기질, 비타민류는 에너지 발생을 간접적으로 관여

(2) 인체의 조직구성

- 단백질을 주축으로 무기질과 물이 직접 관여하며, 비타민은 간접적으로 관여
- 골격 및 치아와 같은 조직은 주성분이 무기질
- 근육, 피부, 연골 등의 조직은 주성분 단백질

(3) 인체의 생리 기능 조절작용

- 생리기능적 작용을 하는 영양소
- 물은 영양소의 흡수, 운반과 배설, 체온조절, 체액의 삼투압 조절 등
- 요오드는 갑상선 기능 유지에 관여

3) 체내 기능에 따른 영양소의 구분

(1) 열량소

· 체내에서 화학반응을 받아 열을 발생하는 것

· 에너지원이 되는 것으로 주로 탄수화물과 지방질이고 단백질도 일부 관여

· 근육수축, 신경작용, 심장박동, 호흡, 체온유지 등을 위한 에너지 공급

(2) 조절소

· 인체의 내의 생화학 물질대사의 조절기능에 사용

· 신체의 기능을 조절하는 영양소

· 체내대사과정, 수분균형, 산 · 염기 평형, 혈액 응고 등 생리기능의 조절

· 무기질, 각종 비타민, 물, 단백질 등

· 단백질, 무기질, 물, 인지질, 당지질, 비타민A

(3) 구성소

· 조직의 증식이나 갱신에 쓰이는 영양소로 체성분을 구성

· 단백질, 무기질, 물을 들 수 있고, 탄수화물이나 지방도 주로 저장 물질이란 형태로 관여

· 근육, 골격, 기관, 혈액 등 인체조직구성

· 단백질, 무기질, 물, 인지질, 당지질, 비타민A

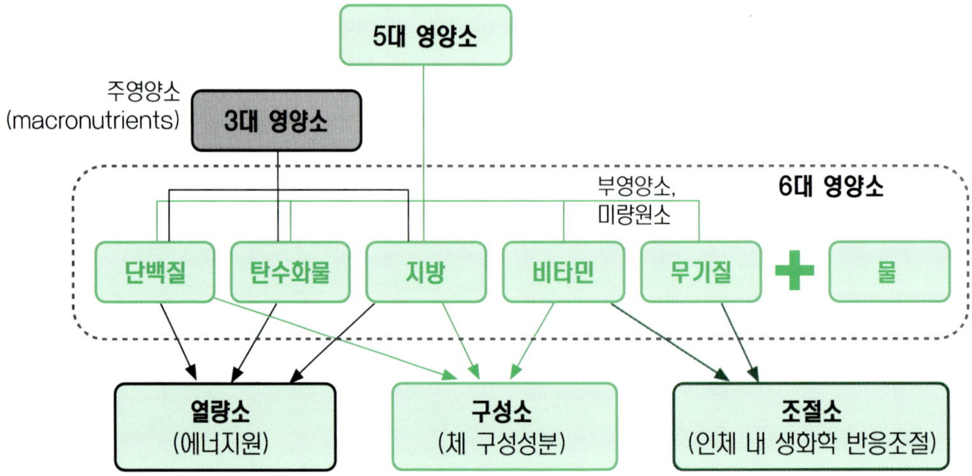

[영양소의 구분]

4) 열량소의 작용

(1) 단백질(Protein)

· 약 20여 종의 아미노산이 펩티드 결합으로 연결된 생체고분자 화합물

· 생명현상 유지에 중요한 기능

· 모든 생체기능에 관여하는 필수영양소

표 9-1. 단백질을 구성하고 있는 아미노산의 종류

아미노산	특징	아미노산의 종류
필수아미노산	체내에서 합성될 수 없는 아미노산	히스티딘, 루신, 이소류신, 리신, 발린, 페닐아라닌, 트레오닌, 트립토판, 메티오닌
불 필수아미노산	체내의 질소를 이용하여 쉽게 합성될 수 있는 아미노산	알라닌, 아스파트산, 아스파라긴, 글루탐산, 세린
조건적 필수아미노산	특정한 생리적 상태에서 합성되는 양이 부족하여 식사로 섭취해야 하는 아미노산	아르기닌, 시스테인, 티로신, 글루타민, 글리신, 프로릴, 시트룰린, 오르니틴, 타우린

● 단백질의 체내 기능

· 단백질 1g 당 약 4kcal의 에너지 생산

· 체 조직의 구성물질 ☞ 뼈, 근육 대부분을 구성

· 생명 활동 조절과 항상성 유지

· 효소와 호르몬의 성분

· 체내 생리작용의 조절기능 및 열량공급원

· 면역과 항독물질의 성분

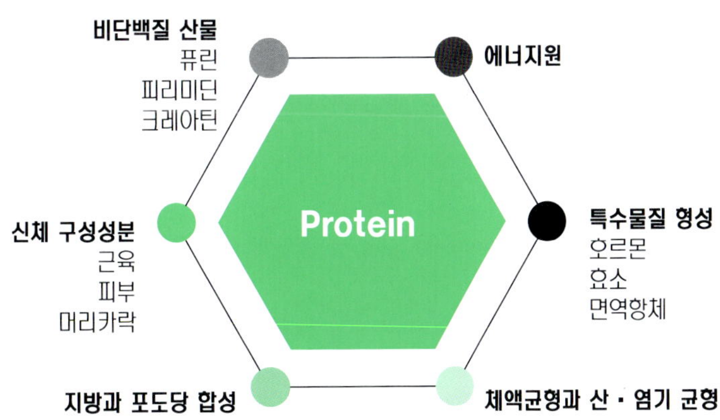

[단백질의 기능]

(2) 탄수화물(Carbohydrate)

· 생명유지를 위한 제1영양소
· C(탄소), H(수소), O(산소)의 원소가 결합한 유기화합물
· 쌀이나, 밀, 감자, 고구마 등에 많이 함유된 영양소
· 열량의 가장 중요한 공급원 ☞ 소화흡수율 98%
· 과잉의 당질은 지방으로 변화여 체내에 저장
· 섭취한 탄수화물의 거의 전부가 체내에서 이용
· 탄수화물의 기능
 – 탄수화물 1g당 약 4kcal의 에너지 생산
 – 과잉 섭취 시 비만 및 과체중
 – 필수영양소의 역할
 – 혈당유지 및 중추신경계를 움직이는 유일한 에너지원
 – 단백질 흡수를 감소시켜주는 기능

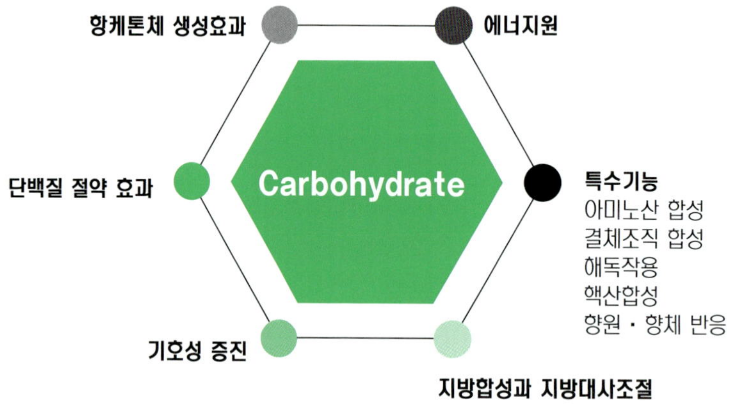

[탄수화물의 기능]

(3) 지방(Fat)

· 글리세롤과 고급지방산과의 에스테르 화합물로 상온에서 고형을 이루는 것
· 산소의 비율이 낮아 탄수화물보다 더 농축된 형태의 열량식품으로 단백질이나 탄수화물의 2배 이상 고열량 영양소
· 지방의 종류
 – 포화지방산 : 동물성 기름이 많아 융점이 높아서 실온에서 고체상태, 심혈관 질환 등 성인병 발생의 주요 원인
 – 불포화지방산 : 융점이 낮아서 상온에서 액체상태

– 중성지방(트리글리세라이드) : 체내에서 합성되는 지방

· 지방의 기능

– 지방 1g당 약 9kcal의 열량을 내는 영양소

– 체구성 성분 : 뇌의 신경세포를 구성하는 주요성분

– 효율적 에너지 급원이며 저장고

– 인지질의 유화작용

– 세포막의 주요 구성성분

– 체내 지용성 비타민의 운반작용

– 체온조절 및 장기 보호 작용

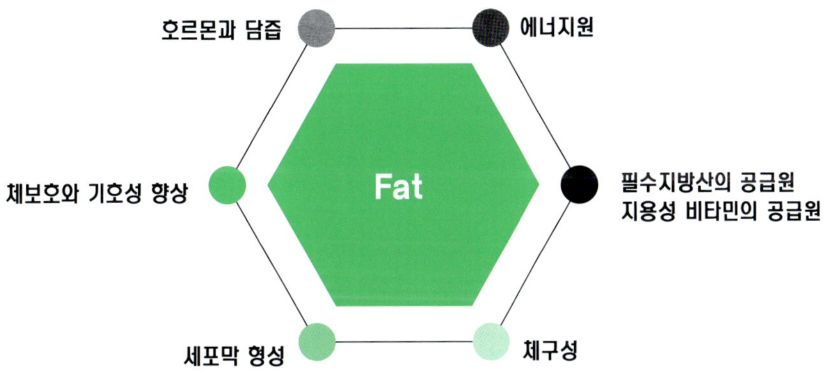

[지방의 기능]

5) 조절소의 작용

(1) 무기질(Minerals)

· 25종의 무기질이 체성분의 4%를 이룸 ☞ 신체의 기능 조절에 중요한 역할

· 체내에서 합성되지 못하기 때문에 반드시 식품을 통해 섭취

표 9-2. 무기질의 분류

구분		원소
명 필수 무기질	다량원소	Ca, Mg, Na, K, P, Cl, S
	미량원소	Mn, Fe, Cu, I, Co, Se, F, Mo, As
준 필수 무기질		Ba, Br, Sr, Ni, Vd, Rb, Al
비필수 무기질		B, Sn, Cr, Hg, Au, Ag
중독 무기질		Cu, Se, F, Mo, As, Cr, Hg, Cd, Pb

① **식염**(Nacl, 염화나트륨)

· 무기염류 중에서 가장 필요량이 많은 것

· 근육 및 신경의 자극 전도, 삼투압의 조절 등 조절소로서 기능

· 결핍 시 열중증이 발생할 수 있고 무력감이 생김

② **칼슘**(Ca)

· 체내에 가장 많이 함유된 무기질 ☞ 체중의 1.5~2.2% 차지

· 뼈, 치아의 주성분

· 근육의 수축과 이완작용

· 신경전달물질의 방출 촉진

· 체액의 약알칼리성 유지

· 혈액 응고

· 장내 비타민 B_{12}의 흡수과정을 도움

· 결핍 시 뼈와 치아의 쇠퇴, 발육 불량, 치아 모양과 골격형태에 이상

③ **칼륨**(K)

· 칼슘과 인 다음으로 체내에 많이 존재하고 나트륨의 2배

· 체액의 삼투압과 수분유지에 관여

· 산, 알칼리의 평형에 영향

· 당질과 단백질 대사, 근육의 수축, 이완작용에 관여

· 결핍 시 식욕부진, 불규칙한 맥박, 근육경련, 정신착란 증세

④ **인**(P)

· 신체 내의 모든 조직에 존재하는 무기질

· 골격과 치아조직에 함유되어 뼈와 치아를 튼튼하게 함

· 세포막을 구성하는 인지질과 혈장 및 신경계의 구성성분

· 결핍 시 어린이는 성장에 영향, 성인은 골다공증, 골연화증 등

⑤ **요오드**(I)

· 갑상선 호르몬의 구성성분

· 갑상선 호르몬의 합성, 성장 생식, 세포 대사에 관련

· 결핍 시 갑상선 기능저하증, 과다섭취 시 갑상선 기능항진증

⑥ **마그네슘**(Mg)

- 60%가 골격과 치아의 구성성분으로 나머지는 근육과 간 같은 연조직에 분포
- 포도당과 단백질 대사, 아미노산 대사, ATP 합성 등에 결정적인 역할
- 신경 자극 전달과 근육의 수축, 이완작용을 조절하는 작용
- 근육을 이완시키고 신경을 안정시키는 역할
- 결핍 시 신경성 근육경련(불규칙한 심장박동, 발작, 근육약화, 불안, 정신착란 등)

⑦ **철분(Fe)**

- 혈액의 구성성분이며 체세포 형성에 관여하고 산소를 운반
- 체내에 저장되지 않기 때문에 음식물을 통해 공급
- 결핍 시 빈혈, 피로, 건망증, 주의력 산만, 인지능력 저하

표 9-3. 다량무기질의 종류와 기능(하루 섭취량이 100mg 이상인 무기질)

종류	주요기능	결핍
칼슘(Ca)	골격, 치아 형성, 혈액 응고, 근육의 수축과 이완작용	저칼슘혈증(손・발・얼굴의 근육수축 또는 경련) 골다공증, 구루병
인(P)	DNA와 RNA의 구성성분, 영양소의 흡수와 운동, 산과 염기의 균형조절	어린이는 성장에 영향, 성인은 골다공증, 근육약화, 식욕부진
나트륨(Na)	산과 염기의 평형 유지, 근육・신경 자극반응, 포도당・아미노산 흡수에 필수적인 역할	두통, 구역, 구토, 근육경련, 실신
칼륨(K)	체액의 삼투압과 수분의 평형 조절, 산과 염기의 균형조절, 근육 섬유의 수축 조절	근육경련, 식욕저하, 불규칙한 심장박동, 무기력
마그네슘(Mg)	다양한 효소의 활성제, 신경 자극의 전달작용, 근육의 긴장과 이완작용	눈 밑 경련, 근육 뭉침, 불안감, 무기력증
황(S)	케라틴 단백질 성분, 해독작용	피부염, 각기병, 신경염, 손톱과 발톱 연화증

(2) 비타민(Vitamin)

- 생체 내에서 생리적인 기능 조절에 절대적 작용
- 세포의 정상적인 대사와 당질, 지질, 단백질의 대사를 도와주는 보조효소의 구성물질로 작용
- 성장, 혈액 응고, 상처치유, 세포재생, 시력 건강, 신경계의 건강유지 등의 역할
- 체내에서 유기 촉매로 신체의 기능 조절
- 인체 내에서 생성되지 않으므로 반드시 식품을 통해서 섭취

· 지용성 비타민 : A, D, E, K ☞ 과잉 섭취 시 체내에 저장되어 독성을 나타냄
· 수용성 비타민 : B_1, B_2, 나이아신, B_6, pantothenic acid, Biotin, 엽산, B_{12}, C

① 비타민 A

· 물에 잘 녹지 않는 수용성 비타민
· 암적응 기전에 관여
· 상피조직의 형성 및 유지 ☞ 피부 기능을 정상으로 유지하는데 필수
· 항산화제로서의 작용
· 결핍 시 야맹증, 세균 등의 감염에 대한 저항력 약화 및 안구건조증, 피부의 이상증세

② 비타민 B

· 비타민 B는 B_1(Thiamin), B_2(Riboflavin), Niacin, 염산(Folic aicd, 폴산), B_{12}로 분류
· B_1(Thiamin) 결핍 시 각기 증상, 식욕부진, 피로감 초래
· B_2(Riboflavin) 결핍 시 성장정지, 식욕감퇴, 체중감소, 구순염, 설염 등을 초래
· Niacin 결핍 시 펠라그라
· B_{12}는 성장촉진 인자로 조혈작용을 하므로 결핍 시 악성 빈혈

③ 비타민 C

· 아미노산 대사, 철 흡수작용의 보조
· 치아 및 골격형성에 관여
· 모세혈관벽의 보호 및 혈색소 형성 등의 작용
· 결핍 시 괴혈병, 치아의 발육 이상의 원인

④ 비타민 D

· 햇빛에 의하여 체내에 생성될 수 있는 유일한 비타민
· 혈액에서의 칼슘농도를 적절한 범위로 유지
· 결핍 시 구루병과 같은 골격계의 질환

⑤ 비타민 E

· 항산화제 작용
· 인체 내의 모든 세포의 세포막을 정상적으로 유지
· 결핍 시 생식기능 장애로 불임증 및 유산의 원인

⑥ 비타민 K

· 혈액 응고에 필수적인 성분

· 결핍 시 혈액 응고가 지연되어 피하출혈, 뇌출혈 등

표 9-4. 비타민의 작용과 결핍증

종류		체내주요기능	결핍
수용성 비타민	비타민 B_1	탄수화물의 작용을 촉진, 에너지 대사에 관여	각기병
	비타민 B_2	생체 내에서 산화과정, 지방대사, 아미노산 대사에 관여	구내염, 설염, 구각염
	니아신	피부병 예방 인자 또는 항질병 인자 생체 내 산화과정에 관여	펠라그라
	엽산	조혈 기능	기형아 출산위험
	비타민 B_6	단백질 대사에 관여, 적혈구 형성에 관여	피로, 우울증, 불면증, 피부질환, 면역저하
	비타민 B_{12}	악성 빈혈치료에 이용	악성 빈혈, 신경장애, 부정맥
	비타민 C	콜라겐 합성에 관여	괴혈병
지용성 비타민	비타민 A	상피세포 보호, 뼈의 건강, 항암작용, 생식기능	야맹증, 시력상실, 안구건조증, 성장정지
	비타민 D	뼈의 성장과 석회화 촉진, 칼슘의 흡수를 증진	구루병(어린이), 골다공증(성인)
	비타민 E	세포손상을 막는 항산화제	적혈구 용혈 빈혈
	비타민 K	혈액응고	출혈(내출혈)

6) 물(Water)

· 물은 영양소의 하나로서 체중의 55~60%를 차지 ☞ 인체에 있어 가장 중요한 물질
· 사람은 체내의 지질과 단백질의 절반을 잃고도 생명을 유지할 수 있지만, 체내의 수분의 10%만 잃어도 생명을 유지할 수 없음
· 물의 체내 기능
- 체내 영양소의 공급과 노폐물 제거에 관여
- 체온조절
- 체 조직의 구성성분
- 식품 섭취량에 영향
- 소화액은 소화효소의 작용을 돕고,
- 배설물의 유동을 원활하게 하여 변비 증세를 막음
- 관절 혈액과 양수는 외부의 충격완화 역할

3. 에너지 대사(Energy metabolism)

생물은 생명 활동을 위해 에너지를 공급해야 하며 그 에너지는 환경으로부터 얻고 있다. 생명유지에 필요한 에너지를 공급하고 새로운 유기물질을 합성하는 데 관련된 화학과정을 에너지 대사라고 한다.

1) 기초대사(Basal metabolism)

- 정신적으로나 육체적으로의 에너지 소비가 없을 때 생체가 생명을 유지하기 위해 필요한 최소한의 에너지 대사
- 기초상태(Basal state) : 인체 내에서 생명현상을 유지하는 데 필요한 최소한의 에너지를 요구하는 상태
- 기초대사량(Basal metabolic Rate; BMR) : 기초상태의 에너지 요구량
- 기초대사량에 영향을 주는 인자에는 체표면적, 연령, 성별, 기온, 호르몬 분비량 등

2) 활동 대사(Activity metabolism)

- 근육을 움직이며 이루어지는 각종 신체활동에 소모되는 열량
- 일상생활에서 운동이나 노동 등 활동을 하면서 소모되는 에너지의 양
- 활동의 강도에 따라 근육의 수축과 이완의 크기가 다르고, 활동시간에 따라 필요한 에너지가 다름

3) 특이동적작용(Specific dynamic action; SDA)

- 음식이 소화, 흡수, 대사될 때에 추가 생성되는 열의 결과로서 증가 되는 대사작용
- 식품의 종류에 따라 특이동적작용이 다름
- 혼합식 10% 전후, 단백질 16~30%, 당류 4~6%, 지방질은 4% 전후의 대사항진이 있음

4) 휴식대사(Resting energy expendoture)

- 휴식 대사 또는 휴식 대사율(resting metabolicrate : RMR)은 쾌적한 생활환경에서 휴식하고 있을 때 에너지 대사

· 휴식 대사율은 식품의 특이동적 작용을 포함하므로 기초대사율보다 증가할 때의 대사도 포함되며, 또는 수면할 때와 같이 기초대사량보다 감소할 때의 대사도 포함

4. 영양 판정 및 영양장애

1) 영양 판정

(1) 영양 판정이란?

식품 및 영양소의 섭취 상태, 그리고 영양 상태와 관련된 지표를 측정함으로써 개인과 집단의 영양 상태를 평가하고 진단하는 것

(2) 주관적 판정

· 임상 증상에 의한 판정
· 경험에 따른 의사의 시진이나 촉진에 의한 진단으로 판정하는 방법

(3) 객관적 판정

① 신체계측법

· 신장, 체중, 흉 위, 좌고 등의 신체 계측치를 기준치과 비교하여 판정
· 신체계측에 의한 판정
 – 브로카 지수(Broca's Index) : 비만도 판정에 사용되는 방법
 – 체질량 지수(BMI, Body Mass Index) : 체질량 지수로 신체 지방의 양을 측정
 – 카우프 지수(Kaup Index) : 영유아부터 학령 전까지의 영양 판정
 – 로렐 지수(Rohrer Index) : 학령기 이후 어린이의 비만 판정에 이용되는 지표
 – 비만도 : 표준 체중과 측정 체중으로 비만도를 측정하는 방법

② 생화학적 검사방법

· 혈액, 소변, 대변 및 조직 내의 영양소 또는 그 대사물의 농도를 측정하여 인체 내 영양 상태에 의해 영향을 받은 효소의 활성을 분석하여 정상 수치와 비교 평가하는 방법

③ 임상적 방법

- 영양불량과 관련되어 나타나는 임상 징후를 시각적으로 진단하는 방법
- 단점 : 영양불량이 상당히 진행된 상태에서만 판정이 가능

④ 식사조절법

- 영양불량의 첫 단계인 부적절한 식사내용을 평가할 수 있는 방법
- 섭취한 식품의 종류와 양을 조사함 ☞ 식품의 섭취 양상 또는 직접적으로 판정
- 24시간 회상법, 식사기록법, 식품 섭취 빈도법, 식사력 조사법, 실측법 등

(4) 간접적 방법

- 이미 존재하는 통계자료들을 수집하여 재분석해서 간접적으로 판정하는 방법
- 연령별 특수사망률
- 특정 질환의 이환율 및 사망률
- 식이 섭취 평가 등

2) 영양장애

(1) 영양장애란?

영양소의 과잉 섭취나 부족으로 발생하는 결핍증이나 비만증 등의 건강 장애나 질병 상태

(2) 영양장애의 형태

① 영양 부족 형태

- 필요 영양소의 결핍으로 발생되는 병적 상태
- 저영양(under nutrition)이란 열량섭취의 부족 상태
- 영양 실조증(malnutrition)이란 영양소의 공급이 질적 · 양적 부족으로 나타난 불건강의 상태
- 기아상태(starvation)란 저영양과 영양 실조증이 함께 발생 된 상태

② 영양 과다 형태.

- 영양의 과다섭취로 인한 영양장애의 형태 ☞ 비만증(obesity)
- 비만증(obesity)이란 체지방의 과량 침착 상태로서 운동선수의 근육발달로 인한 체중 과다

· 비만증의 5D : 용모 손상(disfigurement), 불편(discomfort), 활동불편(disability), 질병(disease), 사망(death)

5. 영양개선

1) 영양개선의 목표

· 국민에게 영양에 관한 지식을 보급하며, 영양 수준의 향상 · 발전을 도모

· 영양을 개선하여 질병을 예방하며 건강증진을 도모

· 체력향상과 경제 안정을 통하여 생활문화의 향상 · 발전을 도모

· 국민의 복지와 번영에 기여

2) 국민 영양개선의 중요성

· 영양 정책의 목표를 개인의 건강증진을 바탕으로 국가 사회의 발전은 물론 국민 전체의 복지증진 ☞ 국민의 건강에 대한 욕구증대에 알맞게 영양개선 정책으로 전환

· 국민의 편식이나 조식을 예방하기 위하여 외식에 대한 영양평가를 실시, 소비자의 기호와 영양을 골고루 충족시키는 방안을 강구

· 국민의 균형 잡힌 영양공급은 건강한 신체와 왕성한 창조력과 노동력을 증진해 높은 생산성을 보장하는 기초

■ 우리나라 국민 영양 문제

- 지역 간이나 계층 간의 영양 상태 불균형
- 국민 영양개선 지도를 위한 행정체계와 각종 기초자료의 미비
- 일반 국민의 영양에 관한 인식 부족
- 장래 국민자질 향상을 위한 조기 영양관리 및 지도 기능의 미약 등

3) 영양섭취 기준(Dietary reference intakes, DRIs)

(1) 평균 필요량(Estimated Average Requirements; EAR)

· 대상 집단을 구성하는 건강한 사람들의 절반에 해당하는 일일 필요량을 충족시키는 값

· 대상 집단의 필요량 분포치 중앙값으로부터 산출한 수치

(2) 권장섭취량(Recommended Intake; RI)

· 대다수 사람의 필요 영양섭취량

· 평균 필요량에 2배의 표준편차를 더해서 계산한 수치

(3) 충분섭취량(Adequate Upper Intake Level; UL)

· 영양소에 필요량에 대한 정확한 자료가 부족하거나 필요량의 중앙값과 표준편차를 구하기 어려워 권장섭취량을 산출할 수 없는 경우에 제시하는 값

(4) 상한섭취량(Tolerable Upper Intake Level; UL)

· 인체 건강에 유해영향을 나타내지 않는 최대 영양소 섭취수준

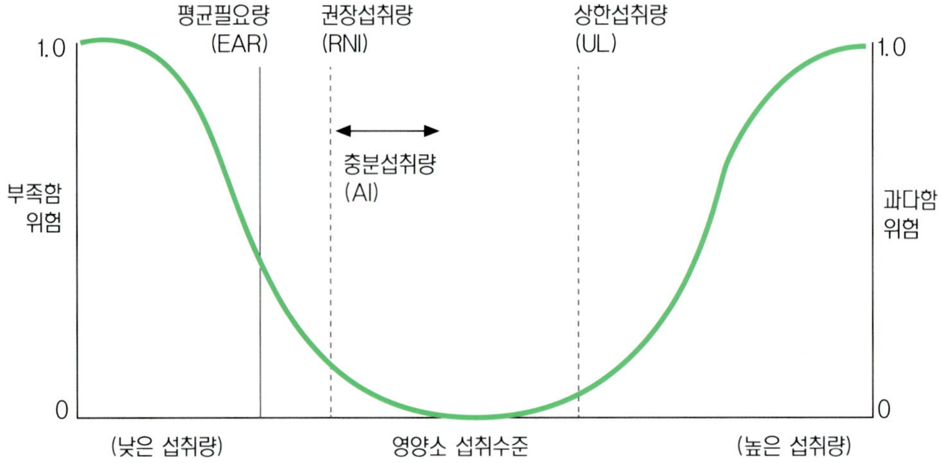

[영양섭취기준]

4) 영양개선의 영향

(1) 경제상의 영향

① 의료비 절감

· 많은 질병의 예방 및 치료의 효과

· 치료 기간의 단축 등으로 의료비 절감

② 식비 절감

· 식품의 효율적인 선택, 구매, 조리 등으로 식품의 영양 효율을 높임으로써 식비 절감

③ 생산능률 향상

· 피로를 방지하고 질병과 결근을 줄임으로써 생산능률을 향상함

(2) 보건상의 영향

① 질병과 이환율의 감소 : 신체 저항력을 높여 여러 가지 질병을 줄임

② 사망률 감소 : 신생아, 유아, 임산부, 성인병 등에 의한 사망률 감소

③ 건강증진 · 체력향상 : 체력, 운동력을 높여 건강을 증진

5) 국민 공통 생활지침

· 비만, 고혈압, 당뇨와 같은 만성 질환의 발병률이 증가함에 따라 이에 밀접한 영향을 미치는 식생활 습관을 개선하기 위해 국민의 건강하고 균형 잡힌 식생활을 위한 기본적인 9가지 수칙을 제시

· '국민 공통 생활지침'은 인구 사회학적 변화, 식품 및 영양섭취 변화, 식습관, 신체활동, 식품 환경의 5가지 영역을 구분한 후, 영역별로 국민의 주요한 건강 · 영양 문제와 식품 안전, 식품 소비 형태 및 환경요인 등 다양한 사항들을 고려하여 검토해 제시한 수칙

■ 국민 공통 식생활 지침

1. 쌀 · 잡곡, 채소, 고일, 우유 · 유제품, 육류, 생선, 달걀, 콩류 등 다양한 식품을 섭취하자
2. 아침밥을 꼭 먹자
3. 과식을 피하고 활동을 늘리자
4. 덜 짜게, 덜 달게, 덜 기름지게 먹자
5. 단 음료 대신 물을 충분히 마시자
6. 술자리를 피하자
7. 음식은 위생적으로, 필요한 만큼만 마련하자
8. 우리 식재료를 활용한 식생활을 즐기자
9. 가족과 함께 하는 식사 횟수를 늘리자

Part. 10

식품위생

1. 식품위생의 개요

1) 식품위생의 정의

(1) 식품위생(Food hygiene, Food sanitation)**이란**

식품으로 인한 질병과 위해를 방지하여 인간의 생명과 건강을 유지하기 위한 수단과 기술

(2) 세계보건기구(WHO) **환경위생 전문위원회**(1956년) **정의**

"식품위생이란, 식품의 재배 · 생산 · 제조로부터 인간이 섭취하는 과정까지 모든 단계에 걸쳐 식품의 안정성(Safety), 완전무결성(Wholesomeness) 및 건전성(Soundness)을 확보하기 위한 수단을 말한다"라고 정의

(3) 식품위생법(제2조)**의 정의**

"식품, 식품첨가물, 기구 또는 용기 · 포장을 대상으로 하는 음식에 관한 위생을 말한다."라고 정의

2) 식품위생의 목적(식품위생법 제1조)

· 식품(의약으로 섭취하는 것 제외)으로 인하여 생기는 위생상의 위해(危害)를 방지
· 식품영양의 질적 향상을 도모
· 식품에 관한 올바른 정보를 제공하여 국민보건의 증진에 이바지함

3) 식품위생관리 3대 접근 요소

· 식품의 안정성(Safety)
– 가장 중요한 요소
– 인체에 해로운 물질이 있어서는 안 된다는 것
· 완전무결성(Wholesomeness)
– 영양소가 골고루 함유하고 있어야 한다는 것
· 건전성(Soundness)
– 식용으로 사용하는 원료를 이용해야 한다는 것

4) 식품위생관리영역

· 식품을 통한 병원미생물의 감염
· 식중독
· 식품을 통한 기생충 질병의 감염
· 식품의 오염에 의한 피해
· 식품보존방법의 부적합
· 식품위생 행정활동
· 부정식품의 단속 및 유통관리
· 식품검역 등

5) 식품으로 인한 건강 장애

식품의 안정성은 식품에 의해 발생하는 건강 장애 문제와 직결되며, 식품으로 인하여 야기되는 건강 장애로는 식중독, 경구감염병, 인수공통감염병, 기생충증이 있으며 최근에는 식품과 관련된 발암이 주목받고 있다. 식품으로 인한 건강 장애를 생성요인별로 분류하면 내인성, 외인성, 유기성의 3가지로 나눌 수 있다.

(1) 내인성 요인

· 식품 자체가 가지고 있는 위해 성분으로 자연 독이나 알레르기 항원
· 식물성 자연독과 동물성 자연독과 같이 유해 · 유독 성분을 함유하거나 식이성 알레르겐, 항비타민 물질, 항효소성 물질, 항갑상선 물질 등과 같은 생리적 작용을 하는 식품 고유의 유해물질

(2) 외인성 요인

· 생육 · 생산 · 제조 · 유통 · 소비과정에서 일어나는 것
· 원래 식품 외부에 존재하는 위해 요인이 식품으로 유입, 오염되는 것
· 세균이나 곰팡이와 같은 생물체와 식품첨가물, 잔류농약과 같은 화학성분

(3) 유기성 요인

· 식품의 조리과정이나 섭취로 인하여 생성되는 유해물질

(4) 음식을 통해 발생하는 질병

· 소화기계 감염병 : 콜레라, 장티푸스, 파라티푸스, 세균성 이질 등
· 인수공통 감염병 : 조류 독감, 탄저, 부루셀라, Q열
· 동물 경로 : 무구촌충, 유구촌충, 선모충
· 민물고기 경로 : 폐디스토마, 간디스토마,
· 바다 생선 경로 : 아니사키스증
· 식물 경로 : 회충, 구충, 편충, 동양모양선충, 이질아메바

표 10-1. 식품으로 인한 건강 장애의 생성요인별 분류

생성요인	종류	병인물질
내인성	• 유해 · 유독 성분(자연독)	버섯독, 시안배당체, 발암물질, 식물알칼로이드, ciguattera 독, 복어독, 마비성 조개독 등
	• 생리적 작용성분(고유 유해물)	식이성 allergen, 항비타민 물질, 항효소성 물질, 항갑상선 물질
외인성	• 생물적인 것	세균성 식중독균, 경구 감염병균, 곰팡이독, 기생충
	• 인위적인 것 · 의도적 첨가 · 비의도적 첨가(오염물질) · 가공과정(과오)	· 불허용 식품첨가물(dulcin, 불허용 tar 색소 등) · 잔류농약, 환경오염 물질, 방사성물질, 용기 · 포장용출물 등 · 비소, PCB 등
유기성	• 물리적 작용생성물	가열(산화)유지, 조사유지(산화유지) 등
	• 화학적 작용생성물	조리과정의 가열분해, 식품성분간의 상호반응으로 생성되는 N-nitroso화합물
	• 생리적 작용생성물	N-nitrosamine의 생체 내 생성

2. 식중독

1) 식중독의 개요

(1) 식중독의 정의

- **세계보건기구(WHO)의 정의**
  "식중독이란, 식품 또는 물의 섭취 때문에 발생했거나 발생한 것으로 생각되는 감염성 또는 독소형 질환이다."라고 정의

- **식품위생법(제2조)의 정의**
  "식품 섭취로 인하여 인체에 유해한 미생물 또는 유독 물질에 의하여 발생하였거나 발생한 것으로 판단되는 감염성 질환 또는 독소형 질환이다."라고 정의

(2) 식중독의 발생원인

· 식품을 완전히 가열하지 않았거나 조리하지 않았을 때
· 음식을 잘 식히지 않았을 때
· 개인위생을 제대로 지키지 않았을 때
· 조리 전 식품과 교차오염이 되었을 때
· 위험 온도 범위(7~60℃)에 음식을 두었을 때
· 상온에 너무 오랫동안 음식을 방치했을 때
· 식품이 부적절하게 취급되어 조리기구나 조리된 음식에 오염되었을 때
· 음식의 재가열 시 세균이 완전히 사멸할 정도로 가열하지 않았을 때
· 기계, 기구, 집기류의 소독이 잘 안 되었을 때

(3) 식중독 발생의 역학적 특성

· 급격히 집단으로 발생하고 발생지역이 국한됨
· 여름철에 발생빈도가 높음
· 연령적인 특성은 없으나 일반적으로 20~24세 사이에 주로 발생
· 성별로는 남자가 여자보다 더 발생빈도가 높음

2) 식중독의 분류

식중독의 구분은 주로 세균성 식중독, 자연독에 의한 식중독, 화학물질에 의한 식중독, 곰팡이 독에 의한 식중독으로 구분한다.

표 10-2. 식중독의 분류

분류	종류	원인 균 및 물질	
미생물 식중독	세균성	감염형	살모넬라, 장염비브리오, 콜레라, 비브리오 불니피쿠스, 리스테리아 모노사이토제네스, 병원성대장균(EPEC, EHEC, EIEC, ETEC, EAEC), 바실러스 세레우스, 쉬겔라, 여시니아엔테로 콜리티카, 캠필로박터제주니, 캠필로박터 콜리
		독소형	황색포도상구균, 클로스트리디움 퍼프린젠스, 클로스트리디움 보툴리늄
	바이러스성	-	노로, 로타, 아스트로, 장관아데노, A형간염, E형간염, 사포 바이러스
	원충성	-	이질아메바, 람블편모충, 작은와포자충, 원포자충, 쿠도아
자연독 식중독		동물성	복어독, 시가테라독
		식물성	감자독, 원추리, 여로 등
		곰팡이	황변미독, 맥각독, 아플라톡신 등
화학적 식중독		고의 또는 오용으로 첨가되는 유해물질	식품첨가물
		본의 아니게 잔류, 혼입되는 유해물질	잔류농약, 유해성 금속화합물
		제조 · 가공 · 저장 중에 생성되는 유해물질	지질의 산화생성물, 니트로아민
		기타물질에 의한 중독	메탄올 등
		조리기구 · 포장에 의한 중독	녹청(구리), 납, 비소 등

(1) 세균성 식중독

- 식중독의 발생근원과 그의 기전 여하에 따라 독소형(Toxic type)와 감염형(Infectious type)의 두 가지로 구분
- 발생빈도가 가장 높음
- 세균성 식중독의 특징
  - 다량의 세균이나 독소량이 있어야 발생
  - 2차 감염은 없으며 원인 식품의 섭취로 발병

- 잠복기가 짧음
- 면역이 획득되지 않음

표 10-3. 감염형과 독소형 세균성 식중독의 비교

	감염형 식중독	독소형 식중독
정의	세균이 체내에서 증식하여 대량으로 되고 이것이 소화기계에 작용해서 일어난 식중독	세균이 증가할 때 발생하는 체외독소가 소화기계에 작용하여 일어나는 식중독
독소	균체 내독소	균체 내독소
잠복기	길다	짧다
균의 생사와 질병	균이 사멸하면 식중독이 발생하지 않음	생균이 전혀 없어도 발생할 수 있음
가열에 의한 예방 가능성	예방 가능	예방이 안 되는 경우가 많음

① **감염형 식중독**(Infection type food poisoning)

· 오염된 식품을 섭취한 뒤에 인체 내에서 발육 증식한 세균이 산출하는 내열성 균체 내 독소

a. **살모넬라**(Salminella) **식중독**

원인균	· Salminella, 2~3X0.6의 포자를 형성하지 않는 그람음성 간균 · 장염균(S. enteritidis), 쥐티푸스(S. typhymurium), 돈콜레라균(S. choleraesuis)
특성	· 60℃에서 20분 동안 가열하면 사멸하나 토양 및 수중에서는 비교적 오래 생존 · 균이 생체 내로 침입하여 장내에서 분열 증식하여 독소가 생산되며 독성은 비교적 약함
발생시기	· 8~48시간(균종에 따라 다양) ☞ 여름, 가을에 많이 발생
주요 증상	· 복통, 설사, 구토, 발열
원인 식품	· 부적절하게 가열한 동물성 단백질식품과 식물성 단백질식품, 생선묵, 생선요리와 육류를 포함한 생선 등의 어패류와 불완전하게 조리된 그 가공품, 면류, 야채, 샐러드, 마요네즈, 도시락 등 복합조리 식품 등
감염원 및 감염경로	· 사람, 가축, 가금, 개, 고양이, 기타 애완동물, 가축・가금류의 식육 및 가금류의 알, 하수와 하천수 등 자연환경 등에 균이 존재 · 보균자의 손, 발 등 2차 오염에 의한 오염 식품을 섭취할 때 감염
예방대책	· 조리 후 식품을 가능한 한 신속히 섭취 ☞ 남은 음식은 5℃ 이하 저온보관 · 식품을 74℃에서 1분 이상 가열 조리 후 섭취 · 조리에 사용된 기구 등은 세척・소독하여 2차 오염을 방지

b. 장출혈성 대장균 식중독

원인균	· 병원성 대장균(pathogenic E. coli)
특성	· 유당을 분해하여 산과 가스를 생산하는 통성혐기성균 · 병원성 대장균 중 베로 독소(verotoxin)을 생성 ☞ 대장점막에 궤양을 유발 ☞ 조직이 짓무르고 출혈을 유발 ☞ 장관 출혈성 대장균 · 장관 출혈성 혈청에 따라 026, 0103, 0104, 0146, 0157 등 대표적인 균 0157H:H7
발생시기	· 12~17시간(균종에 따라 다양)
주요 증상	· 설사 복통, 발열, 구토 등의 급성위장 장애 증상 · 심하면 출혈성 대장염, 용혈성요독증후군, 혈전성혈소판 감소증 등
원인 식품	· 광범위하게 분포하기 때문에 환자와 보균자의 분변으로부터 직접 · 간접으로 오염되는 식품 · 햄, 치즈, 소시지, 채소 샐러드, 분유, 두부, 음료수, 어패류, 도시락, 급식 등이 주요 원인 식품
감염원 및 감염경로	· 환자와 보균자의 분변과 동물, 가축의 분변에 존재하며 보균자가 화장실을 비위생적으로 사용할 때 감염 · 하천수와 어패류 등에서 분리 검출되므로 1, 2차 오염으로 감염
예방대책	· 조리기구 구분 사용으로 2차 오염을 방지 · 생육과 조리된 음식은 구분하여 보관 · 다진 고기는 중심부 온도가 75℃에서 1분 이상 가열

c. 장염비브리오 식중독

원인균	· 장염비브리오균(Vibrio parahaemolyticus)
특성	· 해수 세균의 일종으로 2~4%의 소금물에서 잘 생육하며 해수 온도가 15℃ 이상이 되면 급격히 증식 · 짧은 쉼표 모양이며, 포자와 협막이 없음
발생시기	· 평균 12시간 ☞ 여름철에 집중적으로 발생
주요 증상	· 복통, 설사, 발열(37~38℃), 구토 등 전형적인 급성위장염 증세
원인 식품	· 어패류, 생선회, 수산식품(게장, 생선회, 오징어무침, 꼬막무침 등)
감염원 및 감염경로	· 해수 중에 서식하는 장염비브리오균의 증식이 적합한 하절기에 근해의 오징어, 문어 등 연체동물과 고등어, 아지 등 어류, 조개 등 패류의 체표, 내장과 아가미 등에 부착하여 있다가 근육으로 이행되거나 유통과정 중에 증식하여 식중독을 일으킴 · 어패류의 체표와 내장 및 아가미 등에 부착되어 있다가 이를 조리한 사람의 손과 기구로부터 다른 식품에 2차 오염
예방대책	· 어패류는 잘 씻고, 조리기구 소독과 청결을 철저히 함 · 오염된 조리기구는 세정, 열탕 처리하여 2차 오염을 방지 · 가능한 한 생식을 피하고, 이 균은 60℃에서 5분, 55℃에서 10분의 가열로 쉽게 사멸하므로 반드시 식품을 가열한 후 섭취

d. 캄필로박터 식중독

원인균	· 캄필로박터균(Campylobacter)
특성	· 대장균보다 가느다란 형태의 나선형으로 일반적인 호기 배양법으로 전혀 발육하지 않으며, 미호기성 조건을 요구하는 균 · 상온의 공기 속에서는 서서히 사멸 · 산소가 없는 혐기 조건에서 성장할 수 없음
발생시기	· 평균 2~3일
주요 증상	· 복통, 설사, 구토, 근육통, 두통을 주증상으로 하는 감염형 장염
원인 식품	· 소, 돼지, 개, 고양이, 닭, 우유, 물이 원인 · 육류의 생식이나 불충분한 가열, 동물(조류 등)의 분변에 의한 오염
감염원 및 감염경로	· 캄필로박터 제주니(C. jejuni)의 감염은 주로 오염된 식품 또는 식수에 존재하는 세균의 경구섭취로부터 시작 · 가축이나 가금의 도살 후 해체과정에서 생육에 오염 · 생육에서 생육으로 또는 생육에서 주변 환경으로 오염될 가능성이 크고 인체 감염경로는 주로 원인균에 오염된 식육, 우유, 햄버거, 닭고기 등 · 배설물에 의해 2차 오염된 물로 인한 집단 발생
예방대책	· 생육을 만지면 손을 깨끗하게 씻고 소독하여 2차 오염 방지 · 생균에 의한 감염형이므로 식품을 충분히 가열하여 균을 사멸시키도록 하며, 이 균이 수중에서 장시간 생존할 수 있으므로 마시는 물도 끓여 마셔야 함 · 식육(특히 닭고기)의 생식을 피하고, 열이나 건조에 약하므로 조리기구는 물로 끓이거나 소독하여 건조

② 독소형 식중독(Toxin-type food poisoning)

세균이 증식하여 독소를 생산한 식품을 섭취하여 발생하는 식중독

a. 포도상구균 식중독

원인균	· 황색포도상구균(Staphylococcus aureus)
특성	· 균이 식품 중에서 증식하여 생산한 장독소(enterotoxin)을 함유한 식품을 섭취할 때 일어나는 독소형 식중독 · 소금농도가 높은 곳에서 증식하며 특히 건조 상태에서 저항성이 강하여 식품이나 가검물 등에서 장기간(수개월) 생존하여 식중독을 유발 · 장독소는 내열성이 강함 ☞ 100℃에서 60분간 가열하여야 파괴
발생시기	· 1~5시간(평균 3시간) ☞ 늦은 봄과 가을
주요 증상	· 구토, 설사, 복통, 오심
원인 식품	· 육류 및 그 가공품과 우유, 크림, 버터, 치즈 등과 이들을 재료로 한 과자류와 유제품, 밥, 김밥, 도시락, 두부 등과 복합조리식품과 크림, 소스, 어육 연제품 등
감염원 및 감염경로	· 토양, 하수 등의 자연계에 널리 분포 · 건강인의 약 30%가 이 균을 보균하고 있으므로 코안이나 피부에 상재되어 있는 황색포도상구균이 식품에 혼입

예방대책	· 식품취급자는 손을 청결히 하며 손에 창상 또는 화농 되거나 신체 다른 부위에 화농이 있으면 식품을 취급해서는 안 됨 · 식품제조에 필요한 모든 기구와 기기 등을 청결히 유지하여 2차 오염을 방지 · 식품은 적당량을 조속히 조리한 후 모두 섭취하고, 식품이 남았을 때는 실온에 내버려 두지 말고 5℃ 이하에 냉장 보관

b. 보툴리누스균 식중독

원인균	· 클로스트리듐 보툴리늄(Clostridium botulinum)균
특성	· 그람양성의 편성혐기성 간균이며 세포 한쪽 끝에 난 원형의 아포를 형성 · 생성하는 신경독소(neurotoxin)는 항원 특이성에 따라 A, B, C1, C2, D, E, F, G 등 8종 ☞ A형이 치명적 · 독성이 강하여 치명률이 높음 · 열에 불안정하여 80℃에서 20분, 100℃에서는 1~2분 가열로 파괴
발생시기	· 8~35시간
주요 증상	· 현기증, 두통, 신경 장애, 호흡곤란 등의 신경계 증상이 주증상
원인 식품	· 통조림, 병조림, 레트로 식품, 식육, 소시지 생선 등
감염원 및 감염경로	· 토양, 바다, 개천, 호수 및 동물의 분변에 분포하며, 어류, 갑각류의 장관 등에도 널리 분포 · 이 균에 오염되어 있는 육류, 채소, 어류 등의 식품 원재료를 부적절하게 처리하면 포자가 사멸되지 않고 생존하게 되며, 환경조건이 혐기적일 때 아포가 발아하여 증식하면서 식중독을 발생시킬 정도의 독소를 생산하게 되어 식중독을 유발
예방대책	· 식품 원재료에는 포자가 있을 가능성이 크므로 채소와 곡물을 반드시 깨끗이 씻고 생선 등 어류는 신선한 것으로 조리 · 식품 원재료를 가공(조리) 및 기타 통조림 · 병조림으로 제조할 때에 20℃에서 4분이나 100℃에서 30분 가열로 포자를 완전히 사멸 · 이 균의 독소는 단시간의 가열로 불활성화되므로 이 식중독은 통조림 · 병조림 및 기타 저장 식품도 반드시 가열 후 섭취

c. 클로스트리디움 퍼프린젠스균 식중독

원인균	· 클로스트리듐 퍼프린젠스(Clostridium Clostridium perfringens perfringens)
특성	· 토양, 하천과 하수 등 자연계와 사람을 비롯하여 동물(주로 포유동물)의 장관, 분변 및 식품 등에 널리 분포 · 3×9㎛ 크기의 대형 편성혐기성 간균으로 그람양성이며 편모는 없고 아포를 형성하며 아포의 발아 시 독소를 생성 · 이 균이 생산하는 독소생산능의 차이에 따라 A, B, C, D, E, F형의 6형으로 분류하며 주로 사람의 식중독에 관여하는 것은 A형과 C형
발생시기	· 8~12시간
주요 증상	· 설사, 복통, 통상적으로 가벼운 증상 후 회복
원인 식품	· 돼지고기, 닭고기, 칠면조고기 등으로 조리한 식품과 가공품인 동물성 단백질식품이며 미리 가열 소리된 후 실온에서 5시간 이상 방치된 식품에서 많이 발생

감염원 및 감염경로	· 물, 토양, 하수 등 자연계, 가축과 가금류의 장관에 상재하며 건강한 사람의 장관에도 존재
예방대책	· 혐기성균이므로 식품을 대량으로 큰 용기에 보관하면 혐기조건이 될 수 있으므로 소량씩 용기에 넣어 보관 · 식품은 신선한 원재료로 필요량만을 신속하게 가공 조리하여 남기지 않도록 하며 부득이하게 남은 음식은 먹기 전에 충분히 가열한 후 섭취 · 따뜻하게 배식하는 음식은 조리 후 배식까지 60℃ 이상을 유지해야 하며, 차갑게 배식하는 음식은 조리 후 재빨리 식혀 5℃ 이하에서 보관

표 10-4. 세균과 바이러스의 차이

	세균	바이러스	비고
특성	균에 의한 것 또는 생산하는 독소에 의하여 식중독 발병	크기 작은 DNA 또는 RNA가 단백질 외피에 둘러 쌓여 있음	
증식	온도, 습도, 영양성분 등이 적정하면 자체 증식가능	자체 증식이 불가능하며 반드시 숙주가 존재하여야 증식이 가능	
발병량	일정량(수백~수백만) 이상의 균이 존재하여야 발병 가능	미량(10~100) 개체로도 발병가능	
증상	설사, 구토, 복통, 메스꺼움, 발열, 두통 등	메스꺼움, 구토, 설사, 두통, 발열 등	증상은 유사함
치료	항생제 등을 사용하여 치료 가능하며, 일부 균은 백신이 개발되었음	일반적 치료법이나 백신이 없음	
2차 감염	2차 감염되는 경우는 거의 없음	대부분 2차 감염됨	

(2) 바이러스성 식중독

· 공기, 접촉, 물 등의 경로로 식품에 침투하여 감염되는 바이러스성 식중독

· 바이러스 식중독의 특징

– 바이러스성 식중독은 기온의 영향을 거의 받지 않아 겨울철에도 유행

– 식중독 발생 경로가 식품 뿐만 아니라, 음용수, 분변, 공기 등 다양

– 식중독을 일으키는 병원체가 바이러스이기 때문에 기존의 항생제로는 치료가 불가능

– 치료방법이 명확하지 않아 감염방지, 예방이 매우 중요

a. 노로바이러스(Norovirus) 식중독

원인균	· Non-envelop 바이러스
특성	· 분변-구강 경로(Fecal-oral route)를 통하여 감염 · 사람 장관 내에서만 증식 ☞ 유행성 위장염의 주요 원인체 · 연중 발생 가능하며 2차 발병률이 높음
발생시기	· 24~48시간(10월~11월 중 증가하고 다음 해 1월에 최고 정점)
주요 증상	· 오심(메스꺼움), 구토, 설사, 복통, 두통
원인 식품	· 음식물이나 물에 의해 주로 발생 ☞ 사람의 분변에 오염된 물이나 식품에 의해 발생
감염원 및 감염경로	· 생선, 조개, 굴 같은 수산물을 익히지 않고 먹을 경우 · 집단 배식에서 손이 오염이 된 조리사의 음식을 섭취한 경우 · 구토물이나 침 같은 분비물들이 묻은 손으로 음식을 섭취할 경우 · 설사 증세가 나타나는 유아의 기저귀를 만진 경우 · 오염이 된 환자접촉, 식품 식수 등
예방대책	· 2차 감염을 막기 위하여 감염자의 변, 구토물에 접촉하지 않으며, 접촉한 경우에는 충분히 씻고 소독 · 조리자는 용변을 본 후나 조리하기 전에 반드시 손을 잘 씻고 소독 · 과일과 채소는 철저히 씻어야 하며, 굴 등의 어패류는 중심온도 85℃에서 1분 이상 가열하여 섭취 · 질병 발생 후 오염된 표면은 소독제로 철저히 세척, 살균하고 바이러스에 감염된 옷과 이불 등은 즉시 비누를 사용하여 뜨거운 물로 세탁

표 10-5. 바이러스성 식중독의 원인 및 증상

병원체	잠복기	증상		전파기전	2차 감염
		구토	열		
아스트로바이러스	1~4일	가끔	가끔	식품, 물, 대변-구강전파	○
장관 아데노바이러스	7~8일	통상적	통상적	물, 대변-구강전파	○
노로바이러스	24~48시간	통상적	드물거나 미약	식품, 물, 접촉감염, 대변-구강전파	○
로타바이러스A군	1~3일	통상적	통상적	물, 비말감염, 병원감염, 대변-구강전파	○

3) 자연독 식중독

· 특정 동 · 식물의 일부 기관 내에 사람에게 유해한 독성물질이 함유되어 있고, 이를 오용함으로써 식중독을 발생

· 식물성 식중독 : 식물이 가지고 있는 독에 의해 일어나는 식중독

· 동물성 식중독 : 동물이 가지고 있는 독에 의해 일어나는 식중독 ☞ 해산 어패류
· 발생원인
  - 자연적 종에 따라 식물 또는 동물이 원래부터 가지는 성분
  - 먹이 사슬을 통해 동물의 체내에 축적되어 유독 물질이 발생 ☞ 식중독 유발

(1) 동물성 자연독 식중독

① 복어중독

· 동물성 중 가장 많이 발생 ☞ 치사율 20%

a. **원인독소** : 테르로도톡신(tetrodotoxin)
☞ 복어의 난소, 고환, 간, 내장 등에 함유(간 〉 난소 〉 내장)

b. **증상**

· 신경의 장애로 인한 근육마비(30분~6시간 이내)
· 제1도 : 입술 및 혀끝의 지각 둔화, 오심, 구토
· 제2도 : 사지말단의 지각 둔화, 피부감각, 미각 및 청각의 둔화, 운동마비
· 제3도 : 운동 불능, 골격근 이완, 근 반사 소실, 발성 불능, 연하곤란, 혈압하강
· 제4도 : 의식 혼탁, 호흡 정지, 허탈(말초성 혈관 마비)

c. **예방**

· 복어요리 전문가가 한 요리를 섭취
· 내장, 난소, 간, 피부 등을 먹지 않도록 하고 유독 부분의 폐기에도 주의

② 조개류 식중독

· 조개 내에 축적된 독소물질 ☞ 사람이 조개를 먹었을 때 중독을 일으키는 원인물질
· 독소를 가진 조개류 ☞ 껍질이 2장인 조개류에서 발생

a. **베네루핀**(Venerupin)

· 모시조개, 바지락, 굴 등의 독성분
· 3~4월에 많이 발생
· 열에 대하여 100℃에서 1시간 가열에도 파괴되지 않음
· 잠복기 : 12~48시간
· 증상
  - 불쾌감, 전신권태, 구토 등
  - 배, 목, 다리 등에 적색 또는 암적색의 피하 출혈 반점이 나타나고, 황달 현상이 나타남
  - 중증 : 뇌 증상으로 인한 의식 혼탁, 불안 상태가 되고 잇몸의 출혈, 토혈, 혈변

☞ 10시간 ~ 7일 이내에 사망

b. 마비성 조개 중독

ⓐ 삭시톡신(Saxitoxin)

· 검은 조개, 섭조개, 대합조개 등의 독성분에 의해 중독되는 것

· 마비증세를 나타내는 것이 특징

· 잠복기 : 섭취 후 30분~3시간

· 증상

– 입술, 혀 등의 마비로 시작하여 사지 마비와 기립 보행이 불가능해짐

– 언어장애, 두통, 갈증, 구토 등이 나타남

– 중증이면 호흡 마비를 일으켜 사망

ⓑ 미탈로톡신(Mytilitoxin) 식중독

· 섭조개, 홍합 등의 독성분 ☞ 치명율 10%

· 잠복기 1~2일 ☞ 빠르면 12시간, 느리면 7일 정도

· 증상 : 입술, 혀, 잇몸, 안면 등의 마비로 시작하여 사지가 마비 → 언어장애, 운동장애 → 말초신경의 마비 증상

(2) 식물성 식중독

· 유독 성분에 따라 분류

– 청산배당제를 함유한 것 : 오색자두, 청매, 은행 등

– 알카로이드(alkaloid)를 함유한 것

– 기타 배당체를 함유한 것 : 감자, 수지배당체 등

– 유독 성분의 내용이 불명인 것

① 버섯 중독

a. 원인독소

· 무스카린(muscarine) : 위장형 중독

· 무스카리딘(muscaridine) : 뇌중형 중독

· 뉴린(neurin) : 콜레라형 중독 ☞ neurin은 choline의 분해 산물

b. 증상

· 구토, 설사, 복통 같은 위장 증상과 혼수, 혈당, 혈액뇨, 청색증을 동반

· 위장형 중독 : 구토, 설사, 위장 허탈, 복통 등

· 콜레라형 중독 : 위장 경련과 헛소리, 혼수상태

· 뇌중형 중독 : 축동, 발한, 서맥, 산동, 근육경직
· 독버섯의 특징
– 방향이 일정하치 않게 찢어지는 것
– 색이 아름답고 선명한 것
– 악취가 나고, 분비물이 있는 것
– 쓴맛, 신맛을 가진 것은 유독

② 감자중독

a. **원인독소** : 솔라닌(Solanine)
☞ 감자의 발아 부분이나 햇빛을 받아 초록색으로 변한 부분에 많이 포함
b. **증상** : 복통, 위장장애, 현기증, 경도의 의식장애
c. **예방**
· 감자는 통풍이 잘되고 그늘진 곳에 보관
· 조리 단계에서 발아 부분과 녹색 부위는 제거한 후 섭취

③ 맥각중독

· 맥각이 장기적으로 중독되어 일어나는 중독
a. **원인독소** : 에르고톡신(ergotoxine) ☞ 맥각균에 의해 생성
b. **증상**
· 인체 내 0.5% 축적되면 위장장애, 신경 장애
· 임산부 ☞ 조산, 유산 초래

④ 청매 중독

a. **원인독소** : 아미그달린(amygdalin) → 효소에 의해 분해 → 청산을 유리함
b. **증상**
· 소화불량, 구토, 경련 및 호흡곤란
· 중추신경 자극과 어지럼증을 동시에 일으킴 ☞ 혈액 중 산화, 환원작용을 억제하여 사망

표 10-6. 독버섯 및 동·식물성 식중독의 유독 성분 및 증상

구분	성분	증상	종류
독버섯	Neurine	호흡곤란, 설사, 사지마비, 유연	모든 독버섯
	Muscarine	선 분비항진, 혈압하강, 착란, 환각	땀 붉은 광대버섯
	Muscardine	미친 상태	광대버섯
	Phaline	용혈작용	알 광대버섯
	Phalloidin	용혈작용	알 광대버섯
	Amanitatoxin	복통, 강직, 심한 설사	알 광대버섯
	Pilztoxin	강직성 경련	광대·파리버섯
	Psilocybin	환각 성분(웃음)	끈적·웃음 버섯
식물성 자연독	Solanine	용혈, 복통, 허탈, 환각, 의식장애	감자의 녹색
	Amygdalin	현기증, 사망	청매실
	Ergotoxin	구토, 설사, 경련, 자궁수축제	맥각균
	Aflatoxin	간암(A. flavus)	가축 사료
	Luteoskyrin	구토, 마비, 경련(P. islandicum)	황변미
동물성 자연독	Tetrodotoxin Venerupin Saxitoxin	지각, 언어, 운동, 혈압, 호흡 억제 발열, 구토, 변비, 두통, 혈변, 혼수, 토혈	복어 바지락, 모시조개 섭조개

4) 화학적 식중독

· 유해 한 화학물질이나 금속이온이 식품에 혼입되어 섭취함으로써 체내에 이상 현상을 일으키는 것

· 식품의 본래 구성성분 이외에 물질의 첨가나 혼합으로 인하여 발생하는 식중독

· 유발 물질의 경로

– 고의 또는 오용으로 첨가되는 유해물질 : 유행성 감미료, 인공착색료, 보존료 등

– 본의 아니게 잔류, 혼합되는 유해물질 : 농약

– 제조 · 가공 · 저장 중에 생성되는 유해물질 : 지방산

– 기타물질에 의한 중독 : 방사능 오염 등

– 조리기구 · 포장에 의한 중독 : 납, 카드뮴, 비소, 아연 등

(1) 식품첨가물에 의한 식중독

· 식품의 제조, 가공에 사용되는 모든 화학적 합성품

· 감미제, 조미제, 방부제, 살균제, 방충제, 착색제, 방향제, 산화방지제, 표백제, 소맥분 개량제, 점착제, 유화제 발색제 등

표 10-7. 식품첨가물의 중독 증상

분류	종류	증상
유해성 감미료	cyciamate	발암성(사용금지)
	p-Nitro-o-toludine	위통, 식욕감퇴, 구토 등의 증상
인공 착색료	Auramine	두통, 구토, 사지 마비, 두근거림, 의식불명 등의 증상
	Rhodamine	오심, 구도, 설사, 복통 등
	picric acid	위통, 구토, 설사, 신장 장애, 용혈 황달 등

(2) 유해 금속물의 오염에 의한 식중독

· 안티몬, 비소, 카드뮴, 불화물, 수은제, 아연 등 ☞ 식품첨가물, 포장 및 기구 등를 통해서 중독

· 금속용 기구에 의한 유독 금속화합물이 식품 중에 혼합하여 중독

· 식기제조 시 연료가 검출되거나 재료 합성할 때 촉매로 첨가한 중금속 ☞ 수은, 납, 포르말린

(3) 잔류농약 식중독

· 농업용 살서제, 살충제, 제초제들로서 독성이 강한 물질

· 농작물 표면에 부착되어 있거나 식물 내부 조직에 흡수되어 분해되지 않고 잔류

· 불소혼합물, 유기인제, 유기염소제, 유기수은제, 카바메이트 등 사용

표 10-8. 유해금속에 의한 중독 경로 및 중독 증상

유해금속	중독 경로	주증상
비소	농약, 오염으로 소맥분 증에 혼입	위통, 구토, 설사, 출혈
납	10% 이상 혼합된 용기 이용 시, 농약 오용	복통, 설사, 구토
구리	구리제, 식기, 용기	구토
안티몬	5% 이상 혼합된 용기 이용 시	구토(비소와 유사)
바륨	살서제의 오용	구토, 설사, 복부 경련, 심장마비
수은	수은 공장, 농약 취급 시, 승홍의 오용	복통, 구토, 설사
카드뮴	식품 기구, 폐수, 농약의 혼입	구토, 설사, 오심, 경련
아연	식기, 용기, 폐수의 혼입	갈증, 복통, 설사
아질산염	식염과 혼동	청색증, 구토, 설사, 저혈압

5) 곰팡이 독소에 의한 식중독

· 곰팡이 독소(Mycotoxin)는 곰팡이의 대사산물로써 사람 또는 동물에게 기능 및 기질적 장애를 일으키는 물질의 총칭

· 곰팡이독증(Mycotoxicosis) : 곰팡이 독에 의하여 일어나는 식인 성 건강 장애 현상

(1) 아플라톡신(Aflatoxin) 식중독

· 탄수화물이 풍부한 쌀 · 보리 · 옥수수에서 많이 발생

· Aspergillus flavus 등이 생산하는 가장 강력한 간암 유발 물질

· 증상 : 간 출혈, 담관 장식, 신장 출현 등

(2) 황변미에 의한 식중독

· 황변미는 쌀에 곰팡이가 기생하여 황색으로 변하는 것

· 오크라톡신(Ochratoxin) 식중독

(3) Aspergillus ochraceus의 대사산물

· A, B, C 중 A의 독성이 가장 강함

· 간과 콩팥에서 암 증의 장애를 유발

· 독소의 분포는 쌀, 보리, 밀, 옥수수, 콩, 커피 등 자연오염도 광범위한 지역에서 발생

3. 식품의 변질과 보존

1) 식품의 변질

자연상태에서 식품의 영양성분이 변화하거나 비타민이 파괴되고 탈수되는 변화로 향이 손상되어 식품의 성질을 잃는 것으로 수분이 증발하여 건조되거나 광선, 공기에 의한 산화 또는 식품 자체의 효소작용 때문에 식품 본래의 향미, 색 및 영양성분의 변화를 일으키는 물리적 · 화학적 변화가 포함된다.

(1) 부패(Putrefaction)

단백질이 해로운 물질을 생성하여 악취로 부패하는 현상

(2) 산패(Rancidity)

유지를 공기 속에 오래 내버려 두었을 때 산성이 되어 불쾌한 냄새가 나고, 맛이 나빠지거나 빛깔이 변하는 것

(3) 변패(Deterioration)

미생물 및 효소 등에 의해 탄수화물과 지방질이 분해되어 산미를 형성하거나 비정상적인 맛과 냄새가 나는 현상

(4) 발효(Fermentation)

탄수화물이 미생물의 작용을 받아 유기산과 알코올 등을 생성하는 것

2) 식품의 보존

식품의 변질을 예방하기 위하여 식품의 미생물을 제거하거나 미생물의 증식을 억제하는 것을 식품의 보존이라 하며, 보존 방법에는 물리적 보존법과 화학적 보존법이 있다.

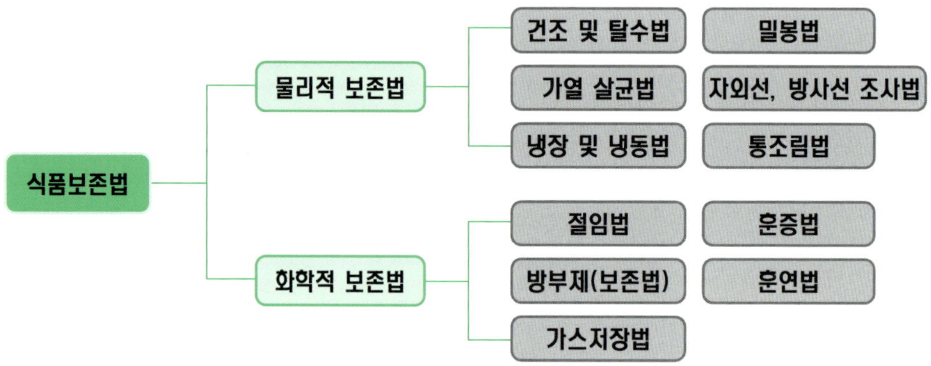

[식품 보존법]

(1) 물리적 보존법

① 냉장 및 냉동법

· 식품을 저온에 저장하여 효소 반응을 포함한 화학반응, 미생물의 성장과 활성을 억제하는 보존법

· 10도 이하가 되면 세균의 발육이 억제 -5도 이하가 되면 대부분 미생물의 발육이 억제

· 세균 번식 억제, 미생물 발육 억제, 식품보존 기간 연장, 식품의 부패 속도 억제

a. 움 저장(Cell storage) : 움 속(지하)에 온도를 약 10℃로 유지하면서 저장하는 방법

b. 냉장(Cold storage) : 식품을 0~4℃로 보존하는 방법

c. 냉동(Freezing storage) : 냉동은 0℃ 이하로 보관하는 방법

② 가열 살균법

· 끓이거나 삶는 방법에 따라 식품에 부착된 미생물을 사멸시키고 조직 중의 각종 효소를 불활성화시켜 식품의 변질을 방지하는 방법

a. 저온 살균법 : 60~65℃에서 30분간 살균 ☞ 우유, 과즙, 각종 소스, 액체 식품 등

b. 고온 단시간 살균법 : 70~75℃에서 15초간 살균 ☞ 우유, 과즙

c. 초고온 살균법 : 130~150℃(평균 140℃, 0.75초)에서 1~3초간 살균

③ 건조 탈수법

· 미생물의 생육에 필요한 수분을 식품으로부터 제거해 수분 활성을 낮추고, 삼투압을 증가시켜 미생물의 생을 저지시키는 방법

④ 통조림법

· 캔 속의 가스를 제거하고 밀봉 후 다시 가열 처리함으로써 효소의 활성화와 세균의 발육을 억제하는 방법

⑤ 밀봉법

· 식품을 외부의 공기와 차단해 산화 또는 흡수를 방지함으로써 장기간 보존하는 방법

⑥ 자외선 및 방사선 조사

· 자외선 조사 : 2,500~2,700Å의 자외선이 가지는 살균력을 이용하여 식품 보존하는 방법

· 방사선 조사 : 방사선 α, β, γ 선 중 γ 선이 가장 살균력이 강하며 Co60이 사용

(2) 화학적 보존법

① 절임법

· 식품에 소금, 설탕, 식초를 넣어 삼투압 또는 pH를 조절, 부패 미생물의 발육을 억제

a. 염장법(salting method) : 식염 작용으로 식품 내의 수분을 제거, 세균의 원형질을 분리함으로써 부패를 방지

b. 담장법(sugaring method) : 당의 농도를 50% 이상 유지, 효모, 곰팡이와 세균의

발육이 억제

c. 초절임법(picking method)산도가 낮은 초산을 사용해 미생물의 번식을 억제, 부패를 방지

② **훈연법**

· 벚나무, 참나무, 떡갈나무를 불완전 연소시켜 나오는 연기 중의 알데히드, 석탄산 같은 물질을 어육류의 조직에 침투시켜 건조시키는 방법

· 식품의 건조와 살균작용을 유도, 저장성과 향미를 증진

③ **가스저장법**

· 이산화탄소, 질소가스를 이용하여 호기성 부패 세균의 번식을 억제, 어육류, 알류, 야채의 저장에 사용

④ **훈증법**

· 곤충, 기생충 알, 미생물을 사멸시키는 방법, 훈증제로 클로로포름, 산화질소 등이 흔하게 사용

⑤ **훈연법**

· 연기로 가열한 후 건조하는 식품 저장법

Part. 11

모자보건

1. 모자보건의 개념

1) 모자보건의 정의와 목적

모자보건이란 모성 보건(Maternal health)과 영유아보건(Infant and child health)으로 구분하며 '모성'이란 임산부와 가임기의 여성을 뜻하며, 임신 중이거나 6개월 미만인 여성을 말하고 '영유아'는 출생 후 6년 미만의 아기를 말한다.

(1) 모자보건사업(모자보건법 제2조)

"모성과 영유아에게 전문적인 보건의료서비스 및 그와 관련된 정보를 제공하고, 모성의 생식건강(生殖健康) 관리와 임신 · 출산 · 양육 지원을 통하여 이들이 신체적 · 정신적 · 사회적으로 건강을 유지하게 하는 사업을 말한다"라고 정의

(2) 세계보건기구(WHO) 모자보건 전문분과위원회의 정의

"모성 보건이란, 모성의 건강유지와 육아에 관한 기술을 터득하여 정상 분만과 정상적 자녀

를 갖도록 하며, 예측 가능한 사고나 질환, 기형을 예방하는 사업이다."라고 정의

(3) 모자보건의 목적

· 모성의 생명과 건강을 보호
· 건강한 출산과 양육을 통하여 영유아 사망률을 저하
· 신체적 · 정신적 건강과 정서적 발달을 유지하고 증진
· 유전적 잠재력을 최대한 발휘할 수 있도록 하여 국민보건의 기여

■ **모자보건사업의 목표**(세계보건기구 모자보건 전문분과위원회(1952))

1. 모든 임산부가 건강을 유지 · 증진하게 하고, 영 · 유아 보건에 대한 지식을 습득시키며, 정상 분만 및 건강한 어린이를 출산하도록 한다.
2. 모든 어린이가 가정 내의 건전한 환경에서 사랑과 보호를 받으며 성장해야 하고 적당한 영양과 건강 지도 및 효과적인 의료봉사를 제공해 주며, 생활 태도를 길러준다.

2) 모자보건의 중요성

· 모성관리와 영유아 관리 대상이 광범위 ☞ 대상이 되는 인구가 전 인구의 60~70%
· 어린이는 국가나 사회에 있어서 고귀한 인적 자원
· 임산부와 어린이는 질병에 쉽게 이환
· 임산부와 어린이의 질병은 조직적인 노력으로 쉽게 예방 가능
· 임산부와 어린이의 질병을 내버려 두면 사망률도 높고 치유된 이후에도 기형 및 불구의 후유증이 평생 지속 될 가능성이 큼
· 임산부와 영유아는 건강의 취약대상이므로 포괄적인 모자보건사업이 잘 받아들여짐

3) 모자보건의 지표

모자보건사업의 수행결과를 평가할 수 있는 대표적인 지표로는 영아사망률, 신생아사망률, 초생아 사망률, 주산기 사망률, 모성 사망률 등이 포함된다.

(1) 영아 사망률(Infant mortality rate)

· 출생 후 1년 이내(365일 미만) 사망아 수를 해당 연도의 출생아 수로 나눈 수치를 1,000

분비로 표시

· 영아사망과 사산에 관한 통계는 모성 사망 통계와 함께 모자보건 수준을 가늠하는 가장 기본적인 정보

$$\text{영아사망률} = \frac{\text{연간 1세 미만의 사망아 수}}{\text{연간 출생아 수}} \times 1{,}000$$

(2) 신생아사망률(Neonatal morality period)

· 어떤 연도에 출생한 정상 출생아 수 1,000명에 대하여 그 연도에 발생한 28일 미만인 신생아의 사망 수를 표시하는 비율

$$\text{신생아사망률} = \frac{\text{연간 생후 28일 미만의 사망아 수}}{\text{연간 출생아 수}} \times 1{,}000$$

(3) 주산기 사망률(Perinatal mortality rate)

· 어떤 연도의 출생아 수 1,000명에 대한 그 연도의 사산 수와 생후 7일 이내 사망 수

$$\text{주산기사망률} = \frac{\text{임신 28주 이후 사산아 수 + 생후 7일 미만의 사망아 수}}{\text{총 출생아 수}} \times 1{,}000$$

(4) 초생아 사망률

· 어떤 연도에 출생한 정상 출생아 수 1,000명에 대하여 그 연도에 발생한 7일 미만인 초생아의 사망 수를 표시하는 비율

$$\text{주산기사망률} = \frac{\text{생후 7일 이내 사망 수}}{\text{연간 출생아 수}} \times 1{,}000$$

(5) 모성 사망률(Maternal mortality rate)

· 임신과 관련된 원인으로 임신 또는 분만 후 42일 이내에 발생한 여성 사망자 수를 해당 연도의 출생아 수로 나눈 수치를 100,000분비로 표시

$$\text{모성사망률} = \frac{\text{자연간 모성사망자 수}}{\text{총 출생아 수}} \times 1{,}000$$

2. 모성 보건(Maternal health)

모성이란 일반적으로 모자 보건관리 대상으로 보면 넓은 의미로는 제2차 성징이 나타나는 생식기로부터 폐경기에 이르는 15~49세 여성을 말하며, 좁은 의미로는 임신, 분만, 수유기의 여성을 말한다. 좁은 의미의 모성 보건사업은 산전관리, 분만관리, 산욕 관리를 말한다.

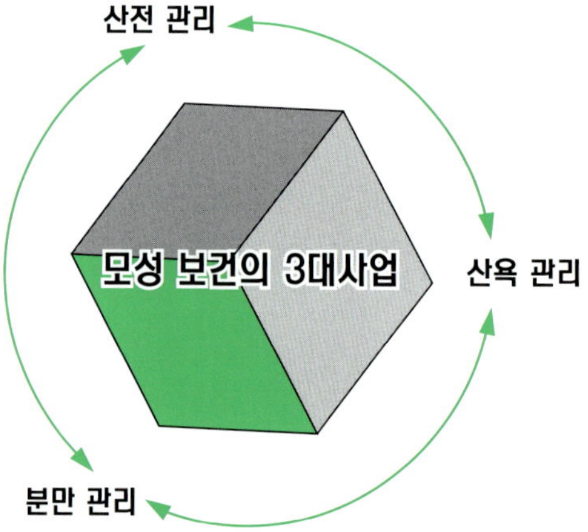

[모성 보건의 3대 사업]

1) 산전관리

· 임신 기간에 모성과 태아 및 태어날 신생의 건강을 유지하고 보호하기 위한 관리
· 산모의 진찰과 진단을 통한 이상임신 및 임신 합병증의 조기진단과 임신 시의 영양관리
· 산전관리의 목표
 - 육체적 · 정신적인 건강을 유지하고 증진
 - 임신 중이 부작용을 감소
 - 분만 시 안정을 증진
 - 산후의 건강을 보호
 - 태아에게 필요한 모든 요구를 관리할 수 있는 능력을 갖춤

2) 분만관리

· 분만(Delivery)이란 자궁 내에 있던 태아와 그 부속물이 모체 밖으로 배출되는 현상
· 산모와 태아의 안전한 분만과 건강을 위해 관리가 필요

3) 산후관리(산욕 관리)

· 모체 밖으로 배출되는 신생아와 산모의 건강을 위해 수유와 섭생 등의 건강관리를 추구

· 산욕기(Puerperium)

– 임신 및 분만 때문에 생긴 모체의 해부학적, 기능적 변화가 임신 이전의 상태로 회복될 때까지의 기간 ☞ 분만 후부터 6~8주

4) 모성 사망

모성 사망이란 임신이나 출산 또는 산욕 중의 합병증으로 야기되는 사망에 국한하며 임신 중에 발생하는 각종 감염병과 만성 질병 및 사고 등에 의한 사망은 포함되지 않는다. 주요 원인은 임신 중독, 출혈, 감염증과 그 밖에 자궁외임신 등이 있다.

(1) 임신중독증(Toxemia)

· 임신 중에 생겨나는 독성물질에 중독되어 발생 ☞ 임산부 사망의 주요 원인

· 임신과 합병된 고혈압성 질환으로 임신 8개월 이후에 많이 발생

· 임신중독증의 3대 증세 : 부종, 단백뇨, 고혈압

· 주의해야 할 점

– 단백질과 비타민을 충분히 섭취

– 식염, 당질, 지질의 다량 섭취를 삼가

– 적당한 휴식

– 정기적인 건강진단

(2) 자궁 외 임신과 출현(Ectopic pregnancy)

· 자궁 내 점막조직 이외의 부위에 성립되는 임신

· 증상 : 하복통, 무월경이나 자연 월경 출혈 등

(3) 출혈(Hemorrhage)

· 출혈은 임신 전반기(임신 5개월), 후반기(임신 6개월 후) 출혈과 산욕기 출혈 등

· 전반기 출혈 : 자궁 외 임신, 유산에 의한 경우

· 후반기 출혈 : 전치태반, 태반조기박리, 자궁파열, 경관 파열, 회음열상 등

(4) 산욕열(Puerperal fever)

· 출산이나 유산을 한 뒤 여성 생식기관의 감염으로 인해 첫 10일 동안 38℃ 이상이 되는 열

· 자궁내막의 염증과 산도의 국소적 염증과 전신적인 균의 침입으로 발생

3. 영 · 유아 보건

영 · 유아는 신생아에서 유아기까지의 보건을 말하는 것으로 이 기간 출생 후 어느 때보다 신체적, 정신적으로 성장이 급격히 이루어지므로 특별한 관심과 보호가 필요한 시기이다.

1) 영 · 유아 보건의 목적

· 영 · 유아의 신체적 발육 및 정서적인 성장이 이루어지도록 노력

· 조산아, 불구아, 심신장애 등을 조기에 발견하여 치료 및 교정을 통해 건강한 성인으로 성장

2) 영 · 유아의 특성

· 모성의 영향을 크게 받는 시기로 많은 사고로부터 충분한 사고관리가 중요시되는 시기

· 초생아기는 온종일 잠을 자며 신진대사를 통하여 스스로 태내 환경으로부터 세상에 적응하는 시기로 섭식, 배세, 수면으로 이어진 신체의 성장

· 유아기는 신체적 정신적으로 가장 급격한 변화를 겪는 시기로서 많은 신체활동을 하는 시기

3) 영 · 유아의 보건문제

(1) 발육이상

① 조산아

· 발육 이상으로 태어날 당시의 임신 기간이나 태아의 체중에 따라 정상범위에 못 미치는

경우

· 원인 : 임신 중독, 다태임신, 선천기형, 성매개감염병, 모체의 질병이나 과로 등

· 관리 : 체온 보호, 감염병 감염방지, 영양 보급 및 호흡관리 ☞ 조산아 4대 관리

② 과숙아

· 임신 기간 42주 이후의 출생아와 태아 체중이 4.5kg 이상인 경우

· 자궁에 있는 기간이 길어져 산소 부족증이나 난산을 초래할 수 있으며, 중추신경계의 장애 발생

· 원인 : 유전적 요인과 열량의 과다섭취, 산모의 운동 부족 및 호르몬의 이상 등

(2) 선천성 기형

· 분만 전부터 신생아에 나타나는 신체의 표면이나 체내에 나타나는 해부학적인 형태의 이상

· 신생아의 중증질환의 최대 원인

· 원인 : 유전인자와 환경인자에 의해서 발생

3) 영 · 유아 보건대책

(1) 영 · 유아의 건강관리

· 영양 : 균형 집힌 식사와 철분보충이 필요하며 과다한 염분이나 지방 당분은 피하고 간식 조절

· 운동 : 아동 수준에 맞는 운동을 선택하여 지속해서 관리

· 사고 예방 : 교통사고, 화상, 추락, 중독사고, 보호장구 착용

· 구강 보건 : 올바른 이 닦기 습관

(2) 예방접종

· 영 · 유아의 건강관리에 가장 기본적인 사항

구분	대상 감염병	백신종류 및 방법	횟수	출생~1개월이내	1개월	2개월	4개월	6개월	12개월	15개월	18개월	19~23개월	24~35개월	만4세	만6세	만11세	만12세
국가예방접종	결핵	BCG(피내용)	1	BCG 1회													
국가예방접종	B형간염	HepB	3	HepB 1차	HepB 2차			HepB 3차									
국가예방접종	디프테리아 파상풍 백일해	DTaP	5			DTaP 1차	DTaP 2차	DTaP 3차		DTaP 4차				DTaP 5차			
국가예방접종	디프테리아 파상풍 백일해	Tdap/Td	1													Tdap/Td 6차	
국가예방접종	폴리오	IPV	4			IPV 1차	IPV 2차	IPV 3차						IPV 4차			
국가예방접종	b형헤모필루스인플루엔자	Hib	4			Hib 1차	Hib 2차	Hib 3차	Hib 4차								
국가예방접종	폐렴구균	PCV	4			PCV 1차	PCV 2차	PCV 3차	PCV 4차								
국가예방접종	폐렴구균	PPSV	-										고위험군에 한하여 접종				
국가예방접종	홍역 유행성이하선염 풍진	MMR	2						MMR 1차					MMR 2차			
국가예방접종	수두	VAR	1						VAR 1회								
국가예방접종	A형간염	HepA	2						HepA 1~2차								
국가예방접종	일본뇌염	IJEV(불활성화 백신)	5						IJEV 1~2차				IJEV 3차		IJEV 4차		IJEV 5차
국가예방접종	일본뇌염	LJEV(약독화 생백신)	2						LJEV 1차				LJEV 2차				
국가예방접종	사람유두종바이러스 감염증	HPV	2													HPV 1~2차	
국가예방접종	인플루엔자	IIV	-					IIV 매년 접종									
기타 예방접종	로타바이러스 감염증	RV1	2			RV 1차	RV 2차										
기타 예방접종	로타바이러스 감염증	RV5	3			RV 1차	RV 2차	RV 3차									

출처) 질병관리 본부, 예방접종 도우미 2021

[어린이 예방접종 일정표]

Part. 12

노인보건과 정신보건

1. 노인보건

인구의 고령화 경향이 가속화되어 최근에는 노인 문제에 내한 대응책이 사회문제화되고 있다. 인구의 노령화란 노령인구의 구성비율이 높아서 전체 인구의 평균수명이 연장되었음을 의미하며, 노령화 현상은 의학과 과학기술의 발달과 출생률 사망률의 저하와 생활 수준의 개선과 관련되어 있다. 노인보건이란 노인을 대상으로 연구하는 학문으로 노년에 대한 사항 중에서 주로 보건에 관한 문제를 다루는 것을 말한다.

1) 노인의 정의와 특성

(1) 노인의 정의

· 생리적, 신체적 기능의 퇴화와 더불어 심리적 변화가 일어나서 개인의 자기 기능과 사회적 기능이 약화하고 있는 사람으로서 일반적으로 65세 이상을 노인 ☞ 노인복지법

· 노령화 과정에서 나타난 생리적 · 심리적 · 정서적 · 환경적 및 행동의 변화가 상호삭용하

여 복합형태의 과정 ☞ 국제노인학회(1951)

(2) 노인의 특성

· 환경변화에 적절히 적응할 수 있는 자체조직에 결핍이 있는 사람
· 생활 자체가 자신을 통합하려는 능력이 감퇴하여 가는 시기에 있는 사람
· 인체의 기관 · 조직기능에 있어서 감퇴 현상이 일어나는 시기에 있는 사람
· 생활 자체의 적응이 정신적으로 불완전하게 가고 있는 사람
· 인체의 조직 및 기능저장의 소모로 적응이 감퇴상태에 있는 사람

(3) 노인보건의 배경

· 노인 인구의 절대적 · 상대적 증가로 인한 대상자의 증가
· 급격한 사회구조의 변화로 인해 노인 부양의 문제가 개별 가정이 감당해야 할 수준을 넘어 사회문제로 부각
· 노인 의료 요구의 급속한 증가와 더불어 보건 · 의료 · 복지의 복합적이고 다양한 욕구에 대처할 수 있는 보건의료체계 정비가 필요
· 국민 의료비에서 노인 의료비의 상대적인 비중이 커지고 있으며, 사회 가용자원의 배분 측면에서 집중적인 관리가 필요

(4) 고령화에 따른 문제점

· 생산인구의 감소
· 노인부양비의 증가
· 노인 의료비 및 연금 등 공적 부담증가
· 세입기반 약화로 인해 재정수지 악화
· 노인 부양 부담증가에 따른 세대 간 갈등 첨예화

2) 노화 현상

(1) 노화

· 시간의 흐름에 따라 신체 전반에 일어나는 점진적 변화로 기능적인 약화 혹은 쇠약의 특징을 수반하는 자연스러운 현상
· 수정에서부터 출생, 성장 그리고 죽음에 이르기까지 생물이 시간의 경과와 더불어 서서히 모든 장기의 기능이 저하하여 체내의 항상성이 붕괴하는 과정

(2) 노화의 주요 원인

· 노화에 관한 요인들이 복합적으로 작용
· 선천적 · 유전적 요인
· 영양, 생활습관 ☞ 음주, 흡연, 자외선 노출 등
· 운동 부족과 외부 환경변화와 질병 등

(3) 노화에 의한 신체적 변화

① 근골격계의 변화

· 골실질과 골밀도의 감소로 골절이 잘됨
· 흉곽의 후굴과 추간판의 두께가 얇아짐을 볼 수 있으며 신장이 줄게 됨
· 관절도 골절되며 인대가 약해져 근육통제에 장애가 일어나 근력이 저하

② 소화기계의 변화

· 치아의 상실과 소화 기능, 운동능력의 저하
· 위산의 분비량이 감소하여 영양물질의 흡수 능력이 떨어짐
· 장 기능의 약화와 섬유질이 적은 음식의 섭취로 변비가 잘 발생

③ 순화기능의 변화

· 혈관 벽의 경화성 변화
· 혈관 전반에 탄력성이 저하
· 뇌졸중 발생빈도 증가와 관상동맥 질환 증가

④ 호흡계의 변화

· 폐포의 감소와 탄력성의 저하로 폐활량과 최대 환기량이 줄어 특이한 노인성 폐기종이 나타남
· 기관지의 섬모 활동의 감소로 분비물 배설기능이 저하
· 호흡기계의 감염이 잘 발생

⑤ 비뇨생식기계의 변화

· 신장 혈량공급의 감소가 오며, 이로 인해 신장기능의 저하
· 방광 기능과 괄약근의 퇴화는 요실금 또는 소변 정체를 일으켜 방광염 유발

⑥ 신경계의 퇴행성 변화

· 신경세포의 손실과 기능의 저하로 시력, 청력, 촉각, 미각, 후각 등의 감각기능 저하로 반응속도가 느려서 각종 사고가 빈발

⑦ 정신기능의 변화

- 인식력, 시각적 파악 등이 저하
- 시력의 저하와 건망증의 증가
- 비정상적인 반응, 과민성 등이 증가

3) 노인성 질환의 특징과 종류

(1) 노인성 질환의 특징

- 증상이 거의 없거나 애매하여 오진하기 쉬움
- 고령에 따른 생리적 노화 현상과 질병의 구분이 어려움
- 대부분의 노인성 질환은 단독으로 발생하는 경우가 적음
- 경제적 부담과 함께 심리적 요인이 크게 관여
- 약물의 부작용이 많아 노인에게 약물을 사용할 때 더 많은 주의가 필요
- 전체 노인의 45%가 완전 틀니를 끼고 있어 치아의 문제가 심각
- 노인병은 오랜 기간을 두고 서서히 발병 · 진행하기 때문에 만성적이고 퇴행적인 경과를 보임
- 청 · 장년의 검사기준을 적용할 수 없는 질병이 많음
- 혈중 칼슘, 알부민, 갑상선 검사의 경우 정상치가 청 · 장년과 다름

(2) 노인성 질환의 종류

① **허혈성 심질환**(Ischemic heart disease)

- 관상동맥의 죽상경화 등에 의하여 심근에 대한 혈류가 감소하여 초래되는 심장질환
- 협심증, 심근경색증, 심인성 급사 및 심부전 등
- 지속적인 약품 치료 및 위험인자의 관리가 중요

② **고혈압**(Hypertension)

- 다른 질환의 근본적인 원인이 되는 만성질환
- 심근경색증, 뇌졸중, 심부전, 말초혈관 질환의 원인

③ **골관절염**(Osteoarthritis)

- 노인의 만성장애를 유발하는 가장 흔한 질병
- 관절 연골의 마모, 관절 표면과 경계에 새로운 골 형성을 특징으로 하는 비염증성 관절질환

④ **골다공증**(Osteoporosis)

· 뼈의 구멍이 많은 병으로 가장 흔한 대사성 골 질환

· 낮은 골량과 골조직의 구조가 황폐해진 상태이므로 뼈가 쉽게 부서져서 고 관절, 척추, 손목 등의 골절이 잘 일어나는 것이 특징

⑤ **뇌졸중**(Brain stroke)

· 사망률이 가장 높은 병으로 뇌동맥에 생긴 경화증이나 고혈압으로 혈류장애가 생겼을 때 일어나는 질환

· 예고증상이 없이 갑자기 일어나며 손, 발이 마비되어 언어장애를 일으키는 것이 특징

⑥ **파킨슨씨병**(Parkinson disease)

· 안정 시 진전(resting tremor), 근육경직, 운동완서(bradykinesia) 등 3가지 대표 증상이 나타나는 신경계 퇴행성 장애

· 증상 : 근육경직, 진전, 자율신경계 장애, 느린 보행, 표정 없는 얼굴 등

· 관리 : 주요 증상을 관리하여 최적의 일상생활 기능 수준을 유지

⑦ **치매**(Dementia)

· 노년기의 대표적인 정신장애로 기억력 장애가 주로 나타나는 질환

· 뇌의 병변에 의하여 기억 장애, 사고 장애, 판단 장애, 식별력 장애, 계산력 장애 등과 같은 인지기능과 고등정신기능이 감퇴

· 성서 장애, 성격 변화, 일상생활 동작 능력 장애 등이 수반됨으로써 직업, 일상적 사회활동 또는 대인관계의 장애를 일으키는 질환

⑧ **알츠하이머**(Alzheimer's disease; AD)

· 노령 이전에 생기는 치매의 주원인이며, 노인성 치매의 주요 요인 중의 하나

· 언어장애가 심한 단기 기억상실, 정신기능의 진행성 상실에 이르는 지남력 상실 등이 나타남

⑨ **혈관성 치매**(Vascular dementia)

· 뇌혈관 장에 의한 치매 ☞ 다발성 경색치매(Multi-infarct dementia)

· 여러 번 뇌졸중이 반복되면서 대뇌피질과 피질 하의 여러 부위에 경색이 생겨 인지기능 장애를 초래

· 마비와 언어장애, 어지럼증 등 신경 증상 동반

4) 노년기의 건강관리

건강한 노년기를 위해서는 환경조건을 일정하게 유지하고 식사, 배설, 수면 등의 일상생활 활동을 규칙적이고 적절히 행하며, 정신적으로 충실한 생활을 하는 것이 중요하다.

(1) 식사

영양섭취가 부족하면 영양장애를 가져오고 과식은 비만, 당뇨병, 성인병의 요인이 되므로 골고루 섭취

(2) 생활습관

일상생활을 규칙적으로 하여 체력에 맞추어 무리하지 않게 하고 생리적 리듬을 깨뜨리지 않도록 생활을 설계

(3) 배설

매일 정해진 시간에 화장실에 가는 습관을 들이고 낮 동안에 적당하게 몸을 움직여 장의 연동운동을 촉진

(4) 수면

낮의 활동과 수면과는 하나의 리듬을 가지므로 낮에는 되도록 활동을 하며, 몸을 움직여서 가볍게 피로를 느끼는 것이 야간에 깊은 잠을 잘 수 있게 함

(5) 운동

피로하지 않을 정도로 매일 규칙적으로 적당하게 행하는 것이 바람직함

(6) 정기적 검진

· 매년 1회 또는 2회 정도가 바람직함
· 정기검진을 통한 조기 발견, 조기 치료는 병상의 조정이 가능하고 합병증을 예방할 수 있어 수명 연장에 도움이 됨

2. 정신보건

사회조직이 복잡해짐에 따라 심리적 요인과 환경적인 요인으로 정신장애나 정신병 환자가 상당히 증가함으로써 사회문제로 대두되면서 정신보건의 중요성이 크게 주목받고 있다.

1) 정신보건의 개념

(1) 정신보건의 정의

정신건강의 유지 · 증진을 위한 지식과 기술을 발전시켜 개인은 물론 사회 전체의 건전함을 추구하는 공중보건의 한 분야

(2) 골버(Golver) 박사의 정신건강 정의

· 정신질환이 없을 것
· 자기 자신의 행동에 있어서 정신적 갈등의 지배를 받지 않을 것
· 자기 일에 만족할 만한 근로 능력이 있을 것, 즉 정신적으로나 육체적으로 자기의 근로에 따라갈 수 있을 것
· 사랑할 수 있는 능력이 있을 것 등

(3) 정신보건의 목표

· 정신장애(mental disorder)를 예방
· 건전한 정신기능을 유지 · 증진
· 정신질환이 발생하였을 때 이를 치료
· 정신질환의 치료 및 치료 후의 사회복귀

2) 정신장애의 원인

정신 장애는 한가지 원인으로 일어나는 경우는 드물며, 유전적이거나 선천적 또는 기질 등의 요소와 그 밖에 다양하고 복잡하게 얽힌 환경적이거나 심리적인 요소들이 상호작용하여 발병하게 된다.

(1) 내적 요인

· 유전 : 개인의 체질을 결정함으로써 개체가 환경과 상호작용하는 양상을 결정

· 체질 : 개개인의 신체적 특성은 인격 기능의 기본적인 행동방식을 결정짓는 데 중요한 역할
· 연령 : 나이에 따라 자주 생기는 경향이 있는데 대개 청소년기, 갱년기, 노령기가 정신장애가 자주 생기는 위기의 시기
· 성 : 성별에 따라 정신장애의 빈도에 차이가 있음

(2) 외적 요인

① 기질적 원인

· 여러 가지 물리적 · 생리적 원인 등 신체 이상에 의해 기인
· 만성적인 음주의 결과
· 시각과 청각의 선천적 결합이나 선천적 기형
· 성장기 있어 산소, 영양, 수분, 지각적 자극과 같은 기본적인 신체적 욕구가 심하게 또는 장기간에 걸쳐 충족되지 못할 경우

② 심리적 원인

· 사회 · 문화 · 환경적 요인과 밀접한 관계를 맺고 있으며 정신장애의 중요한 요인으로 작용
· 지나친 번민, 실현성 없는 몽상, 지나친 열등감이나 우월감, 가족과의 갈등, 복잡한 사생활, 지나친 자기 성취 욕구 등

③ 사회 · 문화적 요인

· 정신질환의 양상이나 크기를 결정
· 가정파탄, 사회 불안정이 정신장애와 연관성이 있음

(3) 스트레스(Stress)

외부에서 받은 어떤 요인에 의해 받게 되는 마음의 부담이 되는 것이며 그로 인해 생기는 마음의 부담이나 심리적 변화의 현상을 디스트레스(distress)라고 할 수 있으며, 디스트레스를 어떻게 감당하느냐가 정신건강에 중요

3) 정신질환의 분류

정신질환은 정신병과 정신결함으로 분류

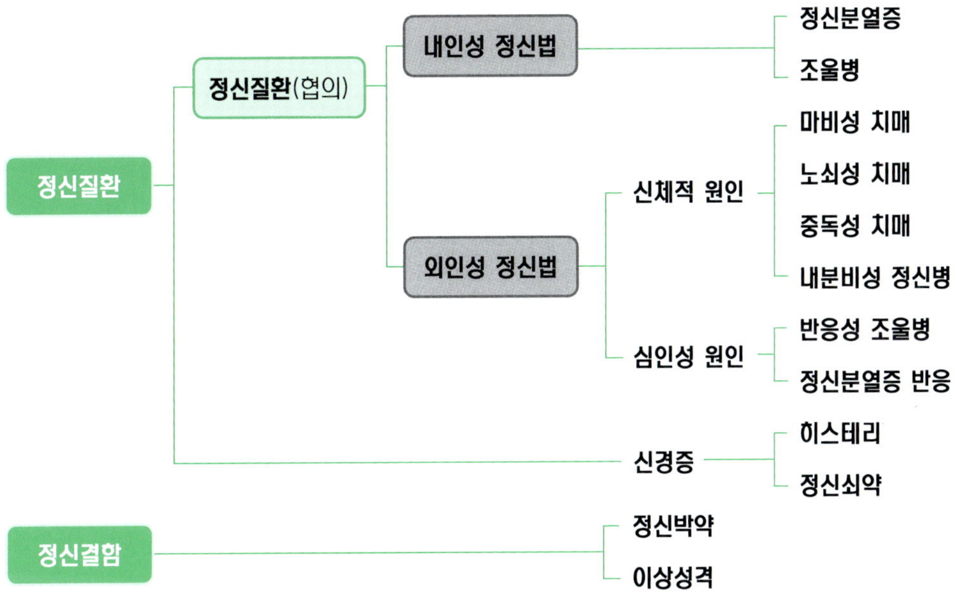

[정신질환의 분류]

(1) 조현병(schizophrenia; 정신분열증)

- 정신병 환자 중에 가장 많으며 대개는 청소년기에 발병해서 만성적으로 진행
- 20~40세 인구에 잦은 정신질환
- 감정과 사고를 조정하고 통합하는 뇌 기능 장애가 심한 질병
- 현실 환경 적응력(reality relationship)과 개념 형성(concept formation)에 장애가 생기고 정서적, 행동적, 지능적으로 장애가 있는 정신질환
- 증상 : 망상과 환각, 현실접촉과 대인관계를 피하고 판단능력 상실

(2) 조울병(Manic-Depressive Psychosis)

- 정서 과정에서 장애를 얻어 기분이 심하게 변동
- 양극성 장애
- 조병(mania, manic depression) : 극단적인 흥분, 정서적 자극에 대한 지나친 반응
- 울병(depression, depressive type) : 조병과 정반대되는 현상으로 정서 상태가 하강 상태

(3) 신경증(Neurosis)

· 노이로제증, 불안신경증, 우울 신경증이라고 함

· 히스테리 : 심적 갈등이 신체적 이상으로 나타난 이상행동

· 강박 신경증 : 비정상적인 줄 알면서 비정상적으로 사고나 행동을 하는 증상

· 신경쇠약증 : 심신이 극도로 쇠약해져 가는 증상

(4) 인격장애(Personality disorder)

타인에 대한 불신과 의심이 강하고 책임 전가를 잘하며, 타인에 대해 무관심하여 사회적 관계 형성에 능력에 결합을 보임

4) 정신보건 관리

(1) 정신질환 예방을 위한 단계적인 방법

① 1차 예방

· 새로운 환자의 발생을 감소시키는 예방으로 생체 기술적 방법과 심리 · 사회적 방법

· 정신질환의 원인이 되는 요인 제거 및 질병 발생의 예방 · 상담프로그램

· 지역사회 요원의 교육과 지역사회인의 계몽

② 2차 예방

· 효과적인 조기 조정을 통해 장애 기간을 줄여줌

· 조기진단과 치료를 통해 생산성의 제한 방지 · 위기 극복

· 응급처치, 질병의 치료

③ 3차 예방

· 남아 있는 능력과 감퇴한 제한성의 제거로 인한 후유증의 감소

· 장기적인 합병증을 방지하고, 만성 정신질환의 합병증을 감소

(2) 정신건강을 위한 10가지 수칙

① 긍정적으로 세상을 본다.

② 감사하는 마음으로 산다.

③ 반가운 마음이 담긴 인사를 한다.

④ 하루 세끼를 맛있게 천천히 먹는다.

⑤ 상대의 입장에서 생각한다.
⑥ 누구라도 칭찬한다.
⑦ 약속 시각에 여유 있게 가서 기다린다.
⑧ 일부러라도 웃는 표정을 짓는다.
⑨ 원칙대로 정직하게 산다.
⑩ 때로는 손해 볼 줄도 알아야 한다.

Part. 13

환경위생

1. 환경위생의 개념

1) 환경위생의 정의

인간을 둘러싸고 있는 환경은 이화학적 환경 이외에 생물학적 환경, 사회학적 환경, 문화적 환경 등 다양하다. 이들 환경과 인간관계를 다루는 학문으로 환경 위생학, 환경 보건학, 환경 과학, 인간생태학 등이 있다.

(1) 환경이란?

· 생물 또는 생태계에 영향을 미쳐 종국적으로 그것의 형태와 생존을 결정짓는 물리적, 화학적, 생물학적 복합체

· 인간을 주체로 하여 건강이나 삶의 질에 대하여 직 · 간접적으로 영향을 미치는 모든 객체 인자 ☞ 인간 환경

(2) 환경위생(세계보건기구 환경위생 전문위원회)

"인간의 신체발육, 건강 및 생존에 유해 한 영향을 미치거나 미칠 가능성이 있는 인간의 물

리적 생활 환경의 요소를 통제하는 것이다."라고 정의

(3) 환경 위생학

· 인간과 환경의 관계에 있어서 인간을 주제로 한 위생문제를 다루는 학문

· 인체를 둘러싸고 있는 모든 환경요인을 과학적으로 측정하고 연구함으로써 쾌적한 인간의 생활공간을 창출하며, 인간의 생리적 욕구를 충족시켜 건강한 생활을 할 수 있게 하려고 연구하는 학문

2) 환경위생의 분류

인간의 삶에 영향을 미치는 환경은 자연적 환경(1차 환경)과 사회적 환경(2차 환경)으로 나눔

(1) 자연적 환경

· 물리적, 화학적 환경 : 기후, 공기, 토양, 물, 빛, 소리 등

· 생물학적 환경 : 동물, 식품, 위생 해충 및 위생곤충, 병원미생물 등

(2) 사회적 환경

· 인위적 환경 : 의복, 주택, 식품, 산업시설 등

· 문화적 환경 : 사회, 문화, 정치, 경제, 종교, 예술, 교육 등

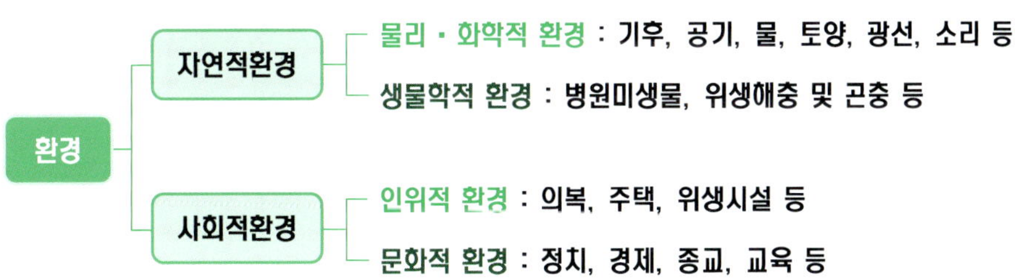

[환경위생의 분류]

2. 기후와 온열요소

1) 기후

(1) 기후의 개념

① **기후**(Climate)

- 어떤 장소에서 매년 반복되는 정상상태에 있는 대기 현상의 종합된 상태

② **기상**(Weather)

- 대기 중에서 일어나는 자연현상으로서 일반적으로 대류권 내에서 일어나는 자연현상을 뜻하는 일기의 평균상태를 표시한 것

③ **기후요소**(Climate element)

- 기후를 구성하는 요소
- 기온, 기습, 기류, 기압, 풍향, 풍속, 강우, 강설, 복사량, 일조량 등
- 기후의 3대 요소 : 기류, 기온, 기습

④ **기후인자**(Climate factor)

- 기후요소에 영향을 미치어 기후에 변화를 일으키는 것
- 위도, 해발, 지형, 고도, 수륙분포, 해류 등

(2) 기후형

- 기후요소와 기후인자의 상호작용으로 결정
- 구분 : 대륙성 기후, 해양성 기후, 사막기후, 산악기후, 산림기후

표 13-1. 기후형의 분류

기후형	특징
대륙성 기후형	일교차가 크고 여름은 고온저기압을 잘 형성하며, 겨울은 맑은 날이 많음
해양성 기후형	기온변화가 육지보다 적고 완만하며, 고온다우성이며 자외선량과 오존량이 많은 것이 특징
사막기후	대륙성 기후의 극단기후
산악기후	풍양이 많으며, 자외선과 오존량이 많은 것이 특징
산림기후	온화하고 온도교차가 적으며, 습도가 비교적 높은 것이 특징

(3) 기후대(Climate zone)의 분류

· 같은 성질의 기후 현상이 나타나는 것
· 태양의 복사량에 따라 구분
· 연평균 기온이 20℃인 등온선을 기준으로 열대와 온대로 구분
· 가장 따뜻한 달의 월평균 기온이 10℃인 등온선을 기준으로 온대와 한대로 구분

표 13-2. 기후대의 분류

기후형	특징
열대기후	모든 달의 평균기온이 20℃ 이상인 지역
아열대 기후	1년 중 4~11개월이 월평균 20℃ 이상인 지역
온대기후	1년 중 4~12개월이 월평균 10~12℃이고, 나머지 달이 10℃ 이하인 지역
한대기후	1년 중 1~4개월이 월평균 10~20℃이고, 나머지 달이 10℃ 이하인 지역
극대기후	모든 달이 10℃이하인 지역

2) 온열요소

· 인간의 체온조절에 주요한 영향을 미치는 요소 ☞ 온열요소, 온열 인자
· 온열요소에 의해 이루어진 종합적인 상태 ☞ 온열 조건 또는 온열 상태
· 온열요소 : 기온, 기류, 기습, 복사열

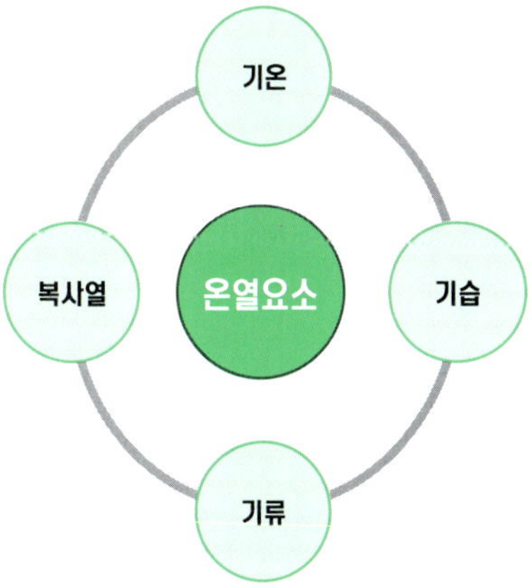

[온열요소]

(1) 기온(Air temperature)

· 대기의 온도

· 인간의 호흡선 위치인 지상으로부터 1.5m 높이에서 측정한 대기의 건구온도

· 생물이 존재하는데 가장 중요한 기후요소

· ℃ 또는 ℉로 표시

· 쾌적 온도 : 18±2℃(16~20℃)

① 실내온도

· 실내의 적정온도 및 활동에 적합한 온도 18±2℃

· 침실 15±1℃

· 병실의 최적 온도 21±2℃

② 일교차(Diurnal range)

· 하루의 최고기온과 최저기온의 차이

· 맑은 날, 내륙, 사막 지방일수록 일교차가 큼

· 최고기온 : 오후 1~3시

· 최저기온 : 일출 30분 전

③ 연교차(Annual range)

· 1년 동안의 최고기온과 최저기온의 차이

· 한대 〉 온대 〉 열대, 내륙 〉 해안, 고지대 〉 저지대

④ 기온역전(Temperature inversion)

· 높이의 증가에 따라 기온이 높아지는 경우

· 상부 기온이 하부 기온보다 높은 경우

· 대기오염, 일산화탄소 중독증의 원인

(2) 기습(Air humidity)

· 대기 중에 포함된 수분의 양

· 공기는 약 4%의 수증기를 함유 ☞ 기온에 따라 변화

· 인간의 체온조절에 중요한 온열요소

① **절대습도**

· 현재 공기 1㎥ 중에 함유된 수증기량 또는 수증기의 분압

② **비교습도**(상대습도)

· 공기의 건습 정도를 가장 잘 표시

· 공기 1㎥ 내에 포함된 최대 수증기량(포화습도)과 현재 공기 중에 함유된 수증기량의 백분율

· 비교습도가 낮으면 호흡기 질병을 일으키고, 높으면 피부질환이나 식중독 등이 잘 발생할 수 있음

③ **포화습도**

· 일정 공기가 함유할 수 있는 수증기량이 한계에 달했을 때(포화상태)의 공기 중의 수증기량(g)이나 수증기 분압(mmHg)

④ **습도의 특성**

· 낮에는 태양열을 흡수하여 대지의 과열을 방지

· 밤에는 지열의 복사를 방지하여 기후를 완화

· 쾌적 습도 : 40~70%

(3) 기류(Air movement)

· 기압의 차와 기온의 차이에서 일어나는 0.5m/sec 이하의 기류 ☞ 공기의 흐름

· 실외는 기압 차에 의해 실내는 온도(기온) 차이에서 발생

· 기류는 환기의 원동력 ☞ 공기의 성분을 고르게 하므로 환경 위생상 중요

① **불감 기류**

· 피부가 느끼지 못하는 기류

· 0.5m/sec 이하의 기류

② **쾌적 기류**

· 실내의 경우 0.2~0.3m/sec, 실외에서는 1m/sec

③ **무풍**

· 0.1m/sec 이하의 기류

· 무풍상태 고온 고습하면 불쾌감 느낌

④ 기류의 보건학적 의의

· 신체의 신진대사와 방열작용 촉진
· 가옥 내 자연 환기의 원동력
· 대기의 확산과 희석에 영향
· 기후 변화의 원동력
· 공기성분의 평등화

(4) 복사열

· 모든 물체의 절대온도가 0℃ 이상일 때 열을 방출하는 것
· 물체에서 방출하는 전자기파를 직접 물체가 흡수하여 열로 변했을 때의 에너지
· 주로 태양의 적외선에 의한 열로 태양에너지의 50%를 차지
· 복사열은 거리의 제곱에 비례해서 온도가 감소
· 흑구온도계로 측정

(5) 온열 조건의 종합작용

① 쾌감대

· 무풍 안정 시 적당한 착의상태에서 쾌감을 느낄 수 있는 온도
· 온도 17~18℃, 습도 60~65%, 불감 기류 0.5m/sec 이하

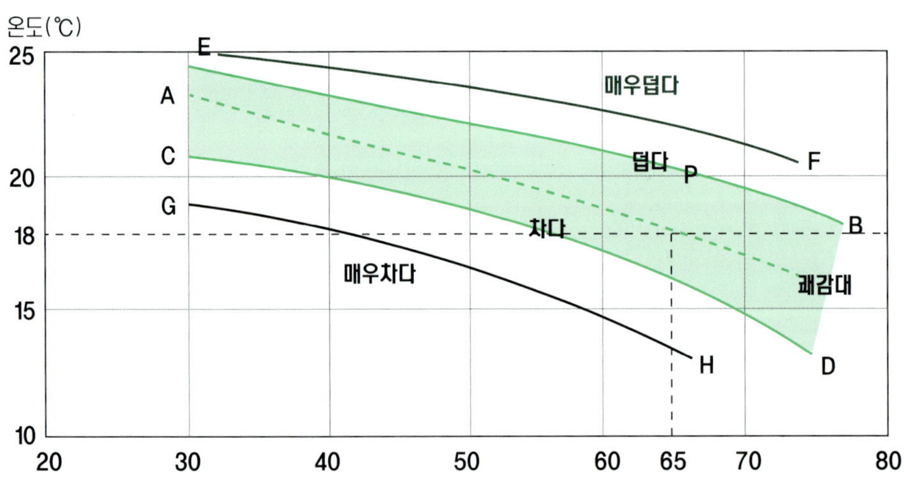

[실내에서의 쾌감대와 온 · 습도의 관계] (무풍, 안정 시)

② **감각온도**

· 인체가 덥거나 춥다고 느끼는 체감의 정도를 나타내는 온도

· 기온, 기습, 기류의 3요소가 종합적으로 인체에 작용하여 얻어지는 온감 ☞ 실효온도, 유효온도, 체감온도

· 여름 : 18.9~24.4℃, 66~76℉(21.7℃, 71℉)

· 겨울 : 15.6~21.7℃, 60~71℉(18.9℃, 66℉)

③ **불쾌지수**(DI : Discomfort Index)

· 온도(기온) · 습도(기습)의 영향으로 인간이 느끼는 불쾌감의 정도를 숫자로 나타낸 것 ☞ 온습도지수

$$DI(실내) = (건구온도\ ℃ + 습구온도\ ℃) \times 0.72 + 40.6$$
$$= (건구온도\ ℉ + 습구온도\ ℉) \times 0.4 + 15$$
$$DI(실외) = 0.72(건구온도\ ℃ + 습구온도\ ℃) - 0.72\sqrt{v} + 2.6j + 40.6$$

v : 풍속(m/sec), j : 일사량(cal/㎠ · min)

표 13-3. 불쾌지수의 불쾌감

불쾌지수(DI)	불쾌감 정도
70	10% 정도의 사람이 불쾌감을 호소
75	50% 정도의 사람이 불쾌감을 호소
80	거의 모든 사람이 불쾌감을 호소
85	견딜 수 없는 상태

3. 일광

태양은 연속적으로 에너지를 발산하면서 지구표면에 도달하게 되는데 이를 복사선이라 하고 파장이 짧아 지구에 도달하지 않는 전리 복사선과 비교적 파장이 길어 지구에 도달하는 비전리 복사선(자외선, 가시광선, 적외선)으로 분류된나.

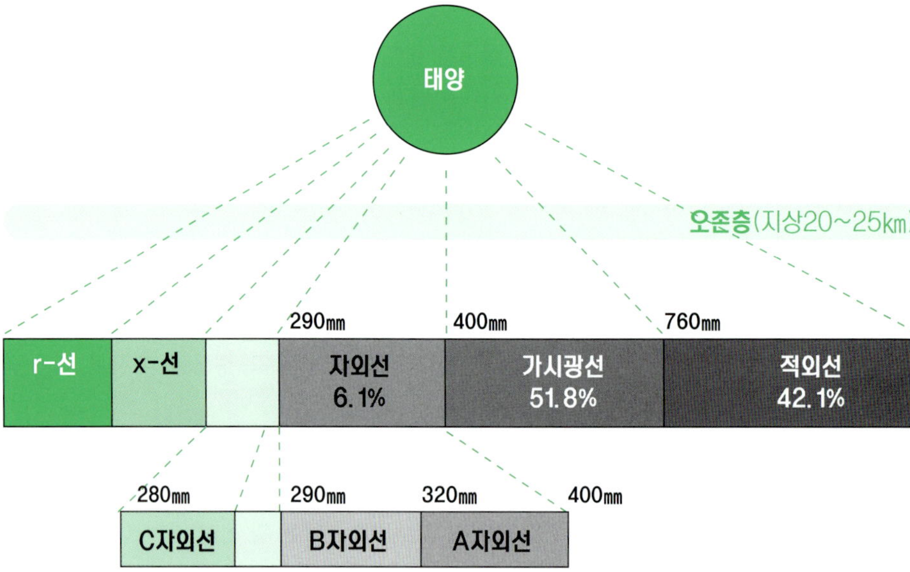

[복사선의 파장]

1) 자외선(Ultraviolet ray. UV)

· Dorno 선(건강선) ☞ 6.1%

· 200~400nm의 파장을 가진 광선

· 작용 : 살균 및 치료 작용, 비타민 D 형성, 피부의 색소 침착, 성장 및 순화 효과, 홍반 형성, 피부암 등

· 자외선이 인체에 미치는 좋은 영향

· Drono 선에 의하여 체내에 비타민 D를 생성하여 구루병 예방

· 피부 결핵, 관절염의 치료 작용

· 신진대사 및 적혈구 생성을 촉진, 혈압강하 작용

· 살균작용(260~280nm☞ 소독, 살균력이 강함)

(1) 자외선의 종류

① UV-A

· 320~400nm

· 피부홍반과 색소 침착을 유발

· 피부 깊숙이 투과되어 광 손상

· 광 알레르기성 피부 질환을 유발하는 파장의 빛
· 피부 노화, 피부암, 백내장 유발

② UV-B
· 280~320nm
· 인체에 가장 영향을 많이 미치고 피부에 광 손상을 일으키는 주원인
· 화상을 입히며 색소 침착 유발
· 비타민 D를 합성시키고 면역학적 기능을 저하해 세균 감염 및 암을 유발

③ UV-C
· 200~280nm
· 세포와 세균을 파괴하는 힘이 매우 강함
· 오존층에서 완전히 흡수

(2) 자외선이 인체에 미치는 나쁜 영향
· 피부의 홍반과 색소 침착 ☞ 부종, 수포 현상, 피부 박리 등
· 결막염, 설안염, 백내장 등을 발생
· SPF(Sun protection factor) ☞ 자외선B(UVB)의 차단 효과를 표시하는 단위
· PA ☞ 자외선A(UVA)의 차단 효과를 표시하는 단위

2) 적외선(Infrared ray)
· 780nm 이상의 광선으로 ☞ 열선
· 작용 : 화상, 반상출혈(일광성 홍반), 일사병, 백내장, 중추 신경 장애, 근육 이완, 혈관 확장 등
· 조사 부위의 온도 상승 ☞ 홍반, 혈관의 확장으로 신진대사가 왕성
· 약하게 장시간 조사 ☞ 두통, 현기증 유발
· 강도가 강할 경우 ☞ 열사병, 호흡중추의 장애

3) 가시광선(Visible ray)
· 380~780nm 파장대의 광선으로 색채를 구별
· 조도가 낮으면 시력저하, 근시, 안정피로, 안구진탕증, 작업능률 저하 등

4. 공기

1) 공기의 개념

· 공기란 지구를 둘러싸고 있는 대기의 하층 부분을 구성하는 무색투명한 기체

· 인간이 생명을 유지하는데 필수 불가결한 3대 요소

☞ 음식(1.5kg), 물(1ℓ), 공기(13ℓ)

· 정상 공기의 화학적 성분

☞ 질소 78.1% 〉 산소 20.93% 〉 아르곤 0.93% 〉 이산화탄소 0.03%

표 13-4. 공기의 화학적 조성

성분	화학 기호	체적 백분율(%)	중량 백분율(%)	성분	화학 기호	체적 백분율(%)	중량 백분율(%)
산소	O_2	20.93	23.01	헬륨	He	0.0005	0.0007
질소	N_2	78.10	75.51	크립톤	Kr	0.0001	0.0003
아르곤	Ar	0.93	1.286	키세논	Xe	미량	미량
이산화탄소	CO_2	0.03	0.04	오존	O_3	미량	미량
네온	Ne	0.0018	0.0012	수소	H_2	미량	미량

2) 공기와 건강

(1) 호흡(Respiration)

· 호흡은 폐포 내에서 공기를 구성하고 있는 화학성분의 분압 현상에 의하여 이루어짐

· 산소를 취하고 이산화탄소 및 수증기를 배출함으로써 흡기와 호기의 공기 조성성분이 달라짐

표 13-5. 호기와 흡기의 공기 조성성분

구분	산소(O_2, %)	이산화탄소(CO_2, %)	질소(N_2, %)
호기(Expiration air)	17.00	4.00	79.00
흡기(Inspiration air)	20.93	0.03	78.10

(2) 군집독(Crowd poisoning)

· 다수의 사람이 장시간 밀폐상태에 있을 때, 공기 성상의 변화를 초래하여 두통, 권태, 현기증, 구토, 실신 등의 신체 증상을 일으키는 것
· 유해작용 인자 : 취기, 온도, 습도, 연소 가스, 분진, 기류, 공기이온 등
· 예방 : 적절한 환기

(3) 공기의 자정작용

· 자연계 스스로 환경오염물질을 정화하는 능력
· 기류(air current)에 의해서 공기 자체의 희석 작용(dilution)
· 강우, 강설 등에 의한 공기 중의 용해성 가스나 분진의 세정작용
· 산소, 오존(O_3) 및 과산화수소(H_2O_2) 등에 의해서 산화작용(oxidation)
· 태양광선(sun-light) 중의 자외선에 의해서 살균작용
· 녹색식물의 광합성에 의한 CO_2와 O_2의 교환 작용(식물의 탄소동화작용)

3) 공기의 종류

(1) 질소(N_2)

· 공기 중 78% 차지
· 정상기압에서는 인체에 직접적인 영향을 주지 않음
· 고기압 상태는 중추신경계 마취작용
· 수중 작업 시 잠함병, 감압병의 원인

■ **잠함병**(감압병)

- 발생 : 고기압 상태에서 저기압 상태로 갑자기 복귀할 때 발생
- 원인 : 체액 및 지방조직에 질소가스가 주원인이 되어 고압 환경에서 갑자기 감압 시 혈액 속에 녹아있던 질소가 기포를 형성하여 혈전 현상을 일으켜 발생
- 증상 : 동통성 관절 장애 수반

(2) 산소(O_2)

· 공기 중 21% 차지

· 인간의 생존과 가장 밀접한 관계

· 안정상태에서 호흡 시 소비하는 산소량은 매회 4~5%(550~600L/일소비)

· 실내공기 중에 산소량이 10% 이하가 되면 호흡곤란이 오고, 7% 이하가 되면 질식사

· 저산소 혈증(hypoxia)

 – 산소가 결핍된 상태나 장기간의 저농도 상태

 – ex) 고공 등산가, 비행가, 탄광 광부

· 산소 중독(oxygen poisoning)

 – 고농도의 산소

 – ex) 폐부종, 충혈, 서맥, 저혈압, 폐출혈

표 13-6. 산소에 의한 생체반응

농도(%)	증상
14~15	호흡수 증가, 맥박증가, 중노동 곤란
10~11	호흡곤란, 최면, 작업 동작 지장
7	안면 창백, 정신착란, 감각둔화, 질식, 혼수
6	근육 반응 실조, 지각 소실
4	1분 이내 실신

(3) 이산화탄소(CO_2)

· 공기 중 0.03% 차지

· 무색, 무취의 비독성 가스

· 정상적인 농도에서는 인체에 영향을 주지 않으나, 과량일 때는 호흡곤란 초래

· 실내공기 오염의 기준 지표

· 허용한계 : 0.1% / 호흡곤란 : 8% / 질식사 : 10% 이상

· 온실효과의 원인

5. 물(Water)

물은 지구표면에 가장 많이 분포되어 있으며 기체인 공기, 고체인 암석과 더불어 지구상의 물리적 환경을 구성하는 주요 요소로써 지형을 유지 또는 변형하고 기후를 조절하며, 기상을 변화시키고 생물체를 형성한다.

1) 물의 생리작용

· 모든 생물체의 필수 불가결한 요소

· 음식물의 소화, 운반, 영양분의 흡수, 노폐물의 배설, 호흡, 순환, 체온조절 등의 생리적 작용

· 인체의 60~70% 구성 ☞ 세포 내 40%, 조직 20%, 혈액 5%

· 성인이 하루 필요한 물의 양 : 2~3L

· 일상생활에 필요한 양은 최소한 1일 1인당 50L

· 물의 인체 내 작용

- 세포 대사 활동
- 대사작용
- 혈액의 평행선유지
- 체온조절
- 영양공급
- 장기, 조직 보호

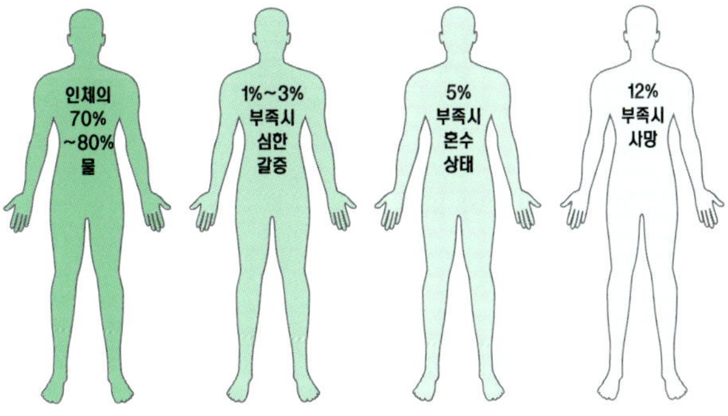

[인체의 수분 소실]

2) 물의 오염

물에 병원미생물이 함유되었을 때 오염(Contamination)되었다고 하고, 유해 이화학 물질이 함유되어있을 때는 오탁(Pollution)이라고 하며 일반적으로는 오염 또는 오탁의 경우를 모두 물의 오염이라고 한다.

(1) 수인성 질병의 감염원

· 병원성 미생물에 오염된 물을 통해 인체에 감염을 일으키는 감염원으로 작용

· 수인성 감염병 병원체가 수중에서 그 수가 증가하지 않고 감소하는 이유

- 영양원의 부족
- 잡균과의 생존 경쟁
- 일광의 살균작용
- 온도의 부적당
- 삼투압의 부정당 등

(2) 기생충 질병의 감염원

· 물과 직 · 간접으로 관련 있는 기생충으로 간디스토마, 폐디스토마, 주혈흡충, 회충, 편충 등

(3) 유해물질의 오염원

· 산업폐수에서 유출되는 유해물질로는 시안, 수은, 카드뮴, 페놀, 비소 등이 각종 중독성 질환을 일으킴

(4) 수중 불소량과 치아우식

· 불소가 너무 많은 물을 장기 음용 시 반상치아(Mottled tooth) 발생

· 너무 적은 물을 장기 음용 시 치아우식(Dental caries) 또는 충치 발생

(5) 기타 물의 오염의 피해

· 생활환경의 악화

· 마시는 물과 공업용수로의 활용성 여부

· 악취 및 가스 발생

· 해충의 서식 및 발생원으로 작용

· 정수과정 곤란 등

3) 상수도

상수도란 중앙급수로 일정한 인구집단에 대하여 공공적으로 보건상의 양질의 물을 공급하기 위한 시설을 말한다.

(1) 수원(Source of Water)

① 천수(meteoric water) : 눈, 비, 우박 등

· 지표나 해양 등에서 증발한 수증기가 응집하여 비나 눈으로 내리는 물을 총칭

· 매연, 분진, 미생물, 중금속, 방사성 물질 등이 포함

② **지표수**(surface water)

· 지표면 위에 고여 있는 하천이나 호수 등의 물

· 수질은 비교적 안정적이지만 오염물질의 혼입으로 오염 가능성이 큼

③ **복류수**(underflow water)

· 하천 옆이나 바닥이 모래, 자갈로 되어 있는 경우, 물이 스며들어 고여 있는 물

· 지표수와 지하수의 중간 성질 ☞ 하천, 저수지, 호수 등

· 탁도가 낮고 수질도 양호하므로 소도시의 수원으로 이용되는 경우가 많음

④ **해수**(sea water)

· 각종 용해성 성분이 많고 특히 염분 농도가 높아 용도가 한정된 수자원

· 3%의 식염을 함유

· 사용 목적이 극히 한정되어 발전소 등의 냉각수로 사용

⑤ **지하수**

· 상수도 급수를 제외한 가장 이상적인 수원

· 지표수가 지층을 통해서 스며든 물

· 지표수에 비해 경도가 높고 용해된 광물질을 많이 함유

· 기온이 낮고 미생물과 유기물이 적으며, 탁도가 낮고 경도가 높음

(2) 도수

· 수원이 멀리 떨어져 있을 때 물을 정수장까지 도수로를 이용하여 운송하는 것

(3) 정수

· 원수를 음용, 공업용 등의 용도에 맞게 처리하는 물

· 정수장에서 물을 정화하는 과정으로 침전, 여과, 소독의 순서로 실시

(4) 송수, 배수 및 급수

· 송수 : 정수장에서 배수까지 송수로를 통해 끌어가는 과정

· 급수(또는 배수) : 배수지에서 각 가정이나 학교 · 산업장까지의 송수

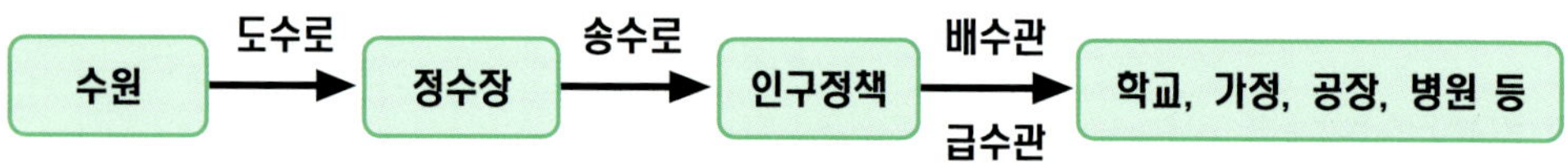
수원
도수로
정수장
송수로
인구정책
배수관
급수관
학교, 가정, 공장, 병원 등

[상수도의 공급과정]

4) 먹는 물의 수질관리(먹는 물 관리법)

(1) 먹는 물의 정의

"먹는 물이란, 먹는 데에 일반적으로 사용하는 자연 상태의 물, 자연 상태의 물을 먹기에 적합하도록 처리한 수돗물, 먹는 샘물, 먹는 염지하수(鹽地下水), 먹는 해양심층수(海洋深層水) 등을 말한다."라고 정의

(2) 먹는 물의 목적

먹는 물의 수질과 위생을 합리적으로 관리하여 국민건강을 증진하는 데 이바지하는 것

(3) 먹는 물의 수질 기준

① 미생물에 관한 기준

- 일반 세균 : 100CFU/㎖ 이하 ☞ 다른 미생물의 오염을 추측할 수 있는 지표
- 대장균 : 100㎖ 중에서 검출되지 아니할 것
- 대장균 · 분원성 대장균군은 100mL에서 검출되지 아니할 것

② 건강상 유해영향 무기물질에 관한 기준

- 납 : 0.01mg/L 이하
- 불소 : 1.5mg/L 이하
- 비소 : 0.01mg/L 이하
- 셀레늄 : 0.01mg/L 이하
- 수은 : 0.001mg/L 이하

③ 건강상 유해영향 무기질 관한 기준

- 납 : 0.01mg/L 이하
- 불소 : 1.5mg/L 이하
- 수은 : 0.001mg/L 이하

④ 심미적 영향물질에 관한 기준

- 경도 : 300mg/L 이하
- 색도 : 5도 이하
- 철 : 0.3mg/L 이하
- 망간 : 0.3mg/L 이하
- 탁도 : 1NTU 이하

■ 먹는 물의 수질 기준

1. 미생물에 관한 기준

가. 일반 세균은 1mL 중 100CFU(Colony Forming Unit)를 넘지 아니할 것. 다만, 샘물 및 염지하수의 경우에는 저온일반 세균은 20CFU/mL, 중온일반세균은 5CFU/mL를 넘지 아니하여야 하며, 먹는 샘물, 먹는 염지하수 및 먹는 해양심층수의 경우에는 병에 넣은 후 4℃를 유지한 상태에서 12시간 이내에 검사하여 저온일반세균은 100CFU/mL, 중온일반세균은 20CFU/mL를 넘지 아니할 것

나. 총 대장균군은 100mL(샘물・먹는 샘물, 염지하수・먹는 염지하수 및 먹는 해양심층수의 경우에는 250mL)에서 검출되지 아니할 것. 다만, 제4조제1항제1호나목 및 다목에 따라 매월 또는 매분기실시하는 총 대장균군의 수질검사 시료(試料) 수가 20개 이상인 정수시설의 경우에는 검출된 시료 수가 5퍼센트를 초과하지 아니하여야 한다.

다. 대장균・분원성 대장균군은 100mL에서 검출되지 아니할 것. 다만, 샘물・먹는 샘물, 염지하수・먹는 염지하수 및 먹는 해양심층수의 경우에는 적용하지 아니한다.

라. 분원성 연쇄상구균・녹농균・살모넬라 및 쉬겔라는 250mL에서 검출되지 아니할 것(샘물・먹는 샘물, 염지하수・먹는 염지하수 및 먹는 해양심층수의 경우에만 적용한다)

마. 아황산환원혐기성포자형성균은 50mL에서 검출되지 아니할 것(샘물・먹는 샘물, 염지하수・먹는 염지하수 및 먹는 해양심층수의 경우에만 적용한다)

바. 여시니아균은 2L에서 검출되지 아니할 것(먹는 물 공동시설의 물의 경우에만 적용한다)

2. 건강상 유해영향 무기물질에 관한 기준

가. 납은 0.01mg/L를 넘지 아니할 것

나. 불소는 1.5mg/L(샘물・먹는 샘물 및 염지하수・먹는 염지하수의 경우에는 2.0mg/L)를 넘지 아니할 것

다. 비소는 0.01mg/L(샘물・염지하수의 경우에는 0.05mg/L)를 넘지 아니할 것

라. 셀레늄은 0.01㎎/L(염지하수의 경우에는 0.05㎎/L)를 넘지 아니할 것

마. 수은은 0.001㎎/L를 넘지 아니할 것

바. 시안은 0.01㎎/L를 넘지 아니할 것

사. 크롬은 0.05㎎/L를 넘지 아니할 것

아. 암모니아성 질소는 0.5㎎/L를 넘지 아니할 것

자. 질산성 질소는 10㎎/L를 넘지 아니할 것

차. 카드뮴은 0.005㎎/L를 넘지 아니할 것

카. 붕소는 1.0㎎/L를 넘지 아니할 것(염지하수의 경우에는 적용하지 아니한다)

타. 브롬산염은 0.01㎎/L를 넘지 아니할 것(수돗물, 먹는 샘물, 염지하수 · 먹는 염지하수, 먹는 해양심층수 및 오존으로 살균 · 소독 또는 세척 등을 하여 음용수로 이용하는 지하수만 적용한다)

파. 스트론튬은 4mg/L를 넘지 아니할 것(먹는 염지하수 및 먹는 해양심층수의 경우에만 적용한다)

하. 우라늄은 30㎍/L를 넘지 않을 것[수돗물(지하수를 원수로 사용하는 수돗물을 말한다), 샘물, 먹는 샘물, 먹는 염지하수 및 먹는 물 공동시설의 물의 경우에만 적용한다)]

3. 건강상 유해영향 유기물질에 관한 기준

가. 페놀은 0.005㎎/L를 넘지 아니할 것

나. 다이아지논은 0.02㎎/L를 넘지 아니할 것

다. 파라티온은 0.06㎎/L를 넘지 아니할 것

라. 페니트로티온은 0.04㎎/L를 넘지 아니할 것

마. 카바릴은 0.07㎎/L를 넘지 아니할 것

바. 1,1,1-트리클로로에탄은 0.1㎎/L를 넘지 아니할 것

사. 테트라클로로에틸렌은 0.01㎎/L를 넘지 아니할 것

아. 트리클로로에틸렌은 0.03㎎/L를 넘지 아니할 것

자. 디클로로메탄은 0.02㎎/L를 넘지 아니할 것

차. 벤젠은 0.01㎎/L를 넘지 아니할 것

카. 톨루엔은 0.7㎎/L를 넘지 아니할 것

타. 에틸벤젠은 0.3㎎/L를 넘지 아니할 것

파. 크실렌은 0.5㎎/L를 넘지 아니할 것

하. 1,1-디클로로에틸렌은 0.03㎎/L를 넘지 아니할 것

거. 사염화탄소는 0.002mg/L를 넘지 아니할 것
너. 1,2-디브로모-3-클로로프로판은 0.003mg/L를 넘지 아니할 것
더. 1,4-다이옥산은 0.05mg/L를 넘지 아니할 것

4. 소독제 및 소독부산물질에 관한 기준(샘물 · 먹는 샘물 · 염지하수 · 먹는 염지하수 · 먹는 해양심층수 및 먹는물공동시설의 물의 경우에는 적용하지 아니한다)

가. 잔류염소(유리잔류염소를 말한다)는 4.0mg/L를 넘지 아니할 것
나. 총트리할로메탄은 0.1mg/L를 넘지 아니할 것
다. 클로로포름은 0.08mg/L를 넘지 아니할 것
라. 브로모디클로로메탄은 0.03mg/L를 넘지 아니할 것
마. 디브로모클로로메탄은 0.1mg/L를 넘지 아니할 것
바. 클로랄하이드레이트는 0.03mg/L를 넘지 아니할 것
사. 디브로모아세토니트릴은 0.1mg/L를 넘지 아니할 것
아. 디클로로아세토니트릴은 0.09mg/L를 넘지 아니할 것
자. 트리클로로아세토니트릴은 0.004mg/L를 넘지 아니할 것
차. 할로아세틱에시드(디클로로아세틱에시드, 트리클로로아세틱에시드 및 디브로모아세틱에시드의 합으로 한다)는 0.1mg/L를 넘지 아니할 것
카. 포름알데히드는 0.5mg/L를 넘지 아니할 것

5. 심미적(審美的) 영향물질에 관한 기준

가. 경도(硬度)는 1,000mg/L(수돗물의 경우 300mg/L, 먹는 염지하수 및 먹는 해양심층수의 경우 1,200mg/L)를 넘지 아니할 것. 다만, 샘물 및 염지하수의 경우에는 적용하지 아니한다.
나. 과망간산칼륨 소비량은 10mg/L를 넘지 아니할 것
다. 냄새와 맛은 소독으로 인한 냄새와 맛 이외의 냄새와 맛이 있어서는 아니될 것. 다만, 맛의 경우는 샘물, 염지하수, 먹는 샘물 및 먹는 물 공동시설의 물에는 적용하지 아니한다.
라. 동은 1mg/L를 넘지 아니할 것
마. 색도는 5도를 넘지 아니할 것
바. 세제(음이온 계면활성제)는 0.5mg/L를 넘지 아니할 것. 다만, 샘물 · 먹는 샘물, 염지하수 · 먹는 염지하수 및 먹는 해양심층수의 경우에는 검출되지 아니하여야 한다.
사. 수소이온 농도는 pH 5.8 이상 pH 8.5 이하이어야 할 것. 다만, 샘물, 먹는 샘물 및 먹는 물 공동시설의 물의 경우에는 pH 4.5 이상 pH 9.5 이하이어야 한다.

아. 아연은 3mg/L를 넘지 아니할 것

자. 염소이온은 250mg/L를 넘지 아니할 것(염지하수의 경우에는 적용하지 아니한다)

차. 증발잔류물은 수돗물의 경우에는 500mg/L, 먹는 염지하수 및 먹는 해양심층수의 경우에는 미네랄 등 무해성분을 제외한 증발잔류물이 500mg/L를 넘지 아니할 것

카. 철은 0.3mg/L를 넘지 아니할 것. 다만, 샘물 및 염지하수의 경우에는 적용하지 아니한다.

타. 망간은 0.3mg/L(수돗물의 경우 0.05mg/L)를 넘지 아니할 것. 다만, 샘물 및 염지하수의 경우에는 적용하지 아니한다.

파. 탁도는 1NTU(Nephelometric Turbidity Unit)를 넘지 아니할 것. 다만, 지하수를 원수로 사용하는 마을상수도, 소규모급수시설 및 전용상수도를 제외한 수돗물의 경우에는 0.5NTU를 넘지 아니하여야 한다.

하. 황산이온은 200mg/L를 넘지 아니할 것. 다만, 샘물, 먹는 샘물 및 먹는 물 공동시설의 물은 250mg/L를 넘지 아니하여야 하며, 염지하수의 경우에는 적용하지 아니한다.

거. 알루미늄은 0.2mg/L를 넘지 아니할 것

6. 방사능에 관한 기준(염지하수의 경우에만 적용한다)

가. 세슘(Cs-137)은 4.0mBq/L를 넘지 아니할 것

나. 스트론튬(Sr-90)은 3.0mBq/L를 넘지 아니할 것

다. 삼중수소는 6.0Bq/L를 넘지 아니할 것

「먹는 물 수질기준 및 검사 등에 관한 규칙」 제2조

5) 물의 정수법(Water treatment)

물은 자정작용에 의해서도 정수되지만, 인공적인 정수는 침전, 여과, 소독의 3단계로 실시한다.

(1) 침전(sedimentation)

· 물보다 비중이 큰 수중 고형물을 침강시켜 물과 분리하는 것

① 보통 침전(plain sedimentation)

· 완속 여과지를 가진 정수장에서 이용 ☞ 완속 침전법

· 유속을 느리게 하거나 침전지 내에서 정지상태로 부유물을 침전시키는 방법

· 색도, 탁도, 세균 등이 감소하며 시간이 많이 소요

② **약물 침전법**(Chemical sedimentation)

- 급속여과지를 가진 정수장에서 사용 ☞ 급속침전법
- 물에 응집제를 주입하여 부유물을 불용성 flock를 형성하게 하여 침전시키는 방법
- 약품 침전은 시간이 짧으므로 대도시에서 주로 이용

(2) 여과(Filtration)

- 침전으로 제거되지 않은 미세한 입자들을 제거하는 방법

① **완속 여과법**(Slow sand filtration)

- 모래층과 모래층 표면에 증식한 미생물에 의해 수중의 미생물을 포착하여 산화 분해하는 방법
- 원수를 보통침전 시킨 후 여과지로 보내 12~40시간 정치시키면 냄새 감소, 색도, 탁도 50~95%, 균 수 40~95% 감소

② **급속 여과법**(Rapid sand filtration)

- 약품 침전 시 응집제로 황산알루미늄을 사용하여 휘저으면 응집물이 생성하고 응집 물은 물속의 불순물을 흡착하여 침전시킴
- 침전이 끝난 물을 굵은 모래를 이용한 여과지에서 여과시키면 물속에 존재하는 응집 물이 모래 표면에 부착되어 여과막 형성
- 수원의 탁도가 높거나 조류 발생이 많고 철 분량이 많을 때 추운 지역이나 대도시에서 자주 이용

표 13-7. 완속여과법과 급속여과법의 비교

구분	완속여과법	급속여과법
침전법	보통 침전법	약품 침전법
생물학 제거법	사면 대치	역류 세척
여과속도	3m(6~7)/day	3m(6~7)/day
1회 사용횟수	20~60일(1~2개월)	12시간 ~ 2일(1일)
탁도, 색도가 높을 때	불리하다.	좋다.
이끼류가 발생 되기 쉬운 장소	불리하다.	좋다.
수면이 동결되기 쉬운 장소	불리하다.	좋다.
면적	광대한 면적이 필요	좁은 면적도 가능
비용	건설비가 많이 들고, 경상비는 적게 든다.	건설비가 적게 들고, 경상비는 많이 든다.
세균 제거율	98~99%	95~98%

(3) 소독(Disinfection)

· 침전 및 여과과정에서 제거되지 않고 남아 있는 병원성 미생물을 살균하는 것 ☞ 반드시 소독

· 상수의 소독은 주로 화학적 방법 중 할로겐류 염소소독 방법을 이용

① **열소독**

· 가장 간단한 방법

· 소량의 음용수에만 이용

② **자외선 소독**

· 파장 2,500~2,800 Å ☞ 가장 살균력이 큼

③ **화학적 소독**(염소소독)

· 할로겐류 화학적 소독 : 염소소독, 과망간산칼륨, 오존

· 염소 소독의 장점

– 강한 소독력(염소의 소독력 : Cl_2 〉 HOCl 〉 H+ 〉 OCl^-)

– 강한 잔류효과

– 조작인 간편

– 가격이 저렴

– 유리 잔류 염소(residual free chlorine) : 물을 염소로 소독 했을 때 잔류 염소 중 차아염소산(HOCL)과 차아염소산 이온(OCl^-)의 형태로 존재하는 염소

6. 하수(Sewage)

1) 하수란

· 인간 생활 때문에 생기는 오수

· 적당한 설비에 의하여 위생적으로 운반되고 처리

(1) 하수의 종류

· 가정하수 : 취사, 세탁, 목욕, 수세 변소 등

· 산업폐수

· 천수 : 비, 눈

· 지하수

(2) 하수를 처리하지 않고 방류 시

· 악취 발생, 세균의 번식, 해충과 쥐의 서식 등으로 시민의 피해

· 보건위생상의 여러 가지 문제 야기

· 해양을 오염시켜 수산자원에 악영향 ☞ 경제적 손실의 원인

(3) 하수도

· 하수를 운반하는 시설

① **합류식**(Combined sewer system)

· 오수 및 천수 등 모든 하수를 운반하는 방법

a. 장점

· 시설비가 적게 듦

· 비가 오면 하수관이 자연 청소 됨

· 하수관 내부 지름이 커 수리, 검사, 청소가 용이 함

· 빗물(천수)로 하수가 희석되어 하수처리가 쉬움

b. 단점

· 우기에 처리능역이 없을 때는 범람의 우려가 있음

· 빗물(천수)을 별도로 사용할 수 없음

· 건기에 악취 발생

② **분류식**(Separate system)

· 하수 중 천수를 별도로 운반하게 되어 있는 방법

a. 장점

· 빗물을 따로 이용할 수 있음

· 환경보건 면에서 유리

· 범람의 우려가 적음

b. 단점

· 건설비가 많이 듦

· 환기 곤란으로 폭발의 위험이 있음

· 검사와 보수가 어려움

③ **혼합식**(Mixed system)

· 천수와 가정용수를 섞어서 운반하는 방법

· 합류식과 분류식의 단점을 보완하기 위해 우수와 가정하수 일부분을 함께 운반하는 방법

2) 하수처리과정

(1) 예비처리(Pre-treatment)

· 부유물질이나 침강성 물질을 물리적 방법으로 제거하는 것

· 1차 처리 ☞ 제진망, 침사법, 침전법 등의 물리적인 방법

· 제진망(screening) : 하수 유입구에 제진망을 설치하여 부유물, 고형물 등을 제거

· 침사법: 유속을 감소시켜 토사 등의 비중이 큰 물질을 제거

· 침전조 : 기타 부유물을 자연 침전시키거나 황산알루미늄, 황산알루미늄과 소석회 혼합물을 사용하여 침전

(2) 본 처리(Main-treatment)

① **혐기성 처리**(Anaerobic treatment) : 혐기성 미생물을 이용한 혐기성 분해처리

a. **부패조**(Septic)

· 하수도를 통하여 나온 물에 섞인 잡동사니를 걸러 썩히기 위하여 콘크리트로 만든 구조물

· 공기를 차단한 단순한 탱크에 하수 및 분뇨를 넣어 무산소 상태로 혐기성균의 분해 작용으로 처리하는 방법

· 주택 등의 정화조이며 소규모 분뇨와 하수처리에 사용되며 냄새가 많이 남

b. **임호프 탱크**(Imhoff tank)

· 하수를 혐기적으로 처리하는 물탱크형태의 소화실

· 부패조의 결점을 보완하여 고안한 것

· 침전실과 오니소화실로 나누어 처리

· 액체와 고체의 분리와 부패작용이 하나의 탱크 안에서 가능

② **호기성 처리**(Aerobic treatment) : 호기성균에 의한 산화작용

a. **살수여상법**(Trickling filer)

· 도시하수 2차 처리를 위하여 사용

· 살수 여상을 이용해 BOD와 부유 물질을 저하해 하수를 처리하는 방법

· 1차 침전지를 거친 폐수를 미생물 막으로 덮인 자갈이나 쇄 석, 기타 매개층 등 필터 위에 뿌려서 미생물 막과 폐수 중의 유기물을 접속해 분해하는 처리방법

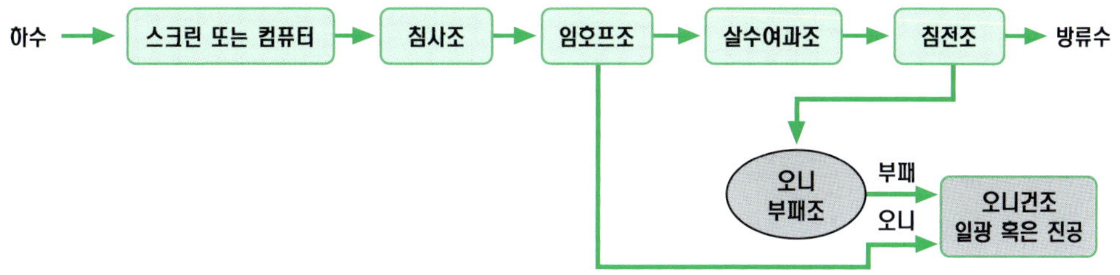

[살수 여과에 의한 하수처리]

b. **활성오니법**(Activated sludge process)

· 활성오니를 만들어 하수를 처리하는 방법 ☞ 가장 현대적인 처리방법

· 도시의 하수처리법으로 이용되고 있는 방법

· 호기성균이 풍부한 활성오니를 하수량의 20~30%를 넣어 충분한 산소를 공급하여 하수 중의 유기물을 호기성균의 산화작용으로 산화시켜 상층에 안정 하수를 얻는 진보된 방법

c. **산화지법**

· 물의 생물학적 · 화학적 · 물리적 자정작용에 의한 하수를 처리하는 호기성 처리방법

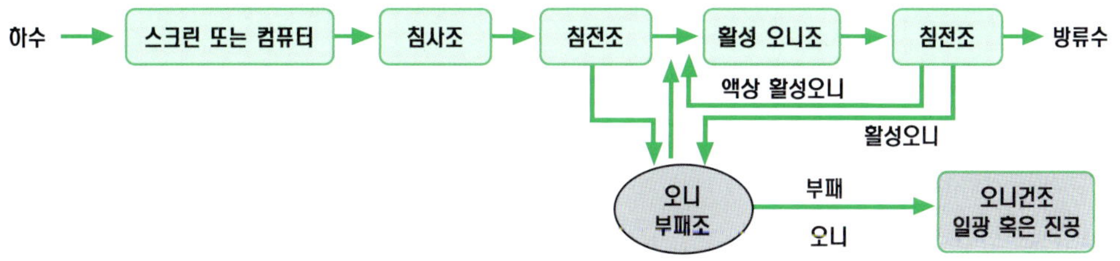

[활성오니에 의한 하수처리]

(3) 오니처리(Sludge disposal, 슬러지 처리)

· 정수 또는 하수처리과정에서 생긴 침전물을 육상투기, 소각처리, 사상건조법, 소화법 등으로 처리

① **사상건조법** : 오니를 모래 위에 말려서 이용하는 방법 ☞ 비료 등으로 이용

② **소화법**

· 유기물을 호기성 세균, 또는 혐기성 세균에 의해 분해하여 생물학적으로 안정한 물질로 변화시키는 방법

· 소화 탱크에서 고온유지로 병원성 미생물의 사멸이 가능하고 충분히 소화된 오니는 비료화 할 수 있음

③ **해양, 육상투기** ☞ 가장 진보된 오니처리 방법

7. 폐기물 처리

1) 폐기물 이란?

· 쓰레기, 연소재, 오니, 폐유, 폐산, 폐알칼리, 동물들의 사체 등

2) 폐기물의 분류

(1) 생활 폐기물

· 가정생활 폐기물 : 단독이나 공통주택에서 배출되는 생활 폐기물

· 사업장 생활 폐기물 : 제조업의 배출 시설계 폐기물을 제외한 모든 폐기물, 비제조업(시장, 상가)에서 배출되는 폐기물

(2) 사업장 폐기물

· 사업장 배출 시설계 폐기물 : 대기 환경, 수질 환경 등 배출시설을 설치 운영하는 사업장에서 발생 되는 폐기물(오니류, 폐금속류)

· 건설폐기물 : 건설공사로 인하여 공사를 착공할 때부터 완료 시까지 건설현장에서 발생되는 5톤 이상의 폐기물(콘크리트 포함)

· 지정 및 의료 폐기물 : 사업장 폐기물 중 폐유, 폐산, 폐알칼리, 인체 적출물 및 감염 우려가 있는 폐기물

3) 폐기물의 처리

(1) 생활 폐기물 처리

① **매립법**

· 우리나라 쓰레기의 90% 이상을 매립에 의존
· 매립 경사는 30℃의 경사가 좋고, 매립 한 후에는 반드시 흙으로 15~20㎝ 이상의 복토 실시
· 매립장소는 인가와 떨어져 있는 장소, 저지대, 산골짜기가 적당
· 매립 시 수질오염, 화재 발생의 위험이 없도록 하여야 함
· 악취 발생, 쥐나 위생 · 해충의 서식이 없도록 복토 등 완벽히 처리

② 소각법

· 폐기물을 소각하여 처리하는 방법으로 가장 위생적인 방법 ☞ 이상적인 도시 쓰레기 처리방법

③ 퇴비법(비료화법)

· 폐기물을 플라스틱, 고무 등을 제외한 유기물질을 호기성 또는 혐기성균을 이용하여 퇴비로 만드는 방법
· 약 4~5개월 발효시킨 후 퇴비로 이용

(2) 사업장 폐기물

① 중간처리

· 소각시설 : 일반소각시설, 고온소각시설, 열분해시설 등
· 기계적 처리시설 : 압축시설, 파쇄 · 분쇄시설, 절단시설, 연료와 시설, 농축, 탈수, 정제시설 등
· 화학적 처리시설 : 고형화 · 안정화 시설, 응집 · 침전 시술 등
· 생물학적 처리시설 : 사료화 · 퇴비화 · 소멸화 시설, 호기성 · 혐기성 분해시설 등

② 최종처리

· 매립시설

8. 위생 · 해충관리

위생 해충은 크게 질병 매개(Vector)와 질병 매개와 상관없이 사람에게 불쾌감 또는 혐오감을 주거나 일상생활에 불편을 일으키는 뉴슨스(Nuisance)의 2가지로 나눌 수 있는데 질병 매개의 경우네는 해충구제의 목적은 질병 근절이고, 뉴슨스는 해충을 근절하는 것이 목적이다.

1) 구충 · 구서의 일반적 원칙

· 구제대상 동물의 발생원과 서식처를 제거
· 구충 · 구서는 발생 초기에 실시
· 대상 동물의 생태 습성에 따라서 구제를 실시
· 구충 · 구서는 광범위하게 동시에 실시

2) 위생 · 해충의 일반적 구제법

· 환경적 방법 : 발생원 및 서식처를 제거하는 방법
· 물리적 방법 : 유문등, 각종 트랩, 파리통, 끈끈이 줄을 사용하는 방법
· 화학적 방법 : 살충제, 발육억제, 불임제, 기피제, 유인제를 사용하는 방법
· 생물학적 방법 : 천적을 이용, 불임웅충방산법 등을 이용하는 방법

3) 위생 · 해충의 생태

(1) 파리

① 발생 장소

· 집파리는 변소보다는 쓰레기장이나 퇴비장에서 발생
· 쉬파리와 큰 검정파리는 변소와 쓰레기장 및 동물 시체 등에서 발생

② 파리가 매개하는 질병

· 소화기계 질병 : 장티푸스, 파라티푸스, 이질, 콜레라, 식중독 등
· 호흡기계 질병 : 결핵, 디프테리아 등
· 기생충성 질환 : 회충, 요충, 편충, 촌충, 요충 등
· 기타 : 소아마비, 화농균 등의 전파와 흡혈에 의한 피해, 불쾌감, 수면 방해 등

③ **파리의 구제**

· 환경적 방법(서식처 및 발생원 제거) : 쓰레기 처리 및 변소의 위생적인 처리하는 등 서식처 처리하고 하수구 청결

· 유충구제법 : 발생 초기에 살충제 및 생석회 이용

· 기계적 방법 : 성충구제법으로 파리통, 파리채, 끈끈이 테이프법 이용

· 성충구제법(화학적 방법) : 속효성 살충제 분무법

(2) 쥐

① **쥐가 매개하는 질병**

· 세균성 질환 : 페스트, 서교열, 살모넬라증, 렙토스피라증

· 리케차성 : 발진열, 쯔쯔가무시병

· 바이러스성 질환 : 유행성출혈열

· 기생충성 질환 : 아메바성 이질, 선모충증, 리슈마니아

② **쥐의 구제**

· 환경적 방법 : 서식처의 제거방법이나 방서 장치를 하는 것

· 천적 이용법 : 고양이를 사육하여 구제

· 포서기 이용법 : 압살법, 접착제, 포서 방법 등 쥐 덫을 이용하여 구제

· 살서제 이용법 : 미끼 먹이에 살서제를 첨가하여 구제

· 훈증소독 : 아황산가스, 청산수소가스, 일산화탄소, 이황화탄소 등 사용

(3) 모기

① **모기가 매개하는 질병**

· 말라리아 : 중국얼룩날개모기, 학질모기

· 일본뇌염 : 작은 빨간집 모기

· 말레이사상충 : 토고숲모기

· 기타 : 황열병, 일본뇌염, 뎅기열 등

② **모기의 구제방법**

· 환경적 방법 : 발생지의 제거

· 유충의 구제법 : 유충의 충체에 침투시키는 살충제 사용

· 성충의 구제법 : 기계적 방법과 살충제에 의한 방법

· 그 밖의 방법 : 기피제를 몸에 바르거나 모기장 및 모기향 등을 사용

(4) 바퀴

① 바퀴에 의한 피해

· 잡식성 · 질주 성이며 병원체의 기계적 전파작용

· 체표나 다리의 극모 등에 의한 병원체의 전파

· 토해 낸 반소화물과 배설물을 통해서 병원체를 전파

② 바퀴가 매개하는 질병

· 소화기계 질병 : 세균성 이질, 콜레라, 살모넬라, 유행성 간염 및 소아마비 등

· 호흡기 질환 : 결핵, 디프테리아 등

· 기생충성 질환 : 회충, 요충, 편충, 조충, 요충 등

③ 바퀴의 구제

· 트랩(Trap) 이용 : 유인제 + 접착제

· 살충제 사용

(6) 위생 · 해충에 의한 감염병의 종류

· 모기 : 말라리아, 일본뇌염, 사상충, 황열, 뎅기열

· 파리 : 소화기계 감염병(콜레라, 장티푸스, 파라티푸스, 살모넬라, 이질, 소아마비 등), 기생충 질환

· 벼룩 : 페스트, 발진열

· 이 : 발진티푸스, 재귀열, 참호열

· 진드기 : 재귀열, 쯔쯔가무시병, 록키산홍반열

9. 주택보건

1) 주택의 기본조건

인간을 자연적으로 사회적으로부터 안전하고 쾌적하게 인간의 생리적 욕구를 충족하며 휴식하는 가장 기본적인 공간

■ 주택의 기본적인 구비조건

- 외부의 기후를 인위적으로 막을 수 있어야 함
- 생리적, 심리적 안정감을 만족하게 할 것
- 경제적이고, 능률적인 생활이 이루어질 수 있어야 함
- 질병의 예방 대책과 사고 발생 요인이 없어야 함
- 정신적으로 안정감을 가질 수 있을 것

2) 주택의 보건학적 조건

(1) 대지

· 한적하고 교통이 편리해야 하며, 오염원이 없는 곳
· 지형은 배수나 풍수해 방지를 위해 언덕의 중턱에 위치하고 넓은 곳
· 방향은 남향이나 동남향, 동서향 10°
· 지질은 건조하고 침투성이 있어야 하고, 지반이 견고하여야 하며, 매립지의 경우는 매립 후 최소한 10년 이상이 경과된 곳
· 지하수의는 최소 1.5m 이상이어야 하고, 3m 정도가 적당하여, 하수처리가 편리한 곳

(2) 구조

· 기후에 순응할 수 있고 편리하며 위생적이고 경제적
· 거실의 크기, 방의 배치, 환기, 조명, 채광, 난방 등을 고려
· 지붕은 방습, 방한, 방열을 고려, 벽은 방서, 방한, 방화 및 방음 등을 고려
· 마루는 지면으로부터 45㎝ 이상의 간격, 천정의 높이는 2.1m 정도
· 거실이나 방의 배치는 남향 및 동남향

(3) 환기

① 환기(Ventilation)란?

· 실내의 오염된 공기를 내보내고 실외의 신선한 공기를 들어오게 하는 것

② 자연 환기(Natural ventilation)

· 중력 환기(gravity ventilation) : 실내 · 외의 온도 차이에 의하여 일어나는 환기

· 풍력 환기 : 건물의 외벽에 가해지는 풍압의 원동력

③ **인공 환기**(Artificial ventilation)

· 신속한 교환(온도, 습도)이 이루어져야 함

· 생리적 쾌적감(취기, 오염 공기)이 이루어져야 함

· 신선한 공기가 유입되어야 함

· 실내 교환 공기가 고르게 확산

(4) 채광 및 조명

① **자연조명**(Natural illumination)

· 직사광선 및 대기 중의 수증기, 먼지 등의 입자에 직사광선이 확산, 반사 또는 투과하여 생기는 천공 광에 의한 조명

· 주택의 자연조명을 위한 조건

a. 창의 방향

· 거실은 남향이 좋으며, 조명의 평등을 해야 하는 작업실은 동북향 또는 북향

· 주택의 일조량은 하루에 최소 4시간 이상

b. 창의 면적

· 거실 면적의 1/7~1/5이 적당

· 같은 면적에서는 창이 세로로 긴 것이 조도를 균등히 할 수 있어야 좋음

c. 거실의 안쪽 길이

· 거실의 안쪽 길이는 바닥에서 창틀 상단 높이의 1.5배 이하인 것이 적당

d. 차광 방법

· 빛의 양(광량)이 많으며 커튼이나 기타 차광물을 사용

② **인공조명**(Artificial illumination)

· 고체, 액체, 가스 등의 연소 산물을 이용하거나 전기 에너지를 이용하는 것

a. 인공조명의 구비조건

· 조도는 작업이나 생활에 충분한 밝기

· 광색은 주광색에 가까운 것

· 폭발 및 발화 등의 위험성이 없을 것

· 취급하기 간편하고, 가격이 저렴할 것

· 조도는 시간과 장소에 따라 불변, 균등해야 함

· 광원 광 밀도가 크지 않은 간접조명으로, 작업 면은 좌상방에서 비치는 것

b. 조명방법

· 직접조명 : 조명효율이 크고 경제적이기는 하지만 눈부심을 일으키고 강한 음영으로 불쾌감을 줌

· 간접조명 : 반사에 의한 산광 상태로 온화하며 음영이나 눈부심이 생기지 않으나 조명효율이 낮고, 설비 유지비가 다소 비쌈

· 반간접조명 : 가장 위생적인 조명방법

(5) 실내온도조절

① 쾌적한 실내온도의 조절

· 의복에 의한 온도조절 범위 10~26℃

· 10℃ 이하에서는 난방이 필요

· 26℃ 이상에서는 냉방이 필요

② 난방

· 연료 : 인체에 유해 한 연료는 가능한 피하는 것이 좋음

· 온도 : 실내 쾌적 온도 18±2℃, 머리와 발의 온도 차이 2~3℃

· 습도 : 40~70%

a. 난방 시 유의할 점

· 실온은 수평, 수직으로 균등해야 하며 온도의 조절이 자유롭고 편리하며 습도의 조절이 가능

· 가스등 유해물질 발생이 되지 않으며 화재, 폭발의 위험이 없고 경제적

b. 난방 방법

· 국소 난방(local heating)

· 중앙 난방(central heating)

③ 냉방

· 국소 냉방법 : 룸 쿨러(room cooler), 에어 컨디셔너(air conditioner)

· 중앙 냉방법 : 케리어 시스템(carrier system)

· 실 · 내외의 온도 차이 5~7℃

Part. 14

환경보전

1. 환경보전의 정의

최근 환경에 관한 관심이 날로 높아져 가고 있고, 환경과 관련된 여러 가지 문제가 사회과제로 등장하고 있다. 매연, 배기가스, 공장 폐수, 중금속 등 각종 환경오염 문제가 급 · 만성 감염병의 예방문제보다 더 큰 비중으로 다루어지고 있으며, 환경파괴나 환경보호가 범세계적인 과제이며, 보다 살기 좋은 환경의 요구는 인간의 기본적인 권리로 이해되고 있다.

1) 환경이란

생물을 둘러싸고 있으며 생물에게 직 · 간접적으로 영향을 끼치는 자연적, 사회적인 조건이나 상황

2) 환경정책 기본법 목적

환경보건에 관한 국민의 권리 · 의무와 국가의 책무를 명확히 하고 환경정책의 기본사항을

정하여 환경오염과 환경 훼손을 예방하고 환경을 지속할 수 있게 관리 · 보전함으로써 모든 국민이 건강하고 쾌적한 삶을 누릴 수 있도록 함

3) 환경정책의 기본 이념

· 환경의 질적인 향상과 그 보전을 통한 쾌적한 환경의 조성 및 이를 통한 인간과 환경 간의 조화와 균형의 유지
· 국민의 건강과 문화적인 생활의 향유 및 국토의 보전과 영구적인 국가발전에 필요한 요소
· 국가, 지방자치단체, 사업자와 국민은 환경을 보다 양호한 상태로 유지 · 조성하도록 노력
· 환경을 이용하는 모든 행위를 할 때는 환경보전을 먼저 고려
· 지구 환경상의 위해(危害)를 예방하기 위하여 공동으로 노력함
· 현세대의 국민의 그 혜택을 널리 누를 수 있게 함과 동시에 미래의 세대에게 그 혜택이 계승될 수 있도록 하여야 함

4) 환경오염의 개념 및 원인

(1) 환경오염의 개념

인위적인 원인으로 공기, 물, 토양 등이 오염되어 일반 공중 또는 지역사회 주민의 건강, 재산, 경제적 피해 및 자연환경의 악화를 초래하는 생활 방해를 의미

환경정책기본법 (제3조)의 정의

환경오염"이란 사업활동 및 그 밖의 사람의 활동에 의하여 발생하는 대기오염, 수질오염, 토양오염, 해양오염, 방사능오염, 소음 · 진동, 악취, 일조 방해, 인공조명에 의한 빛 공해 등으로서 사람의 건강이나 환경에 피해를 주는 상태

(2) 환경오염의 원인

· 경제성장 : 자원의 대량소비와 염화불화탄소 등의 신물질 개발 및 화석연료의 대량사용

을 유발하며, 환경의 자정 능력으로 정화될 수 있는 범위를 넘어 환경오염의 심화가 가속

· 인구증가 : 인구증가로 인한 인간활동으로 환경오염이 심화
· 도시화 : 인구의 도시화 집중과 생산시설의 집중 등으로 특정 지역에 환경오염을 가중해 자정 능력을 상실
· 지역사회 개발 : 어느 특정 지역의 개발은 그 지역의 환경을 고려하지 않고 개발함으로써 자연의 파괴를 수반하여 환경오염을 발생
· 환경보전의 인식 부족 : 환경보전에 정부나 국민 각자의 인식 부족으로 개발우선주의와 환경오염을 생각하지 않은 생활 태도 등의 환경오염을 가중함

■ **현대 환경오염의 특성**

- 외부의 기후를 인위적으로 막을 수 있어야 함
- 생리적, 심리적 안정감을 만족하게 할 것
- 경제적이고, 능률적인 생활이 이루어질 수 있어야 함
- 질병의 예방 대책과 사고 발생 요인이 없어야 함
- 정신적으로 안정감을 가질 수 있을 것

2. 대기오염

1) 대기오염의 정의(세계보건기구(WHO)의 정의)

대기 중에 인공적으로 배출된 오염물질이 특정 다수인에게 불쾌감을 주거나 공중보건상의 위해를 끼치고 인간이나 식물, 동물의 생활에 해를 주어 인간의 생활과 재산에 방해받는 상태

2) 대기오염물질

대기를 오염시키는 물질은 화산이나 황사 등으로 인한 자연오염물질(natural pollutant)과 인공오염물질(artificial pollutant)로 나눔

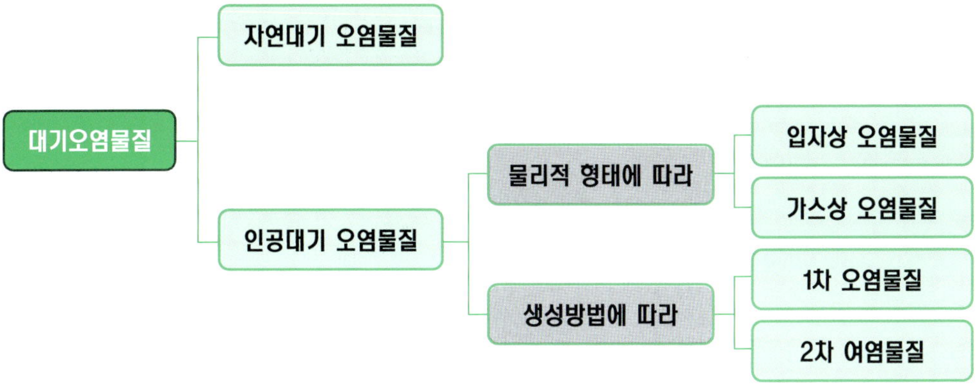

[대기오염의 물질형태]

(1) 1차 오염물질(Primary pollutants)

① **입자상 물질**(particuklates)

· 대기 중에 존재하는 미세한 크기의 고체 및 액체의 입자들로서 입경이 0.001~100㎛

a. 분진(dust) : 미세한 독립 상태의 액체 또는 고체 물질

b. 매연(smoke) 및 검댕(soot) : 연료가 연소할 때 완전히 타지 않고 남는 고체 물질

c. 미스트(mist, 연무) : 가스나 증기의 응축 때문에 생성된 대략 2~200㎛ 크기의 입자상 물질

d. 흄(fume) : 보통 광물질의 용해나 산화 등의 화학반응에서 증발한 가스나 대기 중에서 응축하여 생기는 0.001~1㎛의 고체 입자

② **가스상 물질**(Gases)

· 상온의 공기 중에 액체나 고체의 물질이 기화된 상태로 존재하는 것

a. **황산화물질**(SOx)

· 석탄이나 석유가 연소할 때 발생

b. **질소산화물**(Nox)

· 질소와 산소로 이루어진 여러 가지 화합물의 총칭

· 연료의 연소 시, 질소공장, 황산공장, 가솔린 연소 시 발생

· 호흡기 질환 초래, 햇빛과 반응해 광화학 스모그를 발생

c. **일산화탄소**(CO)

· 석탄, 휘발유, 디젤 등의 유기물질의 불완전 연소 시 발생

· 무미, 무색, 무취, 무자극성으로 공기보다 가벼움
· 혈액 산소 능력 상실 : 저산소증 초래, 중추 신경 장애, 근육 장애, 허혈증 등
· CO 허용한계 : 0.01% ☞ 7% 이상 : 호흡곤란, 10% 이상 : 질식사
· 중독증상 : 혈액 농도 COHb량 20% 이상부터 임상 증상 나타나기 시작
· 후유증 : 신경 장애, 근육 장애
· 치료 : 고압산소요법
· 탄화수소(HC)

(2) 2차 오염물질(Secondary pollutants)

· 1차 오염물질이 태양광선 중 고에너지를 가진 자외선이나 파장이 짧은 가시광선이 영향을 받아 2차적으로 생긴 물질

① 광화학 스모그

· 스모그(Somg) : 대기 중의 안개 모양의 대기오염 상태

② 광화학 오염물질

· 알데히드(Aldehyde) : 강한 자극성 있는 가스
· 오존 : 무색의 자극성 기체로 낮은 농도에서도 눈과 목에 자극증상을 일으킬 수 있는 강력한 산화제

3) 대기오염이 원인

· 인구의 폭발적인 증가와 도시화
· 공업의 발달
· 오염물 배출량의 증가
· 교통기관의 증가
· 오염물질의 광역이동

4) 대기오염의 영향

(1) 기구환경에 미치는 영향

① 지구온난화(Global Warming)

· 장기간에 걸쳐 전 지구 평균 지표면 기온이 상승하는 것을 의미
· 땅이나 물에 있는 생태계가 변화하거나 해수면이 올라가서 해안선이 달라지는 등 기온이 올라감에 따라 발생하는 문제를 포함

② 오존층파괴(Ozone depletion)
· 성층권에 있는 오존층의 오존이 파괴되어 그 밀도가 낮아지는 현상

③ 산성비(Acid rain)
· 수소이온 농도(pH)가 5.6pH 미만인 비
· 대기오염물질이 대기 중의 수증기와 만나 황산이나 질산으로 변하면서 비에 흡수된 것
· 산성비는 식물, 물고기, 토양 등에 안 좋은 영향을 미침

④ 온실효과(Greenhouse effect)
· 대기가 있는 행성 표면에서 나오는 복사에너지가 대기를 빠져나가기 전에 흡수되어, 그 에너지가 대기에 남아 기온이 상승하는 현상

⑤ 열섬현상(Heat island effect)
· 일반적인 다른 지역보다 도심지 온도가 높게 나타나는 현상
· 대기오염 및 건물의 인공열 따위가 원인

(2) 인체에 미치는 영향

① 기온역전(temperature inversion)
· 높이에 따른 기온의 수직적 분포에서 일반적일 때와 다르게 고도가 높아질수록 기온이 상승하는 현상

② 대기역전
· 특수한 지형 때문에 지표면 쪽의 대기 온도가 상층의 대기 온도보다 낮아지는 현상
· 지표면에 가까운 공기 온도가 낮고, 지상 500m 부근 공기의 온도는 높음

5) 대기오염 방지대책

(1) 발생원에 대한 연료 대책

· 탈황시설의 확충
· 저황유 사용
· 석탄은 화분이나 황분 등이 적은 것을 사용
· 분지, 매연, 유해가스 발생억제 등

· 자동차 매연가스 대책으로 SOx나 CO 등의 발생을 적게 함

(2) 공공기관 대책

· 합리적인 도시계획
· 대기오염의 정확한 실태 파악
· 대기오염 측정 기술의 개발 및 도입
· 대기오염 방지를 위한 법적 규제와 교육 등

3. 수질오염(Water pollution)

1) 수질오염의 정의

수질오염이란, 이화학적 · 생물학적 오염으로 인하여 물의 자정 능력이 없어지거나 생물체 내에 유해작용을 할 수 있는 상태를 말한다.

(1) 수질오염의 특징

· 원인과 결과의 양면성이 있음
· 여러 요인 상호 간에 상승작용이 있음
· 자정 능력의 상실로 인한 오염의 누적 현상이 나타남
· 오염 발생과 원인 규명 및 피해의 복구까지 상당한 시간 차이가 남

(2) 수질 오염원

① **점오염원**(Point Source)
· 한 지점 또는 좁은 구역에서 다량의 오염물질이 하천에 배출되는 오염원
· 생활하수, 공장 폐수, 축산폐수

② **비점오염원**(Non-Point Source)
· 오염원이 한 장소 또는 좁은 구역에 국한되어 있지 않고 넓은 장소에 산재 되어 있는 경우
· 도시지역, 농촌 지역, 산림지역, 광산지역, 휴양지역 등에 산재 되어 있는 경우

(3) 수질 오염물질

· 병원체 : 병원 폐수, 가정 오수 및 도시하수, 동물배설물 등
· 부영양화 물질 : 가정하수, 분뇨처리장, 도축장, 양조장, 펄프 공장의 하수 등
· 용존산소를 감소시키는 물질 : 가정하수, 동물배설물, 공장 폐수 등
· 자정작용 저해물질 : 광산 폐수, 각종 제조업, 석유공업, 농업 등에서 배출되는 약 등
· 인체, 수중생물, 어패류에 유해한 물질 : 산업폐수, 중성 및 합성세제, 농약 등
· 부식력 증가물질 : 산업장 폐수 및 광산물질 등
· 특정 수질 유해물질(수질 및 수생태계 보건에 관한 법률시행규칙 제4조 별표3 참조)

(4) 수질오염의 영향

① 인체에 대한 영향

a. **미나마타병**(Minamata disease, 수은)

· 미나마타 공장의 acetaldehyde 합성과정에서 나온 메틸수은 폐수가 어패류에 축적된 것을 장기간 음용한 사람에서 중독 현상
· 수은에 오염된 어패류를 먹은 사람에게서 발병
· 증상 : 마비, 시야 협착, 청력 장애, 언어장애, 선천적 신경 장애 등

b. **이타이이타이병**(Itai-itai disease, 카드뮴)

· 아연 공장으로부터 배출된 카드뮴(Cd)이 원인
· 카드뮴에 오염된 공장 폐수로 재배한 쌀을 먹은 사람에서 발병
· 증상 : 보행장애, 키 감소, 심한 요통과 대퇴 관절통, 신장 기능장애 등

② 경제적 손실

· 오염수가 농지의 토양 성분을 변화시키는 간접피해의 경우와 직접 농작물에 접촉해서 피해를 주는 경우
· 수질오염에 의한 수산업의 피해는 유기물량이 농후하여 수중의 DO를 감소시켜 수중생물이 서식할 수 없게 되는 경우
· 유독물질에 의하여 수질오염이 일어나 어패류에 직접 어독을 일으키는 경우

③ 상수원의 오염

· 유기물이 많은 유기 폐수, 시안, 카드뮴, 크롬, 수은, 페놀, 납 등과 같은 유독물질에 의한 상수원의 오염은 보건상의 큰 문제

④ **생태계의 파괴**

· 양조장, 도축장, 피혁 공장 등에서 유출되는 유기 폐수
· 수중의 용존산소를 감소
· 부영양화를 촉진
· 자정작용 저해
· 악취를 발생시켜 생태계를 파괴

⑤ **기타**

· 공업 용수오염, 생활 용수오염 등에 의해 피해 등

(5) 수질오염의 지표

① **이화학적 수질 오염지표**

a. **용존산소량**(Dissolved oxygen; DO)
· 수중에 용해되어 있는 산소의 양
· 수온이 낮고, 기압이 높을수록 증가
· WHO의 용존 산소 기준량 : 4~5ppm 이상
· 오염된 물일수록 DO는 적어지고, 순수 물일 때 최대

b. **생물학적 산소요구량**(Biochemical oxygen demand; BOD)
· 수중의 유기물질이 미생물에 의해 산화 분해 시 소비되는 산소량
· 세균이 호기성 상태에서 유기물질을 20℃에서 5일간 안정화하는데 소비한 산소량
· BOD가 20ppm 이상이면 오염된 상태, 오염된 물일수록 BOD가 높음
· 공공수역의 오염지표 ☞ 수질오염의 측정에서 가장 많이 사용되는 지표

c. **화학적 산소요구량**(Chemical oxygen demand; COD)
· 수중에 함유되어있는 유기물질이 산화제에 의해 산화될 때 소비되는 산소의 양
· BOD와 같이 수중의 유기물질을 간접적으로 측정하는 방법
· 호수 및 해양오염의 지표 ☞ 물의 오염 정도를 나타내는 기준
· 공장 폐수 측정 시 사용

d. **탁도**(Turbidity), **색**(Colority), **냄새**(Odor)
· 탁도(turbidity) : 물이 탁하게 보이는 정도
· 색(colority) : 물의 색 정도
· 냄새(odor): 황화수소, 메테인, 암모니아 등의 기체에 의해 발생

e. 부유물질(Suspended solids; SS)

· 물에 녹지 않고 수중에 현탁 되어 있는 유기물과 무기물을 모두 포함한 고형물로 여과기에서 여과되지 않고 남은 부분

f. 용해성 물질(Soluble matter)

· 물속에 용해된 물질

g. 유지류(Grease)

· 식품공업의 폐수에는 유지를 함유 ☞ 유지, wax, 유리지방산, 비누류, 광유 및 용제에 녹은 그 밖의 물질

h. pH

· 기준 pH 5.8~8.0

② 생물학적 수질오염

· 미생물(일반 세균, 대장균 등), 저서생물, 어류, 조류 등

2) 산업폐수

(1) 산업폐수의 종류

① **농업폐수** : 오염은 가벼운 정도나 비료나 농약에 의하여 수산생물에 영향을 미치는 경우

② **축산폐수** : 처리가 곤란하고 수질오염이나 악취의 원인이 될 우려가 있으며, 처리 후에도 질소나 인의 함유량이 많으면 하천이나 호소(늪과 호수)를 부영양화 함

③ **광업 폐수** : 동, 카드뮴, 크롬, 비소, 수은 등의 유해물질을 함유하는 경우에 농업과 어업에 대한 피해가 우려

④ **공장 폐수**

· 생물학적 산소요구량이 높은 폐수 : 전분 공장의 폐수, 도살장의 폐수
· 부유물질이 많아서 퇴적을 일으키는 폐수 : 제지공장폐수
· 독물을 함유하는 폐수 : 도금공장의 폐수
· 취미(臭味)가 있는 폐수 : 석유화학 공장의 폐수
· 색이 짙은 폐수 : 염색공장의 폐수
· 산성 또는 알칼리성이 강한 폐수 : 화학약품 공장의 폐수
· 유지나 용해 물질이 많은 폐수 : 피혁 공장의 폐수

· 고온폐수 : 발전소의 폐수
· 기타

(2) 합성세제

① 중성세제

· 중성세제의 대표적인 것은 ABS(Alkylbenzenesulfonate)를 주성분으로 하는 경성 세제
· 수중에서 잘 분해되지 않고 수중부패생물도 사멸
· 생물학적 하수처리과정에 영향
· 거품 형성이 지속하여 수면에 뜨게 되므로 수중산소공급을 방해하여 자연수의 용존산소량을 감소시켜 물의 자정작용을 감퇴
· 가정이나 공장에서 많이 사용

② 연성 세제

· LAS(Linear alkylbenzene sulfonate)를 기제로 사용하는 세제
· 미생물의 작용으로 분해될 수 있는 세제
· 인(P) 성분이 조류(藻類)의 영양원으로 이용되므로 부영양화 현상에 의한 조류의 다량 발생 등이 문제

③ 합성세제

· NTA(Nitrilotriacetic acid)를 성분으로 하는 세제
· 인산염을 기제로 한 LAS를 주로 사용

(3) 산업폐수처리

· 동식물성의 유기물에 의한 오염은 도시하수와 같은 생물학적 처리방법에 따라 처리
· 화학적 유해물질은 분해하여 무해 화하거나 흡착이나 침강 등의 방법으로 제거
· 일반적으로 스크린에 의하여 크기가 큰 부유물을 제거하고 침사, 중화, 침전, 약품 침전, 폭기, 유지의 부상제거 등의 방법을 적절히 병용하여 실시
· 약품 침전 시에는 석회소다회, 명반, 황산철, 염화철 등을 단독으로 혹은 다른 것과 같이 사용
· 미생물에 유해 한 성분을 함유한 폐수는 우선 그 유해 성분을 제거한 후에 생물학적 처리
· 유기성의 부패 가능 물질을 농후하게 함유한 폐수처리는 혐기성 소화법이 적당

4) 수질오염방지대책

· 하수도 정비 및 하수처리장 증설
· 산업폐수 처리시설의 완비
· 정확한 실태 파악 및 감시
· 폐수처리방법의 연구 및 개발
· 법적 규제의 강화
· 수질 보전을 위한 교육 및 계몽 등

4. 소음

1) 소음(Noise disturbance)이란

· 불쾌한 음, 듣기 싫은 음, 일상생활을 방해하는 음, 생리적 변화를 주는 음, 청력을 방해하는 음 등
· 인간 생활에 해로운 작용하는 음으로써 기계 · 기구 · 시설, 그 밖에 물체의 사용으로 인하여 발생하는 강한 소리

2) 소음은 발생원인에 따른 분류

· 공장 및 사업장 소음 : 공장 기계소음, 일반업소의 소음, 건설현장의 기계소음과 작업소음
· 교통소음 : 자동차 소음, 철도 소음, 항공기 소음
· 생활소음 : 거리 소음(확성기 등), 시장, 유흥업소 소음

3) 소음측정단위

① Hz(Hertz) 또는 c/s(cycle)

· 초당 음의 진동횟수를 주파수
· 인간이 소리로서 감지할 수 있는 가청 음역은 16~20,000Hz
· 일상회화 음역은 250~3,000Hz
· 초음파 20,000Hz 이상

② dB(decibel)

· Bel의 1/10이며, 음의 강도(음압 수준)를 나타내는 단위
· 음파의 방향에 수직인 단위면적을 통과하는 에너지양
· 듣기 싫은 음 : 주간(50~70dB), 야간(40~65dB)

4) 소음성 난청

· 일상에서 소음에 오랫동안 노출되어 소리를 잘 들을 수 없는 상태

5) 소음발생원

· 공장 소음, 건설작업소음, 교통소음(자동차, 기차, 전차, 항공기 등), 생활소음(영업장, 시장, 전파사, 선전, 발전기, 냉난방기 등) 등

6) 소음방지대책

· 소음원 대책 : 음원의 충격을 줄이고 마찰을 감소시키며 평형을 유지하고 진동을 제거하는 것
· 소음의 확산방지 대책 : 음의 확산을 차단하려면 음원을 밀폐 또는 차단
· 소음에 대한 국민의 의식 제고

5. 진동(Oscillation)

1) 정의

어떤 물체가 외력에 의하여 평형상태에 있는 위치에서 전후, 좌우 또는 상하로 흔들리는 것

2) 진동원 – 생체작용방식에 따라

(1) 전신진동

· 지지 구조물을 통해서 전신에 전파되는 진동

· 교통의 차량, 선박, 항공기를 타거나 기중기, 분쇄기 등을 운전할 때 다리 등을 통해서 전신에 퍼짐

(2) 국소진동

· 국소적으로 손과 발 등 특정 부위에 전파되는 진동
· 병타기, 착암기, 연마기, 자동식 톱 등

3) 진동에 의한 건강 장애

(1) 전신진동

· 2Hz 이하 : 멀미 때와 같은 동요감
· 4~12Hz : 압박감과 통증감
· 20~30Hz : 두개골이 공명 시작하여 시력 및 청각장애 초래
· 60~90Hz : 안구가 공명
· 자율신경, 특히 순환기 크게 나타남
· 일시적인 호흡 및 심장 기능과 말초 순화의 변화
· 혈압상승, 맥박증가, 발한

(2) 국소장애

① **레이노드병**(Rayaud's phenomenon)

· 압축공기를 이용한 여러 가지 진동 공구를 사용하는 근로자들의 손가락에 발생하는 현상
· 말초혈관운동의 장애로 인하여 혈액순환이 저해되어 손가락이 창백해지고 동통을 느끼게 되는 것

② **뼈 및 관절의 장애**

· 심한 진동을 받으며 뼈, 관절 및 신경, 근육, 건인대, 혈관 등 연부조직에 병변이 나타남
· 수근골에서의 탈 석회화 작용, 손목관절, 주관절 및 견관절의 관절면이 거칠어 짐

Part. 15

산업보건

1. 산업보건의 개념

1) 산업보건의 정의

(1) 산업보건(Industry health)

근로자들이 건강한 심신으로 높은 작업능률을 유지하면서 지속적으로 근로에 임할 수 있도록 근로환경과 근로 방법 및 근로조건을 어떻게 관리해 나갈 것인가를 연구하는 과학이자 기술

(2) 국제노동기구(ILO)와 세계보건기구(WHO) 공동위원회(1950)의 산업보건의 정의

"모든 직업에서 일하는 근로자들의 육체적, 정신적, 그리고 사회적 건강을 고도로 유지 증진, 작업조건으로 인한 질병을 예방, 건강에 유해한 취업을 방지, 근로자를 생리적으로나 심리적으로 적합한 작업환경에 배치하여 일하도록 하는 것이다."라고 정의

2) 산업보건의 목적

(1) 국제노동기구는 산업보건사업의 권장목표

· 노동과 노동조건으로 일어날 수 있는 건강장해로부터의 근로자 보호
· 작업에 있어서 근로자들의 정신적 육체적 적응 특히 채용 시 적성배치에 기여
· 근로자의 정신적 육체적 안녕의 상태를 최대한으로 유지 · 증진시키는데 기여

(2) 산업안전보건법 제1조의 목적

· 산업 안전보건에 관한 기준을 확립하고 그 책임의 소재를 명확하게 하여 산업재해를 예방하고 쾌적한 작업환경을 조성함으로써 근로자의 안전과 보건을 유지 증진

3) 산업보건의 중요성

· 노동인구의 증가
· 기술집약적 노동력 확보
· 인력관리의 필요성 인식과 증대
· 근로자의 권익 보호

4) 산업보건사업의 기본 업무

(1) 기본방향

· 예방사업 중심으로 건강문제를 폭넓게 다룸
· 사업장이 자주적이며, 능동적으로 참여하도록 조직
· 직장의 다양성을 고려하여 지역별, 직능별 특징을 가진 보건사업을 전개

(2) 기능

· 직장에서 건강 유해요인에 의한 위험의 확인과 평가
· 근로자의 건강에 영향을 주는 작업환경, 작업방법 등의 여러 요인의 점검
· 작업계획과 조직, 기계와 기타 설비의 선택보수의 사용 상태, 작업에 사용되는 물질에 관한 조건
· 작업방법의 개선과 새로운 설비의 건강 면의 검사와 평가를 위한 계획의 참여
· 산업보선 · 안전 · 위생에 관한 인간공학적 조건과 보호구에 관한 조언

· 노동에 관련된 근로자 건강상태의 점검
· 근로자의 적합한 노동에 대한 적합성의 추진
· 작업 재활대책의 기여
· 산업보건위생과 인간공학의 영역에 있어서 정보훈련, 교육의 제공에서 협력
· 응급조치와 긴급조치의 조직
· 산업재해와 직업병 분석의 참여

2. 노동과 건강

1) 근로자와 작업

(1) 근로자의 적정배치

· 근로의욕과 생산성에 직접적인 영향을 미침

① **신체적 적성검사** : 신체계측으로부터 직업과의 적성 여부를 판정하는 것

② **생리적 적성검사**
· 감각기능검사 : 시력, 색맹, 청력검사
· 심폐기능검사 : 운동 부하 전후에 측정
· 체력기능검사 : 악력, 배근력 등을 이용하여 측정

③ **심리학적 적성검사**
· 지능검사 : 언어, 기억, 추리, 귀납 등 실시
· 지각 동작검사(소질검사) : 손재주, 양수협조능력, 운동 속도 능력 등 실시
· 인성검사 : 성격, 태도 및 정신상태에 대하여 검사

(2) 작업 동작과 근로시간의 합리화

① **작업 동작**(motion study)
· 근로자의 건강과 생산성에 영향
· 작업 자세의 안정도, 작업 동작의 경제도 · 안정도 · 능률성을 충분히 고려

② 근로시간

· 근로자의 일상생활 등 시간연구를 통하여 작업시간을 합리적으로 배분

(3) 작업 강도(Labour intensity)별 작업관리의 합리화

· 작업 강도 혹은 노동 강도

– 노동의 밀도 · 집약도 · 긴장도

– 에너지 대사율로 노동 강도 구분

· 육체적 근로 강도의 지표 : 비교 에너지 대사율(RMR : Relative Metabolic Rate)

$$\text{R.P.M} = \frac{\text{작업 시 소비에너지 − 동시간의 안정 시 소비에너지}}{\text{기초 대사량}} = \frac{\text{노동 대사량}}{\text{기초 대사량}}$$

> RMR 1 이하 : 경노동, RMR 1~2 : 중등노동, RMR 2~4 : 강노동
> RMR 4~7 : 중노동, RMR 7 이상 : 격노동

(4) 작업조건의 합리화

· 작업 자세를 편리하며 알맞도록 조정

· 작업속도를 경제적 속도에서 생리적 속도에 접근

· 작업 시설의 설계, 조작, 운반 등에 인간공학을 고려

· 작업시간, 휴식시간, 교대제, 휴일 등을 적정 조정

2) 근로와 영양

· 근로자의 영양은 근로자의 건강과 작업능률에 크게 영향을 미치기 때문에 철저히 영양관리가 필요

(1) 작업 종류에 따른 영양관리

· 근육 작업의 에너지 공급은 탄수화물을 위주로 하고 일부는 지방질로 보충

· 고온 노동 : 식염, 비타민 A, 비타민 B_1, 비타민 C

· 저온 노동 : 지방질, 비타민 A, 비타민 B_1, 비타민 C, 비타민 D

· 소음 노동 : 비타민 B_1

· 중노동(심한 노동) : 비타민류, 칼슘(Ca), 강화식품(강화미, 된장, 간장, 우유)

(2) 직업성 중독에 따른 영양관리

· 벤젠 중독 : 급성중독은 비타민 B_1, 만성중독은 비타민 B_{12}

· 암모니아 중독 : 비타민 C

· 일산화탄소 CO : 비타민 B_1

· 이황화탄소 중독 : 비타민 B_2

· 아연 중독 : 비타민 B_2

· 기타 직업성 중독 : 알칼리성 식품(우유, 야채, 과일, 해초)

(3) 작업관리에 따른 영양관리

· 열량 구성 : 성인 남자 한 끼 식사의 열량 : 2,500kcal, 단백질 77g, 식품량 1,277g

· 영양관리 : 양, 질, 맛, 기호, 계절 변화 등에 맞도록 관리

· 위생관리 : 식품의 위생적 관리, 조리장의 환경, 식당의 청결, 종업원의 건강관리를 철저히 하여 수인성 질병의 발생을 예방

3. 산업 피로(Industrial fatigue)

1) 산업 피로

· 정신적, 육체적 그리고 신경적인 노동 부하에 반응하는 생체의 태도

· 피로 자체는 질병이 아니라 원래 가역적인 생체 변화로서 건강의 장해에 대한 경고 반응

· 수면이나 휴식을 잘 취하지 못하고 과로 등이 누적되어서 정신기능 및 작업수행 능력이 저하되는 것

· 산업 피로의 과정

- 심폐기능의 저하로 산소공급이 부족
- 피로물질의 축적으로 혈당의 농도가 저하
- 근육 안에 글리코겐의 양의 감소
- 전신 피로와 근육의 반복사용으로 근육 내 노폐물의 축적
- 결합조직 이완, 신장 또는 압박 등의 국소 피로

2) 산업 피로의 발생 요인

· 작업 부하 – 작업공간, 작업방식, 작업밀도가 영향을 미침
· 작업환경조건 – 환기, 조명, 온열 조건, 소음과 진동 등이 적합하지 않을 경우
· 작업의 편성과 작업시간 – 분담책임, 규제제도, 엄격한 작업관리, 연속작업시간, 1일 노동 시간, 업무 간격의 기간, 휴일 배분, 휴가, 야근제도
· 생활조건 – 주거, 통근조건, 가정생활, 수면
· 개인 조건 – 숙련도, 영양 상태, 신체적인 조건, 적응능력

3) 산업 피로의 종류

(1) 정신적 피로와 육체적 피로

· 심신은 동일체로 정신적, 육체적 피로를 각각 구분할 수는 없음
· 현대의 자동화, 스피드로 인해 육체적 피로에서 정신적 피로 쪽으로 바뀌고 있음
· 과학의 발달로 육체적 움직임보다 머리 사용이 증가
· 늘 시간에 촉박하게 살기 때문에 여기서 오는 스트레스로 수면이 얇아지면서 정신적 피로 증가

① 정신피로

· 정신적 긴장에 의한 피로
· 중추신경계의 피로
· 정밀작업, 계산 등 정신적 긴장을 해야 하는 작업

② 육체 피로

· 육체적 노동에 의한 근육의 피로
· 관련 부위의 동통(몸이 쑤시고 아픔)이 특징
· 근육 운동능력이 떨어지고 약해짐

(2) 국소 피로와 전신 피로

· 피로 현상이 나타난 부위가 어느 정도인가에 따라 상대적으로 표시
· 국소 피로는 사용 중인 팔, 다리의 근육에 계속 반복운동을 했을 때 오는 피로
· 전신 피로는 전신 권태감, 무기력

(3) 피로, 과로, 곤비

- 피로 – 하루 저녁 자고 나면 다음 날 회복
- 과로 – 다음날까지도 피로 상태가 계속 유지됨
- 곤비 – 과로 상태가 축적되어 단기간에 휴식을 취하여도 회복될 수 없는 병적인 상태, 심하면 사망에 이름

4) 피로 증상

(1) 피로의 생리적 증상

- 순환기계 : 맥박이 빨라지고 회복되기까지 시간이 걸림, 혈압이 높아졌다가 나중에는 낮아짐
- 호흡기계 : 호흡은 얇아지고, 호흡곤란이 오기도 함
- 신경계 : 판단력이 흐려지고 권태감, 졸음이 오며, 맛, 냄새 등 오감의 지각기능이 둔감해짐
- 혈액 및 소변 : 혈당치가 낮아지고 젖산과 탄산량의 증가로 산혈증(혈액의 pH가 정상치 이하로 떨어짐)이 초래됨
- 소변량이 줄고 진한 갈색으로 변하면 심하면 단백뇨가 나타남
- 체온 : 체온조절 장애가 나타나 체온이 높아지거나 낮아짐

(2) 자각증상

- 머리가 무겁고, 아프며 전신이 나른해짐
- 가슴 어깨가 결리고 숨쉬기 어려우며 팔다리가 쑤시고 입이 마르며 하품과 졸음이 옴
- 머리가 띵하고 생각이 정리되지 않으며 주의력이 산만해져 안정감을 찾지 못함

4. 산업재해(Industrial accident)

1) 산업재해의 개념

- 산업에 있어서 여러 위험요소에 의해 예기치 않는 돌발적인 인명피해와 재산상의 손실을

순간적으로 초래하는 것
- 근로자가 업무와 관계되는 건설물, 설비, 원재료, 가스, 증기, 분진 등에 의하거나 기타 작업업무에 기인하여 사망 또는 부상, 질병에 이환되는 것

2) 산업재해 발생 요인

(1) 환경적 요인(Environmental factors, 물적 요인)
- 시설, 공기구의 불량
- 안전장치의 미비
- 작업환경의 불량 : 낮은 조도, 강한 소음, 환기 불량, 지나친 고온 · 저온
- 작업장소의 면적과 위치 및 주변 상황

(2) 인적 요인(Human factors : 개체요인)
- 근로자의 방심, 태만, 무모한 행위 등 불안전 행위가 주로 관여
- 관리상 요인 : 작업지시 사항의 불명확, 작업 미숙, 인원 부족 혹은 과잉, 작업 진행의 혼란 등
- 생리적 요인 : 체력부족, 신체적 결함, 수면 부족 등
- 심리적 요인 : 정신집중력 부족, 부주의, 태만, 착오, 무리한 행동 등

3) 산업재해 지표

(1) 건수율(Incidence rate, 발생률)
- 노동자 수에 대한 재해 발생의 빈도를 나타내는 것
- 조사 기간에 산업체 근로자 1,000명당 재해 발생 건수를 표시한 것

$$\text{건수율} = \frac{\text{재해건수}}{\text{평균 실 근로자 수}} \times 1,000$$

(2) 도수율(Frequency rate, 빈도율)
- 전 종업원이 100만 시간당 근무하는데 발생한 재해 건수
- 연 근로시간 100만 시간당 몇 건의 재해가 발생하였는가를 나타내는 지표

$$도수율 = \frac{재해건수}{연\ 근로\ 시간\ 수} \times 1,000,000$$

(3) 강도율(Severity rate)

· 재해의 경 · 중 정도를 측정하기 위한 척도

· 근로시간 1,000시간당 재해에 의해 상실된 근로 손실일수

$$강도율 = \frac{근로\ 손실일\ 수}{연\ 근로\ 시간\ 수} \times 1,000$$

(4) 평균작업손실일수

재해 건수당 평균작업손실의 규모가 어느 정도인지 나타내는 지표

$$편균손실일\ 수 = \frac{평균\ 손실일\ 수}{사고건\ 수}$$

4) 산업재해 예방 대책

· 미국의 전국안전회의에서는 산업재해의 발생이 적은 사업장의 특징

- 경영자의 주도
- 책임의 할당
- 안전한 작업조건
- 안전훈련
- 재해기록제도
- 의료구급제도
- 근로자의 책임

5. 직업병(Occupational disease)

1) 직업병의 개념

(1) 직업병의 정의

· 어떤 특정직업에 종사함으로써 근로조건이 원인이 되어 일어나는 질환

· 직업적 노출과 특정 질병 간의 명확하거나 강한 인과관계가 있어야 하며 일반적으로 단일 원인 요인에 의해서 발병

· 발생상태와 성질에 따라 재해성 질병과 직업병으로 나눔

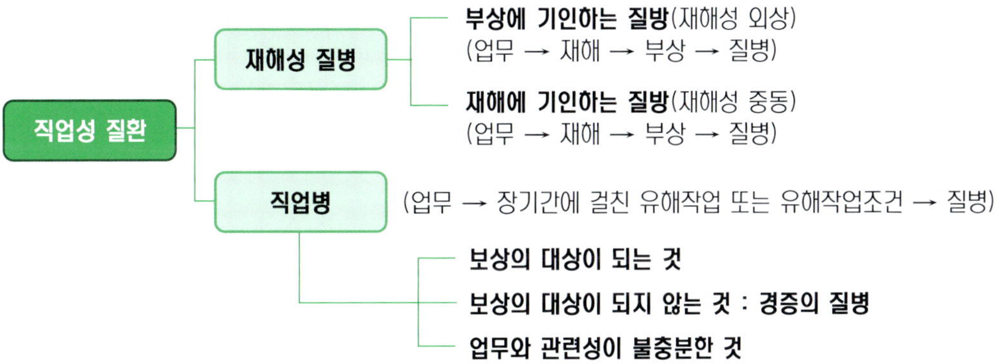

[직업성 질환의 분류] (근로기준법)

(2) 직업병의 발생원인과 요인

① 원인

· 작업자의 불량한 환경조건 : 기온, 기압, 습도, 방사선, 소음, 진동, 분진, 유해가스, 중금속 등의 노출

· 부당한 근로조건 : 과중한 작업, 운동 부족, 불량한 작업 자세, 불규칙한 작업시간 등

② 직업병 발생의 3대 요인 : 연, 벤젠, 규폐증

(3) 직업병의 특성

· 임상적 또는 병리적 소견이 일반 질병과 구분하기 어려움

· 노출 시작과 첫 증상이 나타나기까지 긴 시간적 차이가 있음

· 많은 직업성 요인이 비직업성 요인에 상승작용을 일으킴

· 임상 의사가 관심이 적어 이를 간과하거나 직업 이력을 소홀히 하는 경우가 있어서, 질병을 직업병으로 진단하지 못 하는 경우가 있음
· 인체에 대한 영향이 확인되지 않은 신물질이 많아서, 그런 신물질로 인한 직업병이 발생하더라도 직업병으로 인정받기 어려움
· 심한 경우 산업재해 보상을 받지만, 경미 한 경우 산업재해 보상을 받지 않음

2) 물리적 인자에 의한 건강 장애

(1) 이상기온에 의한 건강 장애

① **열중증**(고열 장애, Heat stroke)
· 고온다습한 작업환경에서 발생하는 질환의 총칭
· 비정상적인 고온환경으로 인하여 체온조절이 흐트러져서 열의 방산이 방해되어 일어나는 병

a. **열경련**(Heat cramp)
· 더운 열의 환경에서 다량의 발한에 의한 염류결핍에 기인하는 근육의 경련, 동통을 주증으로 하는 증상
· 원인 : 지나친 발한에 의한 탈수와 염분 손실

b. **열사병**(Heat stroke, 일사병)
· 체온조절중추의 능력을 넘어설 정도로 장시간 뜨거운 햇볕에 노출되거나, 지나치게 더운 장소에 오랫동안 있으면 체온조절중추의 기능을 상실하여 몸 온도가 비정상적으로 상승하여 나타나는 증상

c. **열 피로**(Heat exhaustion, 열실신)
· 열에 의해서 유발되는 가장 흔한 질환 중 하나
· 무더운 환경에서 심하게 운동하거나 활동한 뒤 수분이나 염분이 결핍되어 발생

② 저온환경에 의한 건강 장애

a. **전신 체온 하강**(General hypothermia)
· 장시간의 한랭한 온도에 폭로되어 체열 상실에 따라 발생하는 급성 중증장애

b. **참호족**(Trench Foot), **참수족**(Immersion foot)
· 발을 오랜 시간에 걸쳐 축축하고, 비위생적이며 차가운 상태에 노출함으로써 일어나는 질병

c. **동상**(Frostbite)

· 추운 환경에 노출된 신체 부위가 생리적인 보상 기전의 작용이 실패하여 국소적인 조직의 손상이 발생하는 것

(2) 이상 기압에 의한 건강 장애

① 고압환경과 건강 장애

a. 질소(N_2) 중독 : 공기 중 질소가스는 4기압 이상에서 마취작용을 나타내어 작업능력저하, 기분의 변화 등의 현상

b. 산소(O_2) 중독 : 산소 분압이 2기압이 넘으면 산소 중독 증세가 나타나 손발의 마비, 시력 장애, 어지러움을 보이며 4기압에서 45분 후에는 경련이 생기며 시력 장애, 환청, 안면근육경련, 오심, 간질 등의 증상을 나타냄

c. 이산화탄소(CO_2) 중독 : 산소의 독성과 질소의 마취작용을 증강

d. 고압 환경의 이산화탄소 농도는 3% 이하

② 감압과정환경과 건강 장애

· 높은 기압에서 감압하는 과정에서 발생하는 장애

a. **잠함병**(Caisson disease)

· 고압 환경에서 압력이 급격히 감소하면 호흡 과정에서 체내로 유입된 질소(N2)가 체외로 배출되지 않고 혈중에 남아 발생하는 질소가스 전색증

· 감압병

· 잠함병의 4대 증상 : 피부 소양감과 사지 관절통, 척추 전색증 및 마비, 내이 장애, 뇌 혈액순환 및 호흡기 장애

③ 이상 저압과 건강 장애

· 고지에서 이상 저압 및 비행고도의 증가에 따른 저압 환경에서 발생

· 산소공급 부족 시 저산소증(hypoxia)

· 고산지대(해발 3,000m 이상)의 경우 고산병 또는 산악병 발생

· 수면장애, 흥분, 호흡촉진, 식욕 감퇴, 난청, 두통 등

3) 소음 및 진동

(1) 소음에 의한 장애

- 생리적 영향 : 맥박 증가, 혈압상승, 근육 긴장, 부신호르몬의 이상 분비, 타액과 위액분비 억제 등
- 심리적 영향 : 수면 방해, 사고 및 집중력 방해 등
- 직업성 난청이나 청력 장애 유발
- 산업장의 소음대책
  - 생산공정, 작업방법, 사용 기계 등의 변경으로 소음원을 제거하거나 감약
  - 기계에 소음기 부착이나 공명 부분의 차단 등 기계의 부분적 개량을 시행
  - 차음, 흡음 조치
  - 소음원의 거리상 격리로서 소음원이 되는 기계의 설치장소 등을 변경
  - 소음에 대한 폭로시간을 단축
  - 소음의 청력 장애 요인
  - 소음의 음압 수준과 주파수
  - 폭로시간
  - 하루의 폭로 횟수 · 소음작업의 근속연수 · 청력 장애에 미치는 영향 · 개인의 감수성

(2) 진동에 의한 건강 장애

① 전신 진동 장애

- 몸을 의지하고 있는 구조물을 통하여 저주파(2~100Hz) 진동이 전신에 전달되는 것
- 말초혈관이 수축, 혈압상승, 맥박 증가, 발한, 피부 전기저항의 저하 등이 나타남

② 국소 진동 장애 :

- 진동 공구를 통하여 손이나 발 등 특정한 신체 부위에 작용하는 고주파(20~1,000Hz) 진동
- 한랭 환경에서는 레이노(Raynaud) 현상이 나타남

4) 유해물질에 의한 건강 장애

(1) 분진에 의한 건강 장애

① **진폐증**(Pneumoconiosis)
- 분진흡입에 동반한 폐 내의 분진 축적과 그에 의한 폐의 조직반응
- 분진이 수년에 걸쳐 폐 조직에 쌓이면서 서서히 반흔이 생기고, 이로 인해 호흡곤란이 생기는 심각한 질환

② **규폐증**(Silicosis)
- 규사 등의 먼지가 폐에 쌓여 흉터가 생기는 질환
- 규사 먼지는 다른 먼지 입자와 달리 폐 조직 내에서 강한 염증 반응을 일으킴
- 시간이 지날수록 염증이 두터워지며, 흉터로 변하여 산소공급에 이상을 초래

③ **석면폐증**(Asbestosis)
- 석면섬유가 세소기관지에 부착하여 그 부위에 섬유증식이 생기는 것
- 기관지 · 폐포 등의 염증, 섬유화와 흉막의 비후 · 석회화, 발암 등의 병변을 일으킴

(2) 각종 유해물질의 중독
- 중금속과 벤젠이 대표적이고 체내 침입 경로 중 호흡기계 침입은 폐포의 모세혈관에 흡입되어 가장 빠르고 심한 정신장애 유발

① **납**(Pb)**중독**
- 중금속인 납이 들어 있는 물질에 장기간 노출됨으로써 신체에 납이 축적되어 해로운 결과가 나타나는 질환
- 납중독의 4대 징후
  - 적혈구의 수명 단축으로 빈혈을 유발하거나 혈관수축으로 인한 피부를 창백화
  - 연선
  - 호염기성 과립 적혈구 수의 증가
  - 소변의 코프로포르피린(coproporphyrin)검출

② **카드뮴**(Cd) **중독**
- 카드뮴과 그 화합물이 인체에 흡수됨으로써 일어나는 중독
- 50~70% 간과 신장에 축적

· 만성중독의 3대 증상 : 폐기종, 신장 기능 장애, 단백뇨

③ 수은(Hg) 중독

· 수은이나 수은 화합물의 흡입, 복용 또는 접촉을 통해 노출되고 그 결과 기준치 이상의 수은이 몸에 축적되어 생기는 질환

· 급성기 증상 : 발열, 오한, 오심, 구토, 호흡곤란, 두통 등

· 만성증상의 증후 : 구강염증, 진전(떨림), 정신적 변화

④ 크롬(Cr)중독

· 크롬산 증기, 혹은 분진이 피부나 점막에 부착하여 부착된 곳이 크롬산에 의해 부식되어 발생하는 상흔

· 주로 호흡기계의 국소적 궤양

⑤ 벤젠(C_6H_2)중독

· 벤젠의 흡수가 원인이 되어 일어나는 중독증세

· 주변 환경 또는 직업적으로 벤젠에 노출됨으로써 일어나는 모든 종류의 중독증세

· 급성중독 : 신경계의 장애

· 만성중독 : 혈관, 혈액, 간장에 중독

표 15-1. 중금속 및 오염물질의 피해

오염물질명	인체에 미치는 영향
카드뮴	· 사람 몸에 흡수되면 생체 내에서 배출되지 않고 50년 이상 장기에 축적되어 칼슘이나 인을 몸 밖으로 배출시켜 적혈구 감소, 골연화증과 골절 등을 유발
납	· 조혈 기능 방해 · 장기의 뼈의 축적 시 뇌 신경 마비의 원인 · 변비, 식욕부진, 빈혈, 점진적인 팔의 근육 마비
아연	· 과다하게 인체 농축 시 위장장애, 백혈구 과다, 구토, 복통 유발
수은	· 지각, 청각, 언어장애, 온몸 뒤틀림 등으로 사망 또는 회복 불능 상태가 됨
비소	· 손과 발바닥의 작은 염증 또는 암 유발
바륨	· 혈압상승, 신경 장애
크롬	· 피부 장애, 신장손상
질산염	· 급성 혈액 장애 유발

Part. 16

미생물학과 소독학

1. 미생물학 개론

인간이 사는 주위환경은 각종 미생물이 살고 있으며, 이 미생물은 인간에게 많은 영향을 주고 있다. 미생물은 인간과 동물에게 질병을 유발하는 병원성 미생물을 포함한 유해 미생물도 있지만, 인간에게 유용한 역할을 하는 미생물(유산균, 발효균 등)도 많다.

1) 미생물(Microorganism)의 정의

· 육안으로는 관찰할 수 없으며, 현미경을 이용하여 볼 수 있는 0.1mm 이하의 크기를 가진 단세포 생물

· 단세포구조 또는 균사로 존재

· 원생생물, 진균, 세균, 원핵생물, 그리고 바이러스 모두를 포함하기 때문에 유전적, 생리 · 생화학적, 생태학적으로 매우 다양한 기능을 보이는 생물체의 집합

· 미생물의 크기 : 곰팡이 〉 세균 〉 리케차 〉 바이러스

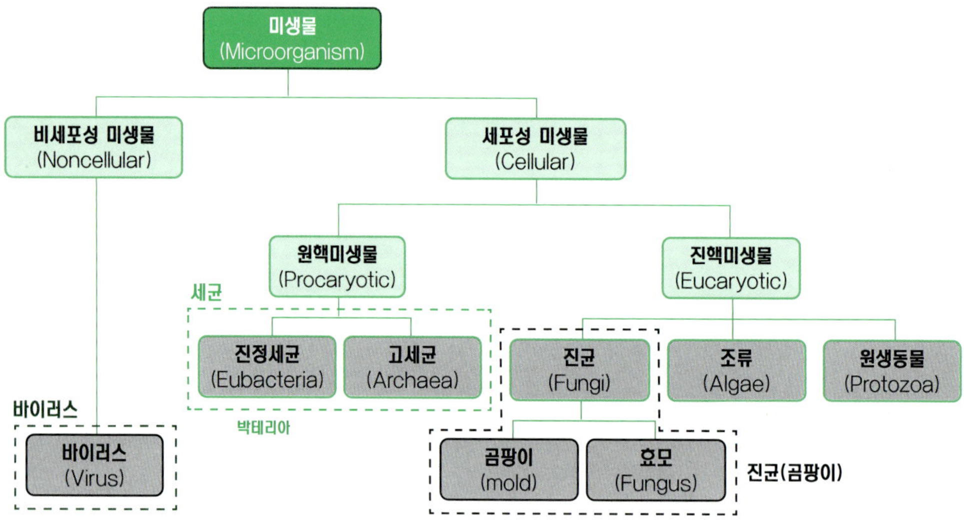

[미생물의 분류]

2) 병원성 미생물과 비병원성 미생물

(1) 병원성 미생물

- 인체 내에서 병적인 반응을 일으키며 증식하는 미생물
- 세균(구균, 간균, 나선균), 바이러스, 리케차, 진균 등

(2) 비병원성 미생물

- 사람 · 동물 · 식물에 감염하지 않든가 또는 감염하여도 발병까지에 이르지 않는 미생물
- 발효균, 효모균, 곰팡이균, 유산균 등

3) 미생물의 종류

(1) 세균(Bacteria)

- 세포막과 세포소기관 등이 존재하지 않는 원핵생물
- 단세포 식물성 생물체로 조직 세포 내에서 번식
- 다른 생물체에 기생하여 병을 일으키기도 하고 발효나 부패 작용을 하기도 하여 생태계의 물질 순환에 중요한 역할

① **구균**(Cocci)
· 둥근 모양으로 생긴 균
· 쌍구균, 포도상구균, 연쇄상 구균, 수막염균, 임균, 폐렴구균 등

② **간균**(Bacilli)
· 막대 모양이나 타원형으로 생긴 균
· 종류에 따라 다양한 형태와 배열을 함
· 이질균, 백일해균, 장티푸스균, 결핵균, 페스트균, 탄저균, 파상풍균 등

③ **나선균**(Spirilli)
· 긴 나선형 또는 코일 모양의 세균
· 장 비브리오, 재귀열, 콜레라, 매독균 등

(2) 진균류(Fungi)

· 곰팡이, 버섯, 효모와 같은 호기성 종속 영양미생물의 총칭
· 곰팡이, 효모, 버섯으로 구분 ☞ 72,000종 이상의 균종으로 구성하는 미생물군
· 핵막이 있는 진핵생물 ☞ 미토콘드리아, 소포체 등의 세포소기관이 발달

① **곰팡이**(Mold)
· 미세한 균사체를 발육기관으로 하여 포자를 형성하여 증식
· 누룩곰팡이

② **효모**
· 출아법으로 번식하는 단세포 생물의 총칭
· 열에 약해 약 60℃에서 15분 이상 가열하면 사멸
· 이스트 ☞ 식품을 발효

(3) 바이러스(Virus)

· 미생물 중 가장 작은 감염 입자 ☞ 직경이 18~300nm 세균여과기를 통과 ☞ 여과성 병원체
· 핵산과 단백질로 구성
· 생물과 무생물의 특징을 모두 가진 것
· 숙주에 의존해 살아가는 감염성 입자 ☞ 숙주의 복제 시스템을 활용하여 자신의 유전체를 복제하여 증식

· 인플루엔자, 홍역, 뇌염, 소아마비, 감기 등
· 바이러스의 종류

a. DNA 바이러스

· 핵산이 DNA로 구성된 바이러스
· 박테리오파지, 천연두, 아데노바이러스, B형간염 바이러스

b. RNA 바이러스

· 핵산이 RNA로 구성된 바이러스
· 돌연변이 발생률이 높음
· 인플루엔자 바이러스, 코로나 바이러스, 아레나 바이러스

(4) 리케차(Rickettsia)

· 세균과 바이러스의 중간에 속하는 미생물
· 살아 있는 세포 내에서만 증식
· 절지동물과 포유류동물에 기생 ☞ 절지동물이 인간의 혈액을 흡혈할 때 인체 내로 감염
· 발진티푸스, 발진열, 양충병, Q열, 로키산홍반열 등

(5) 클라미디아(Chlamydia)

· 동물의 세포 내에서만 생장하는 그람음성의 기생성 세균
· 바이러스와 유사한 특성을 보이나 물질 대사계가 없으며 이분법을 통해 증식
· 리케차와 비슷한 미생물
· 트라코마, 앵무새병, 서혜육아림프종 등

(6) 스피로헤타(Spirochaeta)

· 단세포동물과 단세포 식물의 중간의 미생물
· 나선의 형태
· 운동성이 있으며 일반 세균과 같이 분열 때문에 증식
· 매독의 병원체 ☞ 트레포네마(길이 20mcm 이하의 소형 나선균으로 인체에 대한 기생이 높음)

(7) 원생동물(Protozoas)

· 가장 간단한 단세포동물 ☞ 하나의 세포 자체가 생활단위가 되는 개체
· 원생동물의 분류

· 아메바류 : 단세포, 위족을 사용하는 운동성, 설사 원인
· 편충류 : 단세포, 편모 또는 아메바 운동, 혈액감염, 소장감염
· 섬모충류 : 단세포, 섬모사용 운동성, 대장질병
· 포자충류 : 수 배우자 외에는 운동성이 없음, 말라리아, 톡소플라스마증
· 아메바성 이질, 말라리아 원충

4) 미생물의 성장과 환경

(1) 미생물 성장의 특징

· 미생물의 성장은 물리 · 화학적 환경 조건에 따라 큰 영향을 받음
· 각종 영양소가 갖춰져 있어도 환경이 물리 · 화학적 조건이 일정한 범위 안에 조정되어 있지 않으면 미생물의 성장과 증식이 불가능
· 수분 및 습도, 영양원, 유해물질의 존재, 온도, 산소, pH, 삼투압 등이 중요한 원인
· 미생물 성장의 3대 조건 : 영양, 수분, 온도

(2) 미생물 성장에 미치는 환경요인

① 영양물질

· 미생물 생육에 필요한 영양물질 : 생합성과 에너지 생산에 사용되는 물질
· 에너지원, 탄소원, 질소원, 비타민류 및 무기염류
· 미생물에 따라 에너지원, 탄소원, 질소원 등으로 이용되는 물질의 종류 다름
· 충분한 영양분을 공급하더라고 필수 영양소가 부족하면 성장지연

② 수분

· 세균의 80~90%를 구성
· 건조한 상태에서는 휴지기를 가지고, 수분이 적당히 공급되면 발육이 증식
· 각종 대사물의 활동 매개체로서의 필수 성분

③ 온도

· 미생물의 증식과 사멸에 있어서 가장 중요한 요소
· 외부온도에 따라 내부온도가 같이 변화
· 높은 온도 ☞ 세포의 기능과 구조변화 ☞ 효소구조변형
· 낮은 온도 ☞ 세포의 기능저해 ☞ 효소 활성 감소

· 최저온도, 최적 온도, 최고온도로 구분
· 저온성 미생물 : 0℃에서 자라고 최적 온도는 15℃ 이하 ☞ 발광 세균, 부패균
· 중온성 미생물 : 20~45℃ 최적, 15~20℃ 최저, 45℃ 최고 ☞ 병원균, 곰팡이, 효소, 대장균
· 고온성(thermophile): 55℃ 이상에서 생장 가능, 45℃ 최저, 55~65℃ 최적 ☞ 젖산균

④ **수소이온농도**(pH)
· 미생물 생육과 번식에 중요한 환경요인
· pH 5.0 이하이거나 pH 8.5 이상이면 파괴되어 사멸 ☞ pH 6.0~8.0 정도에서 성장
· 효모나 곰팡이는 약산성☞pH 5~6
· 세균과 방성균은 약알칼리성 ☞ pH 7~7.5

⑤ **삼투압**
· 세균은 세포질에 일정한 삼투압을 가지고 있어 외계의 삼투압이 높거나 낮으면 용균이 되어 사멸
· 대부분 미생물은 삼투압이 낮은 물에서 잘 자라지만 호삼투압균들은 높은 삼투압에서 더 잘 자람
· 고삼투압성 미생물
· 호염 미생물 : 삼투압을 높이는 물질이 소금일 때 그 조건에서 잘 자라는 미생물
· 호당 미생물 : 설탕에 의해 삼투압이 높아진 조건에서 자라는 미생물

⑥ **산소**
· 미생물의 증식과 대사에 영향
· 호기성균 : 반드시 산소가 필요
· 혐기성균 : 산소가 있으면 사멸
· 미호기성균 : 높은 산소분압(20%)에서는 생장 못 하나 낮은 경우(2~10%) 생장

2. 소독학

인간의 생활 공간은 여러 가지 오염원으로 인하여 질병을 유발하는 각종 균으로부터 무방비하게 노출되어 있다. 인간의 신체를 포함하여 환경 속에 많이 존재하는 미생물은 의한 감염은 질병을 유발하게 되는 요인이 된다. 이러한 미생물들을 인체에 침입하지 못하게 하려면 소

독을 하여 직 · 간접적인 감염을 막아야 한다.

1) 소독의 개념

(1) 소독과 멸균의 정의

① 소독

· 어떤 대상으로 그 물체의 외부와 내부의 균을 물리적, 화학적으로 살균작용을 통해 미생물을 억제, 제거, 사멸하여 감염력을 없애는 것

· 비교적 약한 살균작용으로 세균의 포자까지는 작용을 못 함

· 화학약품(소독제), 자비소독, 저온살균(pasteurization) 등

② 멸균

· 어떤 대상으로 하는 물체의 표면 또는 그 내부에 분포하는 모든 세균을 완전히 죽이는 것

· 무균의 상태로 만드는 조작을 말하는 것

· 소독의 가장 안전한 형태

· 화염멸균, 건열멸균, 고압증기멸균, 여과멸균, 가스멸균 등

(2) 살균 정도에 따른 소독의 분류

· 소독 : 인체에 해롭고 감염을 일으키는 병원성 미생물을 사멸하거나 제거하는 것

· 살균 : 유해한 미생물에 물리 · 화학적인 방법으로 표면에 작용하여 단시간에 균을 죽이는 것

· 멸균 : 병원성 및 비병원성 미생물, 아포를 포함한 모든 살아 있는 미생물을 사멸시켜 감염력을 완전히 제거하여 무균상태가 되게 하는 것

· 방부 : 병원성 미생물의 성장과 발육을 정지시키고 제거하여 식품의 부패와 발효를 방지하는 것

· 소독작용 강도 : 멸균 〉 살균 〉 소독 〉 방부

(3) 소독에 영향을 주는 인자

① 물리적 인자

· 열 : 소독대상물을 일정한 온도까지 높여 가능한 온도가 소독대상물의 내부까지 침투할 수 있도록 배치

· 수분 : 단백질의 열변성은 함유한 수분과 관계가 있으므로 수분이 많으면 온도가 낮아도 응고되기 쉬움
· 자외선 : 소독대상물에 직접 조사하도록 잘 배치

② 화학적 인자

· 물 : 살균작용은 화학반응으로 건조 상태에서는 반응의 진행이 어려우며 소독약은 먼저 물에 젖어있는 균체와 접촉하고 균막을 통해 균체에 용해되어 들어가 단백질을 변성
· 온도 : 소독약의 살균작용은 온도상승과 함께 빨라지며, 균체 내에 침입하는 속도도 빨라져 살균력이 증가
· 농도 : 화학적 소독법에서 약물의 농도가 중요한 역할로 충분한 소독 효과를 발휘하면서 유해작용을 나타내지 않는 농도
· 시간 : 물리 · 화학적 소독법은 일정 이상의 작용시간이 필요

(4) 소독의 조건 및 목적

· 소독하고자 하는 대상물질의 성질과 상태를 고려하여 가장 적합한 소독법을 선택
· 소독대상물이 손상되지 않도록 짧은 시간에 소독
· 사람이나 살아 있는 가축에게 피해가 없도록 무생물체에만 적용
· 물체에 악취를 제거하고 증식 가능한 상태의 미생물을 억제 및 사멸
· 언제 어디서나 간단하고 비용이 저렴한 방법
· 소독할 기구에 외부만 아니라 내부도 소독
· 아포는 사멸시키지 않으면서 감염이 되는 병원균을 제거

(5) 소독 시 주의사항

· 소독약품을 보관할 때는 잘 밀폐하여 햇빛에 반응하는 것을 구별하여 냉암소에 보관
· 소독약품의 라벨이 지워지지 않도록 주의
· 다른 약품과 섞이지 않도록 주의
· 감염경로가 직접적인지, 간접적인지를 파악하여 적당한 소독 방법 선택
· 병원균에 소독에 대한 외부 저항 정도를 미리 숙지하여 소독시간 조절
· 소독대상 물건의 특성을 고려하여 가장 효과적인 소독약이나 소독 방법을 선택
· 병원 미생물의 종류에 따라 살균, 멸균 소독 방법에 따르는 시간을 엄수

2) 살균작용의 기전

(1) 산화작용

· 세포 내 구성물질을 산화시켜 파괴함으로써 세포의 기능장애를 유도해 사멸

· 과산화수소, 과망간산칼륨, 오존, 염소 등

(2) 균체 효소 불활성 작용

· 균체나 효소를 변성시켜 미생물 사멸

· 알코올, 석탄산, 중금속염, 역성비누 등

(3) 균체 단백의 응고작용

· 균체에 침투해서 세포의 단백질에 달라붙어 균체를 응고시켜 미생물 사멸

· 승홍, 포르말린, 석탄산, 알코올, 크레졸 등

(4) 가수분해작용

· 물과 반응시켜 병원체를 분해

· 생석회, 석회유, 강산, 강알칼리

(5) 중금속의 형성

· 중금속 성분이 염을 형성해서 불활성화시키는 것

· 승홍수, 질산은, 머큐로크롬

(6) 탈수작용

· 물질에서 물(H_2O)을 빼내는 작용

· 식염, 설탕, 포르말린, 알코올 등

(7) 세포막의 변성작용

· 세균의 세포벽을 파괴하거나 세포막을 변형

· 석탄산, 중금속염, 역성비누

3) 소독 방법

- 소독방법에 따른 분류
  - 물리적 방법
    - 건열에 의해 방법
    - 습열에 의한 방법
    - 냉각 처리법
    - 기계에 의한 처리법
  - 화학적 방법
    - 석탄산
    - 크레졸
    - 승홍
    - 알코올류
    - 포름알데이하드
    - 포르말린
    - 과산화수소
    - 과망간산칼륨
    - 생석회
    - 역성비누
    - 염소제
    - 요오드

[소독 방법의 분류]

(1) 물리적 소독법

① 건열멸균법

· 습기가 없이 건조한 공기를 이용해 멸균하는 것

a. 화염 멸균법

· 가스 알코올램프 등의 화염을 사용

· 도자기, 금속봉, 유리봉 등의 절연성 물체에 20초 이상 불꽃으로 살균하는 방법

b. 소각법

· 불에 잘 타는 물질을 태워서 소독하는 방법

· 병원체를 불에 태워버리는 방법

· 가장 완벽한 소독법

· 오염된 의류, 목제, 전염병 사체, 환자 대 · 소변, 토사물 등의 처리

c. 건열멸균법

· 건열멸균기를 사용하여 절연성 물질인 기구나 물질을 소독할 때 사용 ☞ 공기를 밀폐시켜 건조한 상태에서 고온열을 가한 소독 방법

· 150~170℃에서 1~2시간 동안 노출하여 소독

· 금속류, 도자기류, 유리, 주사침, 분말류, 유지류 등을 적용

· 고무류, 비닐, 화학물질 등은 녹거나 변성이 쉽게 생기므로 주의

② 습열 멸균법

· 수분을 함유한 열을 이용하여 살균하는 것

a. **자비소독**(열탕 소독)
· 끓는 물에 물체를 넣어 소독하는 방법
· 소독대상물을 약 100℃ 물속에 넣어 약 10분 이상(15~20) 분간 끓이는 방법
· 5% 석탄산, 2~3% 크레졸, 1~2% 중조(탄산수소나트륨) 첨가 ☞ 소독 효과를 높임
· 분비물, 구토물, 의복, 유리그릇, 사기그릇, 금속기구 등
· 의료기구에 1%의 탄산소다를 가하면 기구에 녹이 슬지 않음

b. **고압증기법**
· 고압 멸균기를 사용 소독 ☞ 아포를 포함하여 모든 균을 사멸
· 도자기류, 의류, 거즈, 실험액 등의 멸균을 위해 사용
· 대량의 물품 소독을 가능, 경제적, 소독 후 위해도 없음
· 10파운드 – 115.5℃에서 30분간
· 15파운드 – 121.5℃에서 20분간
· 20파운드 – 126.5℃에서 15분간

c. **유통 증기 소독법**
· 유통 증기에 의한 소독 ☞ 증기가 유통될 수 있는 상태에서의 증기소독
· 100℃의 유통 증기로 30~40분 동안 간헐적으로 가열하면 아포까지 사멸
· 스팀 타올, 편류, 유류, 도자기, 식기 등을 대상으로 함
· 증기와 용기 내의 온도에 주의하여 완전한 소독을 해야 함

d. **저온 소독법**
· 저온살균법 ☞ 프랑스의 파스퇴르가 개발 ☞ 우유의 살균소독에 이용
· 63~65℃에서 30분간 가열처리
· 결핵균, 콜레라균, 연쇄상 구균 등 유해한 균들이 사멸
· 아포를 형성하지 않는 세균을 사멸하고 영양분 파괴를 방지

e. **초고온 순간 소독법**
· 고온인 135℃에서 2초간 처리하여 소독하는 방법
· 유가공 산업에 주로 사용
· 영양물질 파괴가 많이 않음
· 고온살균법 : 71.1℃에서 15초 동안 가열처리

f. **간헐 멸균법**
· 100℃의 유통증기를 15~20분간씩 24시간 간격으로 3회 가열
· 가열과 가열 시간 사이 실내온도 20℃ 정도 유지
· 코흐 멸균기

③ 무가열 소독법

· 열을 가하지 않고 소독하는 방법

a. 일광 소독법

· 태양광선의 자외선을 이용하여 살균하는 방법

· 직사광선 ☞ 모든 균에 대하여 강한 살균력

b. 자외선 소독법

· 인공적인 자외선 기기를 사용하여 살균하는 것 ☞ 간단하고 편리

· 240~280㎚의 범위의 파장에서 살균 효과가 가장 큼

· 미용 분야, 실험실, 요식업 등에서 폭넓게 사용

c. 초음파 소독법

· 초음파가 물을 진동시켜 미생물의 세포막을 파괴하여 사멸하는 방법

· 짧은 시간에 효과적으로 소독이 가능

· 세정작용, 살균작용, 냄새 제거에 효과적

· 식품, 액체, 시약 등에서 널리 활용

· 반도체, 귀금속, 안경점 등에서 이물질 세정 및 제거를 위해 사용

d. 방사선 소독법

· 방사선을 이용하여 살균하는 방법

· 강한 투과력으로 외부 포장재를 개봉하지 않고도 안의 내용물을 소독

· 소독 효과는 뛰어남 ☞ 방사선의 잔류량이나 취급자에 대한 안전관리가 요구

· 유럽, 미국 등에서 식품 소독에 자주 사용

e. 냉동, 냉장법

· 온도를 급강하시켜 소독 효과를 얻는 방법

· 병원성 미생물의 활동 저하 또는 정지시켜 활동을 억제 ☞ 소독 효과 약함

· 냉동법 : 식품 저장할 때 사용 ☞ 식품의 수명을 연장

f. 세균 여과법

· 미세한 크기의 여과기를 이용하여 세균을 걸러내고 제거하는 방법

· 의약품, 혈청, 백신, 세균 배양기 등과 수질 및 공기질의 정화를 위해 사용

· 바이러스는 제거되지 않음

g. 희석

· 균의 농도를 희석하여 ☞ 소독 효과

(2) 화학적 소독법

· 소독 효과가 있는 화학약품을 이용하여 미생물을 죽이는 방법

· 소독제의 이상적인 조건

– 살균력이 강할 것

– 안정성이 있을 것

– 부식성, 표백성 없을 것

– 용해성과 안정성이 있을 것

– 냄새가 없고 탈취력이 있을 것

– 생물학적으로 분해가 되어 환경오염을 발생시키지 않을 것

① **석탄산**(Phenol)

· 사용농도 : 3% 수용액(손소독 : 1~2%) ☞ 소독제의 평가 기준

· 살균기전 : 세균 단백 응고작용, 세포 용해 작용, 효소계의 작용

· 피부 점막에 자극성과 마비성, 금속에 부식성, 바이러스, 아포에 대해서 효력이 적음

· 살균력의 안전성 ☞ 유기물의 존재에도 소독력이 약화되지 않음

· 경제적이며 거의 모든 균에 효과가 높고, 용도 범위가 넓음

· 의류, 용기, 오물, 대변, 토사물 소독

② **크레졸비누액**(Cresol)

· 사용농도 : 3% ☞ 의류, 침구, 브러쉬, 실내 내부, 화장실 등 소독(1~2% : 손이나 피부 소독)

· 살균 소독제나 방부제로 사용 ☞ 비누에 용해시켜 크레졸 수용액으로 사용

· 석탄산의 약 2배의 소독력이 있으며 독성이 약함

· 사용 용도 범위가 넓고, 경제적임

· 결핵균 소독에 효력이 있으며, 거의 모든 균에 효과

· 미용실 바닥 청소, 배설물 소독에 사용

· 냄새가 강하고 진한 용액이 피부에 닿으며 피부가 짓무름

· 바이러스에 대한 소독력이 약함

③ **포름알데히드**(Formaldehyde, HCHO)

· 메틸알코올(메탄올)을 산화시켜 만든 가스 상태의 소독약

· 자극성이 강한 냄새가 있고 물에 잘 용해

· 낮은 온도에서 살균작용이 강함

· 가스나 용액 상태로 1~1.5% 수용액이 사용
· 실내 소독이나 밀폐 된 공간, 서적, 종이 제품 소독에 적합
· 독성이 강하고 물체의 외부와 내부 소독 시에는 진공상태를 유지
· 세균, 아포, 바이러스 등 많은 미생물의 소독에 유효
· 온도가 높을수록 효과가 상승하고, 30℃ 온도 이상이 유효

④ **포르말린**(Formalin)

· 메틸알코올을 산화하여 만든 포름알데히드를 35~38%의 농도로 물에 녹인 수용액
· 높은 희석 농도에서도 단백질에 작용하고, 아포에 대해서 강한 살균 효과
· 1~1.5% 수용액 : 일반소독용
· 의류, 금속기수, 도자기, 목제품, 손과 발, 고무장갑 등의 소독에 적합
· 소독살균용으로 세균, 바이러스, 곰팡이 등의 생장을 저해
· 소독제, 살균제, 방부제, 방충제, 살충제로 사용
· 독성이 매우 강하고, 무색의 자극적 냄새가 나는 유해 화학물

⑤ **승홍수**(염화제2수은, Mercury dichloride, $HgCl_2$)

· 분석 시약 또는 소독제와 촉매로 사용
· 살균 기전 ☞ 단백질 응고작용
· 0.1% 수용액 : 피부소독
· 여러 가지 균에 살균력이 강함
· 소량으로 소독할 수 있고 비교적 가격이 저렴
· 유리제품, 의류, 도자기 소독에 적합
· 단백질 존재 시 소독효력이 저하
· 무색·무취의 맹독성이 강하며, 금속을 부속

⑥ **알코올**(Alcohol)

· 에틸알코올(에탄올) ☞ 70~75% 농도가 살균력 가장 높음
· 살균기전 ☞ 단백질을 응고시켜 세균의 세포 활성을 방해하는 것으로 세포 활동을 정지시켜 소독작용
· 피부, 손, 기구 등의 소독과 탈지효과를 위해 사용
· 사용법이 간단하고 쉽게 구매가 가능
· 무아포 균의 세균에 효과가 있으나, 아포가 있는 균에는 효과가 약함
· 독성이 약하며, 손이나 피부 소독 및 기구 소독에 사용하기 편리

· 휘발성이어서 인화하기 쉽고, 비교적 값이 비쌈

⑦ **역성 비누액**(Invert soap)

· 침투력과 살균력이 강한 계면활성제로 세정력이 없고 살균이 목적인 양이온 계면활성제 ☞ 양성비누
· 무아포균 및 세균, 진균 유효하지만, 바이러스, 녹농균, 결핵균, 아포균에 효력이 없음
· 자극성, 독성이 없으며, 식품 및 피부소독에 사용
· 조리기구나 손 소독에 이상적이고, 소독력이 약하고 세정력이 없음
· 음료수 소독에는 사용할 수 없음
· 미용 분야에 많이 사용
· 염소제(염소, 표백분, 치아 염소산나트륨, 염소무기 화합물)
· 물에 접촉하면 강한 염소가스를 발생 ☞ 소독 효과
· 발생기 산소의 산화작용으로 단백질을 변성시켜 살균작용
· 0.1~0.05% 농도 : 손가락, 점막
· 0.02~0.1% 농도 : 기구, 식기 소독
· 0.01~0.001% 농도 : 방부제

⑧ **염소**(Chlorine, Cl_2)

· 살균력이 크지만, 자극성과 부식성 등의 위해성이 높음
· 상소도, 하수도, 수영장 소독, 의료계 등의 소독
· 과일, 야채 소독 ☞ 100ppm의 농도에 5분간 담군 후 흐르는 물에 2회 씻어 염소를 제거
· 경제적이며, 독성이 적고, 세균과 바이러스에도 작용
· 염소 자체의 자극적인 냄새가 있고, 분해되기 쉬우며 냉암소에 보관

⑨ **요오드제**(Iodine, I)

· 요오드와 계면활성제와의 합제가 많이 사용
· 약 100배 용액(100~200ppm) : 수지, 기구 등의 소독
· 세균, 바이러스, 곰팡이 등의 감염 예방 ☞ 상처가 난 피부소독에 많이 사용
· 금속에 대한 부식성이 있어 금속에 사용을 피함
· 짙은 농도에서도 피부점막에 대한 부작용이 적고 약함
· 냄새가 약하고, 보통 실내에서 분해되지 않음
· 색상으로 농도를 짐작할 수 있음

⑩ **생석회**(산화칼륨)

· 산화칼륨으로 물과 결합하면 열을 내며 굳어짐
· 물이나 습기 찬 장소를 소독할 때 분말을 뿌려 사용
· 분뇨, 토사물, 분뇨통, 쓰레기통, 하수도 등의 소독에 적합
· 경제적이고 저렴해 광범위한 소독에 많이 사용
· 결핵균, 아포 등에 효과가 없음
· 독성이 적고 소독력이 약하며, 결핵균, 아포균 등에 거의 효력이 없음
· 석회수를 오래 보관하면 효력이 없어짐

⑪ **과산화수소**

· 과산화수소(H_2O_2)는 3% 수용액(옥시풀) 사용
· 조직에 접촉하면 즉시 발생 시 산소를 유리 ☞ 산화작용
· 색이 없고 투명하며 자극이 적고 색소 침착이 없음
· 구내염, 인두염, 상처소독에 적합

⑫ **약용비누**

· 비누에 여러 가지 살균제를 가한 것
· 세정작용과 소독작용을 동시에 작용시키기 위한 것
· 손, 피부소독에 사용

(3) 소독대상물에 의한 소독 방법

① 대소변, 배설물, 토사물 : 완전소독방법은 소각법이 좋으며, 석탄산수, 크레졸수, 생석회분말 등을 사용
② 의복, 침구류, 모직물 : 일광 소독, 증기소독, 자비소독을 사용하거나, 크레졸수, 석탄산수에 2시간 정도 담가 소독
③ 초자 기구, 목 · 죽 제품, 자기류 : 석탄산수, 크레졸수, 승홍수, 포르말린수에 담그거나 뿌리며, 내열성이 강한 것은 증기소독 및 자비소독을 사용
④ 고무제품, 피혁제품, 모피, 칠기 : 석탄산수, 크레졸수, 포르말린수 등을 사용
⑤ 변소, 쓰레기통, 하수구 : 분변에는 생석회를 변기 또는 변소에는 석탄산수, 크레졸수, 포르말린을 뿌림
⑥ 병실 : 석탄산수, 크레졸수, 포르말린수를 사용
⑦ 환자와 환자 접촉자의 손 : 석탄산수, 크레졸수, 승홍수, 역성비누를 사용하고 몸은 목욕을 시킴

⑧ 시체 : 석탄산수, 크레졸수, 승홍수, 알코올 등을 뿌리고 관내는 석회를 뿌림

표 16-1. 대상물에 따른 소독법

대상물	물리적 소독	화학적 소독
대소변, 배설물, 토사물	소각법	석탄산수, 크레졸수, 생석회 등
의복, 침구류, 모직물	일광 소독, 증기소독, 자비소독	크레졸수, 석탄산수에 2시가 소독
초자 기구, 목·죽제품, 도자기류	증기소독, 자비소독	석탄산수, 크레졸수, 승홍수, 포르말린수
고무제품, 피혁제품, 모피, 칠기		석탄산수, 크레졸수, 포르말린수
화장실, 쓰레기통, 하수구		분변 : 생석회 화장실 : 석탄산수, 크레졸수, 포르말린수 하수구 : 생석회, 석회유
병실		석탄산수, 크레졸수, 포르말린수
환자와 환자 접촉자		손 : 석탄산수, 크레졸수, 승홍수, 역성비누

4) 미용기구의 소독 및 기준

- 자외선소독 : 1㎠당 85㎼ 이상의 자외선을 20분 이상 조사
- 건열 멸균 소독 : 섭씨 100℃ 이상의 건조한 열에 20분 이상 쐬어 줌
- 증시 소독 : 섭씨 100℃ 이상의 습한 열에 20분 이상 쐬어 줌
- 열탕 소독 : 섭씨 100℃ 이상의 물속에 10분 이상 끓여 줌
- 석탄산수 소독 : 석탄산(석탄산 3%, 물 97%의 수용액)에 10분 이상 담가 둠
- 크레졸 소독 : 크레졸수(크레졸 3%, 물 97%의 수용액)에 10분 이상 담가 둠
- 에탄올 소독 : 에탄올수용액(에탄올이 70%인 수용액)에 10분 이상 담가두거나 에탄올수용액을 머금은 면 또는 거즈로 기구의 표면을 닦아 줌

Part. 17

공중위생관리법

1. 공중위생관리법의 목적

· 공중이 이용하는 영업의 위생관리 등에 관한 사항을 규정함으로써 위생 수준을 향상시켜 국민의 건강증진에 기여

2. 공중위생관법에서 사용하는 용어의 정의

1) 공중위생영업이란

· 다수인을 대상으로 위생관리 서비스를 제공하는 영업으로 숙박업, 목욕장업, 이용업, 미용업, 세탁업, 건물위생관리 용역업을 말함

2) 미용업이란

· 손님의 얼굴, 머리, 피부 및 손톱 · 발톱 등을 손질하여 손님의 외모를 아름답게 꾸미는 다음 각 목의 영업을 말함

① 일반 미용업

· 파마 · 머리카락 자르기 · 머리카락 모양내기 · 머리피부 손질 · 머리카락 염색 · 머리 감기, 의료기기나 의약품을 사용하지 아니하는 눈썹 손질을 하는 영업

② 피부 미용업

· 의료기기나 의약품을 사용하지 아니하는 피부 상태 분석 · 피부관리 · 제모(除毛) · 눈썹 손질을 하는 영업

③ 네일 미용업

· 손톱과 발톱을 손질 · 화장(化粧)하는 영업

④ 화장 · 분장 미용업

· 얼굴 등 신체의 화장, 분장 및 의료기기나 의약품을 사용하지 아니하는 눈썹 손질을 하는 영업

⑤ 종합 미용업

· 일반 미용업, 피부 미용업, 네일 미용업, 화장 · 분장 미용업 업무를 모두 하는 영업

3. 공중위생영업신고 및 폐업

1) 영업소의 신고

(1) 영업신고

· 공중위생영업을 하고자 하는 자는 보건복지부령이 정하는 시설 설비를 갖추고 시장 · 군수 · 구청장에게 신고하여야 함

(2) 영업을 신고하고자 하는 경우 필요한 첨부 서류

· 영업시설 및 설비개요서

· 위생 교육필증
· 면허 원본 (이용업 및 미용업의 경우에만 해당)

2) 변경 신고 사항

· 공중위생영업자는 보건복지부령이 정하는 중요사항을 변경하고자 하는 때에도 신고
· 영업신고증, 변경된 사항을 증명하는 서류 첨부
· 영업소의 명칭 및 상호
· 신고한 영업장 면적의 1/3 이상의 증감
· 영업소의 소재지 변경
· 대표자의 성명 변경 및 생년월일
· 미용업 업종 간의 변경

3) 영업폐업신고

· 공중위생영업의 신고를 한 자는 폐업한 날로부터 20일 이내에 시장 · 군수 · 구청장에게 신고하여야 하며 주요사항을 변경하고자 할 경우에도 이와 같음 ☞ 단, 영업정지 등의 기간중에는 폐업신고를 할 수 없음

3. 공중위생영업의 승계

· 공중위생영업자가 그 공중위생영업을 양도하거나 사망한 때 또는 법인의 합병이 있는 때에는 그 양수인 · 상속인 또는 합병 후 존속하는 법인이나 합병에 의하여 설립되는 법인은 그 공중위생영업자의 지위를 승계함
· 공중위생업자의 지위를 승계한 자는 1월 이내에 보건복지부령이 정하는 바에 따라 시장 · 군수 · 구청장에게 신고하여야 하며 이 · 미용업 영업자 지위 승계는 미용 면허 소지자이어야 함

4. 공중위생영업자의 위생관리 의무

1) 위생관리의무(시행령에 따른)

· 공중위생 영업자는 그 이용자에게 건강상위해 요인이 발생하지 아니하도록 영업 관련 시설 및 설비를 안전하고 위생적으로 관리해야 함

· 영업자가 준수해야 하는 사항은 보건복지부령으로 정함

· 미용업자의 준수사항

– 의료기구와 의약품을 사용하지 아니하는 순수 화장 또는 피부 미용을 할 것

– 미용기구는 소독을 한 기구와 소독을 하지 아니한 기구로 분리하여 보관하고 면도기는 1회용 면도날 만을 손님 1인에 한하여 사용할 것

– 미용사 면허증을 영업소 안에 게시할 것

2) 위생관리 기준(시행규칙에 따른)

· 공중위생영업자가 준수하여야 할 위생관리 기준은 보건복지부령으로 정함

(1) 미용업자가 준수해야 할 위생관리 기준

· 점 빼기 · 귓볼 뚫기 · 쌍꺼풀 수술 · 문신 · 박피술 그 밖에 이와 유사한 의료 행위를 하여서는 안 됨

· 피부미용을 위하여 「약사법」에 따른 의약품 또는 「의료기기법」에 따른 의료기기를 사용하여서는 안 됨

· 미용기구 중 소독을 한 기구와 소독을 하지 아니한 기구는 각각 다른 용기에 넣어 보관하여야 함

· 1회용 면도날은 손님 1인에 한하여 사용

· 영업장 안의 조명도는 75럭스 이상이 되도록 유지

· 영업소 내부에 미용업 신고증 및 개설자의 면허증 원본을 게시

· 영업소 내부에 최종지불 요금표를 게시 또는 부착

· 3가지 이상의 미용 서비스를 제공하는 경우에는 개별 미용서비스의 최종 지불 가격 및 전체 미용 서비스의 총액에 관한 내역서를 이용자에게 미리 제공하여야 하며, 이 경우 미용업자는 해당 내역서 사본을 1개월간 보관하여야 함

(2) 미용업 시설 및 설비기준

· 미용기구는 소독을 한 기구와 소독을 하지 아니한 기구를 구분하여 보관할 수 있는 용기를 비치

· 소독기 · 자외선 살균기 등 미용기구를 소독하는 장비를 갖추어야 함

5. 미용사의 면허와 업무

1) 미용사의 면허

· 미용사가 되고자 하는 자는 보건복지부령이 정하는 바에 의하여 시장, 군수, 구청장의 면허를 받아야 함

· 면허증을 발급받은 사람은 다른 사람에게 그 면허증을 빌려주어서는 아니 되고, 누구든지 그 면허증을 빌려서는 아니 됨

· 면허증의 대여를 알선하여서는 안 됨

(1) 면허를 받을 수 있는 경우

· 전문대학 또는 이와 같은 수준 이상의 학력이 있다고 교육부 장관이 인정하는 학교에서 이용 또는 미용에 관한 학과를 졸업한 자

> 「학점인정 등에 관한 법률」 제8조에 따라 대학 또는 전문대학을 졸업한 자와 같은 수준 이상의 학력이 있는 것으로 인정되어 같은 법 제9조에 따라 이용 또는 미용에 관한 학위를 취득한 자

· 「학점인정 등에 관한 법률」 제8조에 따라 대학 또는 전문대학을 졸업한 자와 같은 수준 이상의 학력이 있는 것으로 인정되어 같은 법 제9조에 따라 이용 또는 미용에 관한 학위를 취득한 자

· 고등학교 또는 이와 같은 수준의 학력이 있다고 교육부장관이 인정하는 학교에서 이용 또는 미용에 관한 학과를 졸업한 자

· 초 · 중등교육법령에 따른 특성화고등학교, 고등기술 학교나 고등학교 또는 고등기술 학교에 준하는 각종학교에서 1년 이상 이용 또는 미용에 관한 소정의 과정을 이수한 자

· 국가기술자격법에 의한 이용사 또는 미용사의 자격을 취득한 자(한국산업인력관리공단)

(2) 면허를 받을 수 없는 경우

· 피성년후견인
· 정신질환자(전문의가 미용사로서 적합하다고 인정하는 사람은 그러하지 아니함)
· 공중의 위생에 영향을 미칠 수 있는 감염병 환자로서 보건복지부령이 정하는 자
· 마약 기타 대통령령으로 정하는 약물 중독자
· 공중위생관리법 규정에 의한 명령을 위반하거나, 면허증을 다른 사람에게 대여한 경우의 사유로 면허가 취소된 지 1년이 경과 되지 아니한 자

(3) 면허증의 재교부

· 면허증의 재교부를 하고자 하는 자는 서식의 신청서를 가지고 시 · 군 · 구청장에게 제출하여야 함
· 면허증을 잃어버려 재교부를 받은 경우 잃어버린 면허증을 찾은 때에는 지체 없이 시 · 군 · 구청장에게 이를 반납하여야 함

(4) 미용사의 면허취소

· 면허증을 다른 사람에게 대여한 때에는 면허를 취소하거나 6개월 이내의 기간을 정하여 면허취소를 명할 수 있음
· 면허취소와 정지 처분의 세부기준은 보건복지부령으로 정함
· 미용사의 면허가 취소되었을 경우 1년(12개월)이 경과 되어야 또 다시 그 면허를 받을 수 있음
· 미용사의 면허취소는 시장 · 군수 · 구청장이 명할 수 있음

(5) 면허정지

· 법의 규정에 위반한 때, 면허증을 다른 사람에게 대여한 때에 시장 · 군수 · 구청장은 6개월 이내의 기간을 정하여 면허정지를 명할 수 있음

(6) 면허증의 반납

· 면허취소, 면허정지 명령을 받은 자는 지체 없이 시장, 군수, 구청장에게 반납하여야 함

2) 미용사의 업무 범위

① 미용사(일반) : 파마 · 머리카락 자르기 · 머리카락 모양내기 · 머리 피부 손질 · 머리카락 염색 · 머리 감기, 의료기기나 의약품을 사용하지 아니하는 눈썹 손질

② 미용사(피부) : 의료기기나 의약품을 사용하지 아니하는 피부 상태 분석 · 피부관리 · 제모 · 눈썹 손질
③ 미용사(네일) : 손톱과 발톱의 손질 및 화장
④ 미용사(메이크업) : 얼굴 등 신체의 화장 · 분장 및 의료기기나 의약품을 사용하지 아니하는 눈썹 손질
⑤ 미용의 업무보조 범위
⑥ 미용 업무를 위한 사전 준비에 관한 사항
⑦ 미용 업무를 위한 기구 · 제품 등의 관리에 관한 사항
⑧ 영업소의 청결 유지 등 위생관리에 관한 사항
⑨ 그 밖에 머리 감기 등 이용 · 미용 업무의 보조에 관한 사항

6. 위생교육

· 개설 신고를 하고자 하는 자(공중위생업자)는 매년 3시간의 위생교육을 받아야 하며 위생교육의 방법, 절차 등 필요한 사항은 보건복지부령으로 정함
· 위생영업소를 개설하기 전 위생교육을 받아야 하며 규정에 의한 위생교육은 시장 · 군수 · 구 청장이 실시
· 시장 · 군수 · 구청장이 필요하다고 인정하는 경우 관련 단체나 전문기관에 위임할 수 있고 위임받은 단체나 기관은 교육에 맞는 교재를 대상자에게 제공하여야 하며 교육 실시 결과를 1월 이내에 관할 시장 · 군수 · 구청장에게 보고하여야 함
· 영업신고 전 위생교육을 받을 수 없다고 인정하는 경우 통지 후 6월 이내에 위생교육을 받게 할 수 있으며 위생교육의 참석이 어렵다고 시장 · 군수 · 구청장이 인정하는 곳(도서, 벽지)에 사는 영업자는 교육 교재를 숙지, 활용함으로 교육을 대신할 수 있음

7. 공중위생영업소의 위생서비스

1) 위생서비스 수준의 평가

· 시 · 도지사는 공중위생영업소 위생관리수준을 향상시키기 위하여 위생서비스평가계획을 수립하여 시장 · 군수 · 구청장에게 통보하여야 함

· 시장 · 군수 · 구청장은 필요한 경우 관련 기관 및 단체에 위생 서비스평가를 실시하게 할 수 있고 위생서비스의 평가 주기, 방법, 등급의 기준 및 기타 평가사항은 보건복지부령으로 정함

· 공중위생영업소의 위생서비스 수준 평가는 2년마다 실시 ☞ 휴업신고를 한 경우 해당 공중위생영업소에 대해서는 위생서비스 평가를 실시하지 않을 수 있음

2) 위생관리 등급

· 시장 · 군수 · 구청장은 보건복지부령이 정하는 바에 의하여 위생서비스 평가의 결과에 따른 위생관리등급을 해당 공중위생영업자에게 통보하고 이를 공표

(1) 위생관리 등급의 구분

· 최우수업소 : 녹색 등급

· 우수업소 : 황색 등급

· 일반관리 대상 업소 : 백색 등급

(2) 위생관리등급 공표

· 시장 · 군수 · 구청장은 보건복지부령이 정하는 바에 의하여 위생서비스평가의 결과에 따른 위생관리등급을 해당 공중위생영업자에게 통보하고 이를 공표하여 함

· 공중위생영업자는 시장 · 군수 · 구청장으로부터 통보받은 위생관리등급의 표지를 영업소의 명칭과 함께 영업소의 출입구에 부착할 수 있음

8. 청문

· 청문을 실시 할 수 있는 경우는 취소 및 정지, 명령 등의 처분을 하고자 할 때이며 행정처분 시 경미한 위법사항에 대해서는 청문을 실시하지 않음
· 청문을 실시 할 수 있는 경우 : 미용사의 면허취소 – 면허정지 및 영업정지 – 시설사용중지 – 영업폐쇄명령

9. 공중위생영업소의 폐쇄

· 시장 · 군수 · 구청장은 공중위생영업자가 아래의 어느 하나에 해당하면 6월 이내의 기간을 정하여 영업의 정지 또는 일부 시설의 사용중지를 명하거나 영업소 폐쇄 등을 명할 수 있음
 – 영업신고를 하지 아니하거나 시설과 설비기준을 위반한 경우
 – 변경 신고를 하지 아니한 경우
 – 지위 승계 신고를 하지 아니한 경우
 – 공중위생영업자의 위생관리의무 등을 지키지 아니한 경우
 – 카메라나 기계장치를 설치한 경우
 – 영업소 외의 장소에서 이용 또는 미용 업무를 한 경우
 – 보고 및 출입 · 검사 보고를 하지 아니하거나 거짓으로 보고한 경우 또는 관계 공무원의 출입, 검사 또는 공중위생영업 장부 또는 서류의 열람을 거부 · 방해하거나 기피한 경우
 – 위생 지도 개선 명령을 이행하지 아니한 경우
 – 「성매매알선 등 행위의 처벌에 관한 법률」, 「풍속영업의 규제에 관한 법률」, 「청소년 보호법」, 「아동 · 청소년의 성보호에 관한 법률」 또는 「의료법」을 위반하여 관계 행정기관의 장으로부터 그 사실을 통보받은 경우
· 영업정지 처분을 받고도 그 영업정지 기간에 영업을 한 경우
· 공중위생영업자가 정당한 사유 없이 6개월 이상 계속 휴업하는 경우
· 관계 공무원이 위반 영업소를 폐쇄하기 위해 할 수 있는 조치
· 해당 영업소의 간판 기타 영업표지물의 제거
· 해당 영업소가 위법한 영업소임을 알리는 게시물 등의 부착
· 영업을 위하여 필수 불가결한 기구 또는 시설물을 사용할 수 없게 하는 봉인

10. 벌칙과 과태료 및 행정처분

1) 개선기간

· 공중위생 영업자 및 공중이용시설에 대해 위반한 사항에 개선을 명하고자 할 때에는 개선에 소요되는 시간을 고려하여 즉시나 6월의 기간 내에 개선을 명할 수 있음

(1) 개선을 명하는 경우의 위반사항

· 보건복지부령이 정하는 시설 및 설비를 갖추고 이를 유지, 관리해야 함
· 실내공기는 보건복지부령이 정하는 위생관리 기준에 적합하도록 유지하며 영업소, 화장실 기타 공중이용시설 안에서 시설 이용자의 건강을 해할 우려가 있는 오염물질이 발생되지 아니하도록 할 것(오염물질의 종류와 오염 허용기준을 보건복지부령으로 정함)
· 미용사 면허증을 영업소 안에 게시해야 하며 의료기구와 의약품을 사용하지 아니하는 순수한 화장 또는 피부미용을 해야 함
· 미용기구는 소독을 한 기구와 소독을 하지 아니한 기구로 분리하여 보관하고 면도기는 1회 사용면도날 만을 손님 1인에 한하여 사용할 것(미용기구의 소독 기준 및 방법은 보건복지부령으로 정함)

(2) 개선 기간의 연장신청

· 천재 · 지변 기타 부득이한 사유로 인하여 6월의 개선 기간 내에서 개선 기간을 연장 신청할 수 있음

2) 위반자에 대한 벌칙, 과징금

(1) 과징금 처분

· 영업정지 처분에 갈음하여 3천 만원 이하의 과징금을 부과할 수 있음
· 통지받은 날로부터 20일 이내에 과징금을 납부하여야 함
· 과징금 징수절차는 보건복지부령으로 정함
· 시장 · 군수 · 구청장은 납부해야 할 과징금의 금액이 100만원 이상인 경우로서 과징금 납부의무자의 신청을 받아 12개월의 범위에서 분할 납부의 횟수를 3회 이내로 정하여 분할 납부하게 할 수 있음
– 새해 등으로 재산에 현저한 손실을 입은 경우

- 사업 여건의 악화로 사업이 중대한 위기에 있는 경우
- 과징금을 한꺼번에 납부하면 자금 사정에 현저한 어려움이 예상되는 경우
- 그 밖에 제1호부터 제3호까지의 규정에 준하는 사유가 있다고 인정되는 경우

· 분할 납부하려는 경우에는 납부기한의 10일 전까지 같은 항 각호의 사유를 증명하는 서류를 첨부하여 시장 · 군수 · 구청장에게 과징금의 분할 납부를 신청

(2) 벌칙(징역 또는 벌금)

① 1년 이하의 징역 또는 1천만원 이하의 벌금

· 공중위생영업의 영업신고를 하지 않은 자
· 영업소 폐쇄 명령을 받고도 계속해서 영업을 한 자
· 영업정지, 일부시설의 사용중지 명령을 받고도 그 기간 중에 영업을 하거나 그 시설을 사용한 자

② 6개월 이하의 징역 또는 500만원 이하의 벌금

· 공중위생영업의 변경 신고를 하지 않은 자
· 공중위생영업의 지위를 승계한 자로서 신고(1월 이내)를 아니한 자
· 건전한 영업질서를 위하여 준수해야 할 사항을 준수하지 아니한 자

③ 300만원 이하의 벌금

· 개선 명령(위생관리기준, 오염허용기준)을 위반한 자
· 면허취소 후에도 계속 업무를 행한 자
· 면허증이 없는 자가 업소개설이나 업무에 종사할 경우(미용사의 감독을 받은 미용 보조 업무는 제외)

3) 과태료 양벌규정

(1) 과태료 처분

① 3백만원 이하의 과태료

· 폐업신고를 하지 않은 자
· 미용시설 및 설비의 개선 명령을 위반한 자
· 공중위생법상 필요한 보고를 당국에 하지 아니한 자

② 2백만원 이하의 과태료

· 미용업소의 위생관리 의무를 지키지 아니한 자
· 영업소 이외의 장소에서 이 · 미용 업무를 행한 자
· 위생교육을 받지 아니한 자

(2) 과태료 부과

· 과태료는 시장 · 군수 · 구청장이 부과, 징수함

(3) 과태료 처분의 이의제기

· 과태료 처분에 불복이 있는 자는 고지 30일 이내에 이의를 제기할 수 있음
· 이의를 제기한 때에 처분권자는 관할 법원에 통보하여 과태료의 재판을 함
· 이의 제기 없이 납부를 기피한 경우 지방세 체납 처분의 예에 따라 징수함

(4) 양벌규정

· 법인의 대표자, 법인 또는 개인의 대리인, 사용인, 그 밖의 종업원이 위반행위를 하면 행위자를 벌하는 외에 그 법이 또는 개인에게도 해당 조문의 벌금형에 처함

11. 행정처분

위반행위	행정처분기준			
	1차 위반	2차 위반	3차 위반	4차 이상 위반
가. 영업신고를 하지 않거나 시설과 설비기준을 위반한 경우				
1) 영업신고를 하지 않은 경우	영업장 폐쇄명령			
2) 시설 및 설비기준을 위반한 경우	개선 명령	영업정지 15일	영업정지 1월	영업장 폐쇄명령
나. 변경 신고를 하지 않은 경우				
1) 신고를 하지 않고 영업소의 명칭 및 상호, 미용업 업종 간 변경을 하였거나 영업장 면적의 3분의 1 이상을 변경한 경우	경고 또는 개선 명령	영업정지 15일	영업정지 1월	영업장 폐쇄명령
2) 신고를 하지 않고 영업소의 소재지를 변경한 경우	영업정지 1월	영업정지 2월	영업장 폐쇄명령	
다. 지위 승계 신고를 하지 않은 경우	경고	영업정지 10일	영업정지 1월	영업장 폐쇄명령
라. 공중위생영업자의 위생관리의무 등을 지키지 않은 경우				
1) 소독을 한 기구와 소독을 하지 않은 기구를 각각 다른 용기에 넣어 보관하지 않거나 1회용 면도날을 2인 이상의 손님에게 사용한 경우	경고	영업정지 5일	영업정지 10일	영업장 폐쇄명령
2) 피부미용을 위하여 「약사법」에 따른 의약품 또는 「의료기기법」에 따른 의료기기를 사용한 경우	영업정지 2월	영업정지 3월	영업장 폐쇄명령	
3) 점빼기 · 귓볼뚫기 · 쌍꺼풀수술 · 문신 · 박피술 그 밖에 이와 유사한 의료 행위를 한 경우	영업정지 2월	영업정지 3월	영업장 폐쇄명령	
4) 미용업 신고증 및 면허증 원본을 게시하지 않거나 업소 내 조명도를 준수하지 않은 경우	경고 또는 개선 명령	영업정지 5일	영업정지 10일	영업장 폐쇄명령
5) 개별 미용서비스의 최종 지불가격 및 전체 미용서비스의 총액에 관한 내역서를 이용자에게 미리 제공하지 않은 경우	경고	영업정지 5일	영업정지 10일	영업정지 1월
마. 카메라나 기계장치를 설치한 경우	영업정지 1월	영업정지 2월	영업장 폐쇄명령	
바. 면허정지 및 면허취소 사유에 해당하는 경우				
1) 법 제6조 제2항 제1호부터 제4호까지에 해당하게 된 경우	면허취소			
2) 면허증을 다른 사람에게 대여한 경우	면허정지 3월	면허정지 6월	면허취소	
3) 「국가기술자격법」에 따라 자격이 취소된 경우	면허취소			
4) 「국가기술자격법」에 따라 자격정지 처분을 받은 경우(「국가기술자격법」에 따른 자격정지 처분 기간에 한정한다)	면허정지			

5) 이중으로 면허를 취득한 경우(나중에 발급받은 면허를 말한다)	면허취소			
6) 면허정지 처분을 받고도 그 정지 기간 중 업무를 한 경우	면허취소			
사. 영업소 외의 장소에서 미용 업무를 한 경우	영업정지 1월	영업정지 2월	영업장 폐쇄명령	
아. 보고를 하지 않거나 거짓으로 보고한 경우 또는 관계 공무원의 출입, 검사 또는 공중위생영업 장부 또는 서류의 열람을 거부 · 방해하거나 기피한 경우	영업정지 10일	영업정지 20일	영업정지 1월	영업장 폐쇄명령
자. 개선 명령을 이행하지 않은 경우	경고	영업정지 10일	영업정지 1월	영업장 폐쇄명령
차. 「성매매알선 등 행위의 처벌에 관한 법률」, 「풍속영업의 규제에 관한 법률」, 「청소년 보호법」, 「아동 · 청소년의 성보호에 관한 법률」 또는 「의료법」을 위반하여 관계 행정기관의 장으로부터 그 사실을 통보받은 경우				
1) 손님에게 성매매알선 등 행위 또는 음란행위를 하게 하거나 이를 알선 또는 제공한 경우				
가) 영업소	영업정지 3월	영업장 폐쇄명령		
나) 미용사	면허정지 3월	면허취소		
2) 손님에게 도박 그 밖에 사행 행위를 하게 한 경우	영업정지 1월	영업정지 2월	영업장 폐쇄명령	
3) 음란한 물건을 관람 · 열람하게 하거나 진열 또는 보관한 경우	경고	영업정지 15일	영업정지 1월	영업장 폐쇄명령
4) 무자격 안마사로 하여금 안마사의 업무에 관한 행위를 하게 한 경우	영업정지 1월	영업정지 2월	영업장 폐쇄명령	
카. 영업정지 처분을 받고 도 그 영업정지 기간에 영업을 한 경우	영업장 폐쇄명령			
타. 공중위생영업자가 정당한 사유 없이 6개월 이상 계속 휴업하는 경우	영업장 폐쇄명령			
파. 공중위생영업자가 「부가가치세법」 제8조에 따라 관할 세무서장에게 폐업신고를 하거나 관할 세무서장이 사업자 등록을 말소한 경우	영업장 폐쇄명령			

부록 1.

공중위생관리법(법률)

부록 2.

공중위생관리법 시행령

부록 3.

공중위생관리법 시행규칙

공중위생관리법

[시행 2020. 7. 8] [법률 제17195호, 2020. 4. 7, 일부개정]

보건복지부(건강정책과 - 이용업, 미용업 관련) 044-202-2882

보건복지부(건강정책과 - 숙박업, 목욕업, 세탁업, 건물위생관리업, 위생사 관련) 044-202-2884

제1조(목적) 이 법은 공중이 이용하는 영업의 위생관리등에 관한 사항을 규정함으로써 위생수준을 향상시켜 국민의 건강증진에 기여함을 목적으로 한다. <개정 2016. 2. 3.>

제2조(정의) ①이 법에서 사용하는 용어의 정의는 다음과 같다. <개정 2005. 3. 31., 2016. 2. 3., 2019. 12. 3.>

1. "공중위생영업"이라 함은 다수인을 대상으로 위생관리서비스를 제공하는 영업으로서 숙박업·목욕장업·이용업·미용업·세탁업·건물위생관리업을 말한다.
2. "숙박업"이라 함은 손님이 잠을 자고 머물 수 있도록 시설 및 설비등의 서비스를 제공하는 영업을 말한다. 다만, 농어촌에 소재하는 민박등 대통령령이 정하는 경우를 제외한다.
3. "목욕장업"이라 함은 다음 각목의 어느 하나에 해당하는 서비스를 손님에게 제공하는 영업을 말한다. 다만, 숙박업 영업소에 부설된 욕실 등 대통령령이 정하는 경우를 제외한다.
   가. 물로 목욕을 할 수 있는 시설 및 설비 등의 서비스
   나. 맥반석·황토·옥 등을 직접 또는 간접 가열하여 발생되는 열기 또는 원적외선 등을 이용하여 땀을 낼 수 있는 시설 및 설비 등의 서비스
4. "이용업"이라 함은 손님의 머리카락 또는 수염을 깎거나 다듬는 등의 방법으로 손님의 용모를 단정하게 하는 영업을 말한다.
5. "미용업"이라 함은 손님의 얼굴, 머리, 피부 및 손톱·발톱 등을 손질하여 손님의 외모를 아름답게 꾸미는 다음 각 목의 영업을 말한다.
   가. 일반미용업: 파마·머리카락자르기·머리카락모양내기·머리피부손질·머리카락염색·머리감기, 의료기기나 의약품을 사용하지 아니하는 눈썹손질을 하는 영업
   나. 피부미용업: 의료기기나 의약품을 사용하지 아니하는 피부상태분석·피부관리·제모(除毛)·눈썹손질을 하는 영업
   다. 네일미용업: 손톱과 발톱을 손질·화장(化粧)하는 영업
   라. 화장·분장 미용업: 얼굴 등 신체의 화장, 분장 및 의료기기나 의약품을 사용하지 아니하는 눈썹손질을 하는 영업
   마. 그 밖에 대통령령으로 정하는 세부 영업
   바. 종합미용업 : 가목부터 마목까지의 업무를 모두 하는 영업
6. "세탁업"이라 함은 의류 기타 섬유제품이나 피혁제품등을 세탁하는 영업을 말한다.
7. "건물위생관리업"이라 함은 공중이 이용하는 건축물·시설물등의 청결유지와 실내공기정화를 위한 청소등을 대행하는 영업을 말한다.
8. 삭제 <2015. 12. 22.>

②제1항제2호부터 제4호까지, 제6호 및 제7호의 영업은 대통령령이 정하는 바에 의하여 이를 세분할 수 있다. <개정 2005. 3. 31., 2019. 12. 3.>

제3조(공중위생영업의 신고 및 폐업신고) ①공중위생영업을 하고자 하는 자는 공중위생영업의 종류별로 보건복지부령이 정하는 시설 및 설비를 갖추고 시장·군수·구청장(자치구의 구청장에 한한다. 이하 같다)에게 신고하여야 한다. 보건복지부령이 정하는 중요사항을 변경하고자 하는 때에도 또한 같다. <개정 2008. 2. 29., 2010. 1. 18.>

②제1항의 규정에 의하여 공중위생영업의 신고를 한 자(이하 "공중위생영업자"라 한다)는 공중위생영업을 폐업한 날부터 20일 이내에 시장·군수·구청장에게 신고하여야 한다. 다만, 제11조에 따른 영업정지 등의 기간 중에는 폐업신고를 할 수 없다. <신설 2005. 3. 31., 2016. 2. 3.>

③ 시장·군수·구청장은 공중위생영업자가 「부가가치세법」 제8조에 따라 관할 세무서장에게 폐업신고를 하거나 관할 세무서장이 사업자등록을 말소한 경우에는 신고 사항을 직권으로 말소할 수 있다. <신설 2016. 2. 3.>

④ 시장·군수·구청장은 제3항의 직권말소를 위하여 필요한 경우 관할 세무서장에게 공중위생영업자의 폐업여부에 대한 정보 제공을 요청할 수 있다. 이 경우 요청을 받은 관할 세무서장은 「전자정부법」 제36조제1항에

따라 공중위생영업자의 폐업여부에 대한 정보를 제공하여야 한다. <신설 2017. 12. 12.>
⑤제1항 및 제2항의 규정에 의한 신고의 방법 및 절차 등에 관하여 필요한 사항은 보건복지부령으로 정한다. <개정 2005. 3. 31., 2008. 2. 29., 2010. 1. 18., 2016. 2. 3., 2017. 12. 12.>
[전문개정 2002. 8. 26.]
[제목개정 2005. 3. 31.]

제3조의2(공중위생영업의 승계) ①공중위생영업자가 그 공중위생영업을 양도하거나 사망한 때 또는 법인의 합병이 있는 때에는 그 양수인·상속인 또는 합병후 존속하는 법인이나 합병에 의하여 설립되는 법인은 그 공중위생영업자의 지위를 승계한다. <개정 2005. 3. 31.>
②민사집행법에 의한 경매, 「채무자 회생 및 파산에 관한 법률」에 의한 환가나 국세징수법·관세법 또는 「지방세징수법」에 의한 압류재산의 매각 그 밖에 이에 준하는 절차에 따라 공중위생영업 관련시설 및 설비의 전부를 인수한 자는 이 법에 의한 그 공중위생영업자의 지위를 승계한다. <개정 2005. 3. 31., 2010. 3. 31., 2016. 12. 27.>
③제1항 또는 제2항의 규정에 불구하고 이용업 또는 미용업의 경우에는 제6조의 규정에 의한 면허를 소지한 자에 한하여 공중위생영업자의 지위를 승계할 수 있다.
④제1항 또는 제2항의 규정에 의하여 공중위생영업자의 지위를 승계한 자는 1월 이내에 보건복지부령이 정하는 바에 따라 시장·군수 또는 구청장에게 신고하여야 한다. <개정 2008. 2. 29., 2010. 1. 18.>
[본조신설 2002. 8. 26.]

제4조(공중위생영업자의 위생관리의무등) ①공중위생영업자는 그 이용자에게 건강상 위해요인이 발생하지 아니하도록 영업관련 시설 및 설비를 위생적이고 안전하게 관리하여야 한다.
②목욕장업을 하는 자는 다음 각호의 사항을 지켜야 한다. 이 경우 세부기준은 보건복지부령으로 정한다. <개정 2005. 3. 31., 2008. 2. 29., 2010. 1. 18.>
1. 제2조제1항제3호 가목의 서비스를 제공하는 경우 : 목욕장의 수질기준 및 수질검사방법 등 수질 관리에 관한 사항
2. 제2조제1항제3호 나목의 서비스를 제공하는 경우 : 위생기준 등에 관한 사항

③이용업을 하는 자는 다음 각호의 사항을 지켜야 한다. <개정 2008. 2. 29., 2008. 3. 28., 2010. 1. 18.>
1. 이용기구는 소독을 한 기구와 소독을 하지 아니한 기구로 분리하여 보관하고, 면도기는 1회용 면도날만을 손님 1인에 한하여 사용할 것. 이 경우 이용기구의 소독기준 및 방법은 보건복지부령으로 정한다.
2. 이용사면허증을 영업소안에 게시할 것
3. 이용업소표시등을 영업소 외부에 설치할 것

④미용업을 하는 자는 다음 각호의 사항을 지켜야 한다. <개정 2008. 2. 29., 2010. 1. 18.>
1. 의료기구와 의약품을 사용하지 아니하는 순수한 화장 또는 피부미용을 할 것
2. 미용기구는 소독을 한 기구와 소독을 하지 아니한 기구로 분리하여 보관하고, 면도기는 1회용 면도날만을 손님 1인에 한하여 사용할 것. 이 경우 미용기구의 소독기준 및 방법은 보건복지부령으로 정한다.
3. 미용사면허증을 영업소안에 게시할 것

⑤세탁업을 하는 자는 세제를 사용함에 있어서 국민건강에 유해한 물질이 발생되지 아니하도록 기계 및 설비를 안전하게 관리하여야 한다. 이 경우 유해한 물질이 발생되는 세제의 종류와 기계 및 설비의 안전관리에 관하여 필요한 사항은 보건복지부령으로 정한다. <개정 2008. 2. 29., 2010. 1. 18.>
⑥건물위생관리업을 하는 자는 사용장비 또는 약제의 취급시 인체의 건강에 해를 끼치지 아니하도록 위생적이고 안전하게 관리하여야 한다. <개정 2016. 2. 3.>
⑦제1항 내지 제6항의 규정에 의하여 공중위생영업자가 준수하여야 할 위생관리기준 기타 위생관리서비스의 제공에 관하여 필요한 사항으로서 그 각항에 규정된 사항외의 사항 및 감염병환자 기타 함께 출입시켜서는 아니되는 자의 범위와 목욕장내에 둘 수 있는 종사자의 범위등 건전한 영업질서유지를 위하여 영업자가 준수하여야 할 사항은 보건복지부령으로 정한다. <개정 2005. 3. 31., 2008. 2. 29., 2009. 12. 29., 2010. 1. 18.>

제5조(공중위생영업자의 불법카메라 설치 금지) 공중위생영업자는 영업소에 「성폭력범죄의 처벌 등에 관한 특례법」 제14조제1항에 위반되는 행위에 이용되는 카메라나 그 밖에 이와 유사한 기능을 갖춘 기계장치를 설치해서는 아니 된다.
[본조신설 2018. 12. 11.]

제6조(이용사 및 미용사의 면허등) ①이용사 또는 미용사가 되고자 하는 자는 다음 각호의 1에 해당하는 자로서 보건복지부령이 정하는 바에 의하여 시장·군수·구청장의 면허를 받아야 한다. <개정 2001. 1. 29., 2002. 1. 19., 2005. 3. 31., 2007. 12. 14., 2008. 2. 29., 2010. 1. 18., 2013. 3. 23., 2018. 12. 11., 2019. 12. 3.>
1. 전문대학 또는 이와 같은 수준 이상의 학력이 있다고 교육부장관이 인정하는 학교에서 이용 또는 미용에 관

한 학과를 졸업한 자

1의2. 「학점인정 등에 관한 법률」 제8조에 따라 대학 또는 전문대학을 졸업한 자와 같은 수준 이상의 학력이 있는 것으로 인정되어 같은 법 제9조에 따라 이용 또는 미용에 관한 학위를 취득한 자

2. 고등학교 또는 이와 같은 수준의 학력이 있다고 교육부장관이 인정하는 학교에서 이용 또는 미용에 관한 학과를 졸업한 자

3. 초·중등교육법령에 따른 특성화고등학교, 고등기술학교나 고등학교 또는 고등기술학교에 준하는 각종학교에서 1년 이상 이용 또는 미용에 관한 소정의 과정을 이수한 자

4. 국가기술자격법에 의한 이용사 또는 미용사의 자격을 취득한 자

②다음 각호의 1에 해당하는 자는 이용사 또는 미용사의 면허를 받을 수 없다. <개정 2007. 12. 14., 2008. 2. 29., 2009. 12. 29., 2010. 1. 18., 2015. 12. 22., 2016. 2. 3., 2018. 12. 11.>

1. 피성년후견인
2. 「정신건강증진 및 정신질환자 복지서비스 지원에 관한 법률」 제3조제1호에 따른 정신질환자. 다만, 전문의가 이용사 또는 미용사로서 적합하다고 인정하는 사람은 그러하지 아니하다.
3. 공중의 위생에 영향을 미칠 수 있는 감염병환자로서 보건복지부령이 정하는 자
4. 마약 기타 대통령령으로 정하는 약물 중독자
5. 제7조제1항제2호, 제4호, 제6호 또는 제7호의 사유로 면허가 취소된 후 1년이 경과되지 아니한 자

③ 제1항에 따라 면허증을 발급받은 사람은 다른 사람에게 그 면허증을 빌려주어서는 아니 되고, 누구든지 그 면허증을 빌려서는 아니 된다. <신설 2020. 4. 7.>

④ 누구든지 제3항에 따라 금지된 행위를 알선하여서는 아니 된다. <신설 2020. 4. 7.>

제6조의2(위생사의 면허 등) ① 위생사가 되려는 사람은 다음 각 호의 어느 하나에 해당하는 사람으로서 위생사 국가시험에 합격한 후 보건복지부장관의 면허를 받아야 한다. <개정 2018. 12. 11.>

1. 전문대학이나 이와 같은 수준 이상에 해당된다고 교육부장관이 인정하는 학교(보건복지부장관이 정하여 고시하는 인정기준에 해당하는 외국의 학교를 포함한다. 이하 같다)에서 보건 또는 위생에 관한 교육과정을 이수한 사람
2. 「학점인정 등에 관한 법률」 제8조에 따라 전문대학을 졸업한 사람과 같은 수준 이상의 학력이 있는 것으로 인정되어 같은 법 제9조에 따라 보건 또는 위생에 관한 학위를 취득한 사람
3. 외국의 위생사 면허 또는 자격(보건복지부장관이 정하여 고시하는 인정기준에 해당하는 면허 또는 자격을 말한다)을 가진 사람

② 제1항에 따른 위생사 국가시험은 매년 1회 이상 보건복지부장관이 실시하며, 시험과목·시험방법·합격기준과 그 밖에 시험에 필요한 사항은 대통령령으로 정한다.

③ 보건복지부장관은 위생사 국가시험의 실시에 관한 업무를 「한국보건의료인국가시험원법」에 따른 한국보건의료인국가시험원에 위탁할 수 있다.

④ 위생사 국가시험에서 대통령령으로 정하는 부정행위를 한 사람에 대하여는 그 시험을 정지시키거나 합격을 무효로 한다.

⑤ 제4항에 따라 시험이 정지되거나 합격이 무효가 된 사람은 해당 위생사 국가시험 후에 치러지는 위생사 국가시험에 2회 응시할 수 없다.

⑥ 보건복지부장관은 위생사 면허를 부여하는 경우에는 보건복지부령으로 정하는 바에 따라 면허대장에 등록하고 면허증을 발급하여야 한다. 다만, 면허 발급 신청일 기준으로 제7항에 따른 결격사유에 해당하는 사람에게는 면허 등록 및 면허증 발급을 하여서는 아니 된다. <개정 2019. 12. 3.>

⑦ 다음 각 호의 어느 하나에 해당하는 사람은 위생사 면허를 받을 수 없다. <개정 2018. 12. 11.>

1. 「정신건강증진 및 정신질환자 복지서비스 지원에 관한 법률」 제3조제1호에 따른 정신질환자. 다만, 전문의가 위생사로서 적합하다고 인정하는 사람은 그러하지 아니하다.
2. 「마약류 관리에 관한 법률」에 따른 마약류 중독자
3. 이 법, 「감염병의 예방 및 관리에 관한 법률」, 「검역법」, 「식품위생법」, 「의료법」, 「약사법」, 「마약류 관리에 관한 법률」 또는 「보건범죄 단속에 관한 특별조치법」을 위반하여 금고 이상의 실형을 선고받고 그 집행이 끝나지 아니하거나 그 집행을 받지 아니하기로 확정되지 아니한 사람

⑧ 제6항에 따른 면허의 등록, 수수료 및 면허증에 필요한 사항은 보건복지부령으로 정한다.

⑨ 제6항에 따라 면허증을 발급받은 사람은 다른 사람에게 그 면허증을 빌려주어서는 아니 되고, 누구든지 그 면허증을 빌려서는 아니 된다. <신설 2020. 4. 7.>

⑩ 누구든지 제9항에 따라 금지된 행위를 알선하여서는 아니 된다. <신설 2020. 4. 7.>

[본조신설 2016. 2. 3.]

제7조(이용사 및 미용사의 면허취소등) ①시장・군수・구청장은 이용사 또는 미용사가 다음 각호의 1에 해당하는 때에는 그 면허를 취소하거나 6월 이내의 기간을 정하여 그 면허의 정지를 명할 수 있다. 다만, 제1호, 제2호, 제4호, 제6호 또는 제7호에 해당하는 경우에는 그 면허를 취소하여야 한다. <개정 2005. 3. 31., 2016. 2. 3., 2018. 12. 11.>

1. 제6조제2항제1호
2. 제6조제2항제2호 내지 제4호에 해당하게 된 때
3. 면허증을 다른 사람에게 대여한 때
4. 「국가기술자격법」에 따라 자격이 취소된 때
5. 「국가기술자격법」에 따라 자격정지처분을 받은 때(「국가기술자격법」에 따른 자격정지처분 기간에 한정한다)
6. 이중으로 면허를 취득한 때(나중에 발급받은 면허를 말한다)
7. 면허정지처분을 받고도 그 정지 기간 중에 업무를 한 때
8. 「성매매알선 등 행위의 처벌에 관한 법률」이나 「풍속영업의 규제에 관한 법률」을 위반하여 관계 행정기관의 장으로부터 그 사실을 통보받은 때

②제1항의 규정에 의한 면허취소・정지처분의 세부적인 기준은 그 처분의 사유와 위반의 정도등을 감안하여 보건복지부령으로 정한다. <개정 2008. 2. 29., 2010. 1. 18.>

제7조의2(위생사 면허의 취소 등) ① 보건복지부장관은 위생사가 다음 각 호의 어느 하나에 해당하는 경우에는 그 면허를 취소한다.

1. 제6조의2제7항 각 호의 어느 하나에 해당하게 된 경우
2. 면허증을 대여한 경우

② 위생사가 제1항제1호에 따라 면허가 취소된 후 그 처분의 원인이 된 사유가 소멸된 때에는 보건복지부장관은 그 사람에 대하여 다시 면허를 부여할 수 있다.

[본조신설 2016. 2. 3.]

제8조(이용사 및 미용사의 업무범위등) ①제6조제1항의 규정에 의한 이용사 또는 미용사의 면허를 받은 자가 아니면 이용업 또는 미용업을 개설하거나 그 업무에 종사할 수 없다. 다만, 이용사 또는 미용사의 감독을 받아 이용 또는 미용 업무의 보조를 행하는 경우에는 그러하지 아니하다.

②이용 및 미용의 업무는 영업소외의 장소에서 행할 수 없다. 다만, 보건복지부령이 정하는 특별한 사유가 있는 경우에는 그러하지 아니하다. <개정 2008. 2. 29., 2010. 1. 18.>

③제1항의 규정에 의한 이용사 및 미용사의 업무범위와 이용・미용의 업무보조 범위에 관하여 필요한 사항은 보건복지부령으로 정한다. <개정 2008. 2. 29., 2010. 1. 18., 2016. 2. 3.>

제8조의2(위생사의 업무범위) 위생사의 업무범위는 다음 각 호와 같다.

1. 공중위생영업소, 공중이용시설 및 위생용품의 위생관리
2. 음료수의 처리 및 위생관리
3. 쓰레기, 분뇨, 하수, 그 밖의 폐기물의 처리
4. 식품・식품첨가물과 이에 관련된 기구・용기 및 포장의 제조와 가공에 관한 위생관리
5. 유해 곤충・설치류 및 매개체 관리
6. 그 밖에 보건위생에 영향을 미치는 것으로서 대통령령으로 정하는 업무

[본조신설 2016. 2. 3.]

제9조(보고 및 출입・검사) ①특별시장・광역시장・도지사(이하 "시・도지사"라 한다) 또는 시장・군수・구청장은 공중위생관리상 필요하다고 인정하는 때에는 공중위생영업자에 대하여 필요한 보고를 하게 하거나 소속공무원으로 하여금 영업소・사무소 등에 출입하여 공중위생영업자의 위생관리의무이행 등에 대하여 검사하게 하거나 필요에 따라 공중위생영업장부나 서류를 열람하게 할 수 있다. <개정 2002. 8. 26., 2005. 3. 31., 2015. 12. 22.>

② 시・도지사 또는 시장・군수・구청장은 공중위생영업자의 영업소에 제5조에 따라 설치가 금지되는 카메라나 기계장치가 설치되었는지를 검사할 수 있다. 이 경우 공중위생영업자는 특별한 사정이 없으면 검사에 따라야 한다. <신설 2018. 12. 11.>

③ 제2항의 경우에 시・도지사 또는 시장・군수・구청장은 관할 경찰관서의 장에게 협조를 요청할 수 있다. <신설 2018. 12. 11.>

④ 제2항의 경우에 시・도지사 또는 시장・군수・구청장은 영업소에 대하여 검사 결과에 대한 확인증을 발부할 수 있다. <신설 2018. 12. 11.>

⑤제1항 및 제2항의 경우에 관계공무원은 그 권한을 표시하는 증표를 지녀야 하며, 관계인에게 이를 내보여야 한다. <개정 2018. 12. 11.>

⑥제1항 및 제2항의 규정을 적용함에 있어서 관광진흥법 제4조제2항의 규정에 의하여 등록한 관광숙박업(이하 "관광숙박업"이라 한다)의 경우에는 해당 관광숙박업의 관할행정기관의 장과 사전에 협의하여야 한다. 다만, 보건위생관리상 위해요인을 방지하기 위하여 긴급한 사유가 있는 경우에는 그러하지 아니하다. <개정 2018. 12. 11., 2019. 12. 3.>

제9조의2(영업의 제한) 시·도지사는 공익상 또는 선량한 풍속을 유지하기 위하여 필요하다고 인정하는 때에는 공중위생영업자 및 종사원에 대하여 영업시간 및 영업행위에 관한 필요한 제한을 할 수 있다.
[본조신설 2004. 1. 29.]

제10조(위생지도 및 개선명령) 시·도지사 또는 시장·군수·구청장은 다음 각 호의 어느 하나에 해당하는 자에 대하여 보건복지부령으로 정하는 바에 따라 기간을 정하여 그 개선을 명할 수 있다. <개정 2005. 3. 31., 2016. 2. 3.>
1. 제3조제1항의 규정에 의한 공중위생영업의 종류별 시설 및 설비기준을 위반한 공중위생영업자
2. 제4조의 규정에 의한 위생관리의무 등을 위반한 공중위생영업자
3. 삭제 <2015. 12. 22.>
[전문개정 2002. 8. 26.]

제11조(공중위생영업소의 폐쇄등) ①시장·군수·구청장은 공중위생영업자가 다음 각 호의 어느 하나에 해당하면 6월 이내의 기간을 정하여 영업의 정지 또는 일부 시설의 사용중지를 명하거나 영업소폐쇄등을 명할 수 있다. 다만, 관광숙박업의 경우에는 해당 관광숙박업의 관할행정기관의 장과 미리 협의하여야 한다. <개정 2002. 8. 26., 2007. 5. 25., 2011. 9. 15., 2016. 2. 3., 2017. 12. 12., 2018. 12. 11., 2019. 12. 3.>
1. 제3조제1항 전단에 따른 영업신고를 하지 아니하거나 시설과 설비기준을 위반한 경우
2. 제3조제1항 후단에 따른 변경신고를 하지 아니한 경우
3. 제3조의2제4항에 따른 지위승계신고를 하지 아니한 경우
4. 제4조에 따른 공중위생영업자의 위생관리의무등을 지키지 아니한 경우
4의2. 제5조를 위반하여 카메라나 기계장치를 설치한 경우
5. 제8조제2항을 위반하여 영업소 외의 장소에서 이용 또는 미용 업무를 한 경우
6. 제9조에 따른 보고를 하지 아니하거나 거짓으로 보고한 경우 또는 관계 공무원의 출입, 검사 또는 공중위생영업 장부 또는 서류의 열람을 거부·방해하거나 기피한 경우
7. 제10조에 따른 개선명령을 이행하지 아니한 경우
8. 「성매매알선 등 행위의 처벌에 관한 법률」, 「풍속영업의 규제에 관한 법률」, 「청소년 보호법」, 「아동·청소년의 성보호에 관한 법률」 또는 「의료법」을 위반하여 관계 행정기관의 장으로부터 그 사실을 통보받은 경우

② 시장·군수·구청장은 제1항에 따른 영업정지처분을 받고도 그 영업정지 기간에 영업을 한 경우에는 영업소 폐쇄를 명할 수 있다. <신설 2016. 2. 3.>

③ 시장·군수·구청장은 다음 각 호의 어느 하나에 해당하는 경우에는 영업소 폐쇄를 명할 수 있다. <신설 2016. 2. 3.>
1. 공중위생영업자가 정당한 사유 없이 6개월 이상 계속 휴업하는 경우
2. 공중위생영업자가 「부가가치세법」 제8조에 따라 관할 세무서장에게 폐업신고를 하거나 관할 세무서장이 사업자 등록을 말소한 경우

④ 제1항에 따른 행정처분의 세부기준은 그 위반행위의 유형과 위반 정도 등을 고려하여 보건복지부령으로 정한다. <개정 2016. 2. 3.>

⑤시장·군수·구청장은 공중위생영업자가 제1항의 규정에 의한 영업소폐쇄명령을 받고도 계속하여 영업을 하는 때에는 관계공무원으로 하여금 해당 영업소를 폐쇄하기 위하여 다음 각호의 조치를 하게 할 수 있다. 제3조제1항 전단을 위반하여 신고를 하지 아니하고 공중위생영업을 하는 경우에도 또한 같다. <개정 2016. 2. 3., 2019. 12. 3.>
1. 해당 영업소의 간판 기타 영업표지물의 제거
2. 해당 영업소가 위법한 영업소임을 알리는 게시물등의 부착
3. 영업을 위하여 필수불가결한 기구 또는 시설물을 사용할 수 없게 하는 봉인

⑥시장·군수·구청장은 제5항제3호에 따른 봉인을 한 후 봉인을 계속할 필요가 없다고 인정되는 때와 영업자등이나 그 대리인이 해당 영업소를 폐쇄할 것을 약속하는 때 및 정당한 사유를 들어 봉인의 해제를 요청하는 때에는 그 봉인을 해제할 수 있다. 제5항제2호에 따른 게시물등의 제거를 요청하는 경우에도 또한 같다. <개정

2016. 2. 3., 2019. 12. 3.>

제11조의2(과징금처분) ①시장·군수·구청장은 제11조제1항의 규정에 의한 영업정지가 이용자에게 심한 불편을 주거나 그 밖에 공익을 해할 우려가 있는 경우에는 영업정지 처분에 갈음하여 1억원 이하의 과징금을 부과할 수 있다. 다만, 제5조, 「성매매알선 등 행위의 처벌에 관한 법률」, 「아동·청소년의 성보호에 관한 법률」, 「풍속영업의 규제에 관한 법률」 제3조 각호의 1 또는 이에 상응하는 위반행위로 인하여 처분을 받게 되는 경우를 제외한다. <개정 2016. 2. 3., 2017. 12. 12., 2018. 12. 11., 2019. 1. 15.>

②제1항의 규정에 의한 과징금을 부과하는 위반행위의 종별·정도 등에 따른 과징금의 금액 등에 관하여 필요한 사항은 대통령령으로 정한다.

③시장·군수·구청장은 제1항의 규정에 의한 과징금을 납부하여야 할 자가 납부기한까지 이를 납부하지 아니한 경우에는 대통령령으로 정하는 바에 따라 제1항에 따른 과징금 부과처분을 취소하고, 제11조제1항에 따른 영업정지 처분을 하거나 「지방행정제재·부과금의 징수 등에 관한 법률」에 따라 이를 징수한다. <개정 2013. 8. 6., 2016. 2. 3., 2020. 3. 24.>

④제1항 및 제3항의 규정에 의하여 시장·군수·구청장이 부과·징수한 과징금은 해당 시·군·구에 귀속된다. <개정 2019. 12. 3.>

⑤ 시장·군수·구청장은 과징금의 징수를 위하여 필요한 경우에는 다음 각 호의 사항을 기재한 문서로 관할 세무관서의 장에게 과세정보의 제공을 요청할 수 있다. <신설 2016. 2. 3.>

1. 납세자의 인적사항
2. 사용목적
3. 과징금 부과기준이 되는 매출금액

[본조신설 2002. 8. 26.]

제11조의3(행정제재처분효과의 승계) ①공중위생영업자가 그 영업을 양도하거나 사망한 때 또는 법인의 합병이 있는 때에는 종전의 영업자에 대하여 제11조제1항의 위반을 사유로 행한 행정제재처분의 효과는 그 처분기간이 만료된 날부터 1년간 양수인·상속인 또는 합병후 존속하는 법인에 승계된다.

②공중위생영업자가 그 영업을 양도하거나 사망한 때 또는 법인의 합병이 있는 때에는 제11조제1항의 위반을 사유로 하여 종전의 영업자에 대하여 진행중인 행정제재처분 절차를 양수인·상속인 또는 합병 후 존속하는 법인에 대하여 속행할 수 있다.

③ 제1항 및 제2항에도 불구하고 양수인이나 합병 후 존속하는 법인이 양수하거나 합병할 때에 그 처분 또는 위반사실을 알지 못한 경우에는 그러하지 아니하다. <신설 2019. 12. 3.>

[본조신설 2002. 8. 26.]

제11조의4(같은 종류의 영업 금지) ① 제5조, 「성매매알선 등 행위의 처벌에 관한 법률」·「아동·청소년의 성보호에 관한 법률」·「풍속영업의 규제에 관한 법률」 또는 「청소년 보호법」(이하 이 조에서 "「성매매알선 등 행위의 처벌에 관한 법률」 등"이라 한다)을 위반하여 제11조제1항의 폐쇄명령을 받은 자(법인인 경우에는 그 대표자를 포함한다. 이하 제2항에서 같다)는 그 폐쇄명령을 받은 후 2년이 경과하지 아니한 때에는 같은 종류의 영업을 할 수 없다. <개정 2011. 9. 15., 2017. 12. 12., 2018. 12. 11.>

② 「성매매알선 등 행위의 처벌에 관한 법률」 등 외의 법률을 위반하여 제11조제1항의 폐쇄명령을 받은 자는 그 폐쇄명령을 받은 후 1년이 경과하지 아니한 때에는 같은 종류의 영업을 할 수 없다.

③ 「성매매알선 등 행위의 처벌에 관한 법률」 등의 위반으로 제11조제1항에 따른 폐쇄명령이 있은 후 1년이 경과하지 아니한 때에는 누구든지 그 폐쇄명령이 이루어진 영업장소에서 같은 종류의 영업을 할 수 없다.

④ 「성매매알선 등 행위의 처벌에 관한 법률」 등 외의 법률의 위반으로 제11조제1항에 따른 폐쇄명령이 있은 후 6개월이 경과하지 아니한 때에는 누구든지 그 폐쇄명령이 이루어진 영업장소에서 같은 종류의 영업을 할 수 없다.

[본조신설 2007. 5. 25.]

제11조의5(이용업소표시등의 사용제한) 누구든지 시·군·구에 이용업 신고를 하지 아니하고 이용업소표시등을 설치할 수 없다.

[본조신설 2008. 3. 28.]

제11조의6(위반사실 공표) 시장·군수·구청장은 제7조, 제11조 또는 제11조의2에 따라 행정처분이 확정된 공중위생영업자에 대한 처분 내용, 해당 영업소의 명칭 등 처분과 관련한 영업 정보를 대통령령으로 정하는 바에 따라 공표하여야 한다.

[본조신설 2016. 2. 3.]

제12조(청문) 보건복지부장관 또는 시장·군수·구청장은 다음 각 호의 어느 하나에 해당하는 처분을 하려면 청

문을 하여야 한다.
1. 제3조제3항에 따른 신고사항의 직권 말소
2. 제7조에 따른 이용사와 미용사의 면허취소 또는 면허정지
3. 제7조의2에 따른 위생사의 면허취소
4. 제11조에 따른 영업정지명령, 일부 시설의 사용중지명령 또는 영업소 폐쇄명령
[전문개정 2016. 2. 3.]

제13조(위생서비스수준의 평가) ①시·도지사는 공중위생영업소(관광숙박업의 경우를 제외한다. 이하 이 조에서 같다)의 위생관리수준을 향상시키기 위하여 위생서비스평가계획(이하 "평가계획"이라 한다)을 수립하여 시장·군수·구청장에게 통보하여야 한다. <개정 2005. 3. 31.>
②시장·군수·구청장은 평가계획에 따라 관할지역별 세부평가계획을 수립한 후 공중위생영업소의 위생서비스수준을 평가(이하 "위생서비스평가"라 한다)하여야 한다. <개정 2005. 3. 31.>
③시장·군수·구청장은 위생서비스평가의 전문성을 높이기 위하여 필요하다고 인정하는 경우에는 관련 전문기관 및 단체로 하여금 위생서비스평가를 실시하게 할 수 있다. <개정 2005. 3. 31.>
④제1항 내지 제3항의 규정에 의한 위생서비스평가의 주기·방법, 위생관리등급의 기준 기타 평가에 관하여 필요한 사항은 보건복지부령으로 정한다. <개정 2008. 2. 29., 2010. 1. 18.>

제14조(위생관리등급 공표등) ①시장·군수·구청장은 보건복지부령이 정하는 바에 의하여 위생서비스평가의 결과에 따른 위생관리등급을 해당공중위생영업자에게 통보하고 이를 공표하여야 한다. <개정 2005. 3. 31., 2008. 2. 29., 2010. 1. 18.>
②공중위생영업자는 제1항의 규정에 의하여 시장·군수·구청장으로부터 통보받은 위생관리등급의 표지를 영업소의 명칭과 함께 영업소의 출입구에 부착할 수 있다. <개정 2005. 3. 31.>
③시·도지사 또는 시장·군수·구청장은 위생서비스평가의 결과 위생서비스의 수준이 우수하다고 인정되는 영업소에 대하여 포상을 실시할 수 있다. <개정 2005. 3. 31.>
④시·도지사 또는 시장·군수·구청장은 위생서비스평가의 결과에 따른 위생관리등급별로 영업소에 대한 위생감시를 실시하여야 한다. 이 경우 영업소에 대한 출입·검사와 위생감시의 실시주기 및 횟수등 위생관리등급별 위생감시기준은 보건복지부령으로 정한다. <개정 2005. 3. 31., 2008. 2. 29., 2010. 1. 18.>

제15조(공중위생감시원) ①제3조, 제3조의2, 제4조 또는 제8조 내지 제11조의 규정에 의한 관계공무원의 업무를 행하게 하기 위하여 특별시·광역시·도 및 시·군·구(자치구에 한한다)에 공중위생감시원을 둔다. <개정 2005. 3. 31., 2015. 12. 22.>
②제1항의 규정에 의한 공중위생감시원의 자격·임명·업무범위 기타 필요한 사항은 대통령령으로 정한다.

제15조의2(명예공중위생감시원) ①시·도지사는 공중위생의 관리를 위한 지도·계몽 등을 행하게 하기 위하여 명예공중위생감시원을 둘 수 있다. <개정 2005. 3. 31.>
②제1항의 규정에 의한 명예공중위생감시원의 자격 및 위촉방법, 업무범위 등에 관하여 필요한 사항은 대통령령으로 정한다.
[본조신설 2002. 8. 26.]

제16조(공중위생 영업자단체의 설립) 공중위생영업자는 공중위생과 국민보건의 향상을 기하고 그 영업의 건전한 발전을 도모하기 위하여 영업의 종류별로 전국적인 조직을 가지는 영업자단체를 설립할 수 있다.

제17조(위생교육) ①공중위생영업자는 매년 위생교육을 받아야 한다. <개정 2002. 8. 26., 2004. 1. 29.>
②제3조제1항 전단의 규정에 의하여 신고를 하고자 하는 자는 미리 위생교육을 받아야 한다. 다만, 보건복지부령으로 정하는 부득이한 사유로 미리 교육을 받을 수 없는 경우에는 영업개시 후 6개월 이내에 위생교육을 받을 수 있다. <개정 2002. 8. 26., 2008. 2. 29., 2010. 1. 18., 2016. 2. 3.>
③제1항 및 제2항의 규정에 따른 위생교육을 받아야 하는 자 중 영업에 직접 종사하지 아니하거나 2 이상의 장소에서 영업을 하는 자는 종업원 중 영업장별로 공중위생에 관한 책임자를 지정하고 그 책임자로 하여금 위생교육을 받게 하여야 한다. <신설 2006. 9. 27., 2008. 3. 28.>
④ 제1항부터 제3항까지의 규정에 따른 위생교육은 보건복지부장관이 허가한 단체 또는 제16조에 따른 단체가 실시할 수 있다. <개정 2008. 3. 28., 2010. 1. 18.>
⑤ 제1항부터 제4항까지의 규정에 따른 위생교육의 방법·절차 등에 관하여 필요한 사항은 보건복지부령으로 정한다. <신설 2008. 3. 28., 2010. 1. 18.>

제18조(위임 및 위탁) ①보건복지부장관은 이 법에 의한 권한의 일부를 대통령령이 정하는 바에 의하여 시·도지사 또는 시장·군수·구청장에게 위임할 수 있다. <개정 2008. 2. 29., 2010. 1. 18.>

②보건복지부장관은 대통령령이 정하는 바에 의하여 관계 전문기관에 그 업무의 일부를 위탁할 수 있다. <신설 2000. 1. 12., 2008. 2. 29., 2010. 1. 18., 2018. 12. 11.>
[제목개정 2000. 1. 12.]

제19조(국고보조) 국가 또는 지방자치단체는 제13조제3항의 규정에 의하여 위생서비스평가를 실시하는 자에 대하여 예산의 범위안에서 위생서비스평가에 소요되는 경비의 전부 또는 일부를 보조할 수 있다.

제19조의2(수수료) 제6조의 규정에 의하여 이용사 또는 미용사 면허를 받고자 하는 자는 대통령령이 정하는 바에 따라 수수료를 납부하여야 한다.
[본조신설 2005. 3. 31.]

제19조의3(같은 명칭의 사용금지) 위생사가 아니면 위생사라는 명칭을 사용하지 못한다.
[본조신설 2016. 2. 3.]

제19조의4(벌칙 적용에서 공무원 의제) 제18조제2항에 따라 위탁받은 업무에 종사하는 관계 전문기관의 임직원은 「형법」 제129조부터 제132조까지의 규정을 적용할 때에는 공무원으로 본다.
[본조신설 2018. 12. 11.]

제20조(벌칙) ①다음 각호의 1에 해당하는 자는 1년 이하의 징역 또는 1천만원 이하의 벌금에 처한다. <개정 2002. 8. 26.>
1. 제3조제1항 전단의 규정에 의한 신고를 하지 아니한 자
2. 제11조제1항의 규정에 의한 영업정지명령 또는 일부 시설의 사용중지명령을 받고도 그 기간중에 영업을 하거나 그 시설을 사용한 자 또는 영업소 폐쇄명령을 받고도 계속하여 영업을 한 자

②다음 각호의 1에 해당하는 자는 6월 이하의 징역 또는 500만원 이하의 벌금에 처한다. <개정 2002. 8. 26.>
1. 제3조제1항 후단의 규정에 의한 변경신고를 하지 아니한 자
2. 제3조의2제1항의 규정에 의하여 공중위생영업자의 지위를 승계한 자로서 동조제4항의 규정에 의한 신고를 하지 아니한 자
3. 제4조제7항의 규정에 위반하여 건전한 영업질서를 위하여 공중위생영업자가 준수하여야 할 사항을 준수하지 아니한 자

③ 다음 각 호의 어느 하나에 해당하는 사람은 300만원 이하의 벌금에 처한다. <개정 2015. 12. 22., 2020. 4. 7.>
1. 제6조제3항을 위반하여 다른 사람에게 이용사 또는 미용사의 면허증을 빌려주거나 빌린 사람
2. 제6조제4항을 위반하여 이용사 또는 미용사의 면허증을 빌려주거나 빌리는 것을 알선한 사람
3. 제6조의2제9항을 위반하여 다른 사람에게 위생사의 면허증을 빌려주거나 빌린 사람
4. 제6조의2제10항을 위반하여 위생사의 면허증을 빌려주거나 빌리는 것을 알선한 사람
5. 제7조제1항에 따른 면허의 취소 또는 정지 중에 이용업 또는 미용업을 한 사람
6. 제8조제1항을 위반하여 면허를 받지 아니하고 이용업 또는 미용업을 개설하거나 그 업무에 종사한 사람

제21조(양벌규정) 법인의 대표자나 법인 또는 개인의 대리인, 사용인, 그 밖의 종업원이 그 법인 또는 개인의 업무에 관하여 제20조의 위반행위를 하면 그 행위자를 벌하는 외에 그 법인 또는 개인에게도 해당 조문의 벌금형을 과(科)한다. 다만, 법인 또는 개인이 그 위반행위를 방지하기 위하여 해당 업무에 관하여 상당한 주의와 감독을 게을리하지 아니한 경우에는 그러하지 아니하다.
[전문개정 2011. 3. 30.]

제22조(과태료) ①다음 각호의 1에 해당하는 자는 300만원 이하의 과태료에 처한다. <개정 2002. 8. 26., 2005. 3. 31., 2008. 3. 28.>
1. 삭제 <2016. 2. 3.>
1의2. 제4조제2항의 규정을 위반하여 목욕장의 수질기준 또는 위생기준을 준수하지 아니한 자로서 제10조의 규정에 의한 개선명령에 따르지 아니한 자
2. 제4조제7항의 규정에 위반하여 숙박업소의 시설 및 설비를 위생적이고 안전하게 관리하지 아니한 자
3. 제4조제7항의 규정에 위반하여 목욕장업소의 시설 및 설비를 위생적이고 안전하게 관리하지 아니한 자
4. 제9조의 규정에 의한 보고를 하지 아니하거나 관계공무원의 출입·검사 기타 조치를 거부·방해 또는 기피한 자
5. 제10조의 규정에 의한 개선명령에 위반한 자
6. 제11조의5를 위반하여 이용업소표시등을 설치한 자

②다음 각호의 1에 해당하는 자는 200만원 이하의 과태료에 처한다. <개정 2002. 8. 26., 2016. 2. 3.>
1. 제4조제3항 각호 및 제7항의 규정에 위반하여 이용업소의 위생관리 의무를 지키지 아니한 자

2. 제4조제4항 각호 및 제7항의 규정에 위반하여 미용업소의 위생관리 의무를 지키지 아니한 자
3. 제4조제5항 및 제7항의 규정에 위반하여 세탁업소의 위생관리 의무를 지키지 아니한 자
4. 제4조제6항 및 제7항의 규정에 위반하여 건물위생관리업소의 위생관리 의무를 지키지 아니한 자
5. 제8조제2항의 규정에 위반하여 영업소외의 장소에서 이용 또는 미용업무를 행한 자
6. 제17조제1항의 규정에 위반하여 위생교육을 받지 아니한 자

③ 제19조의3을 위반하여 위생사의 명칭을 사용한 자에게는 100만원 이하의 과태료를 부과한다. <신설 2016. 2. 3.>

④ 제1항부터 제3항까지의 규정에 따른 과태료는 대통령령으로 정하는 바에 따라 보건복지부장관 또는 시장·군수·구청장이 부과·징수한다. <신설 2016. 2. 3.>

제23조 삭제 <2016. 2. 3.>

부칙 <제17195호, 2020. 4. 7.>

이 법은 공포 후 3개월이 경과한 날부터 시행한다.

공중위생관리법 시행령

[시행 2020. 6. 4] [대통령령 제30744호, 2020. 6. 2, 일부개정]

보건복지부(건강정책과 - 이용업, 미용업 관련) 044-202-2882

보건복지부(건강정책과 - 숙박업, 목욕업, 세탁업, 건물위생관리업, 위생사 관련) 044-202-2884

제1조(목적) 이 영은 「공중위생관리법」에서 위임된 사항과 그 시행에 관하여 필요한 사항을 규정함을 목적으로 한다. <개정 2005. 11. 1.>

제2조(적용제외 대상) ①「공중위생관리법」(이하 "법"이라 한다) 제2조제1항제2호 단서에 따라 숙박업에서 제외되는 시설은 다음 각 호와 같다. <개정 2005. 3. 18., 2005. 11. 1., 2006. 8. 4., 2009. 12. 15., 2011. 12. 30., 2016. 3. 22., 2019. 4. 9., 2020. 4. 28.>

1. 「농어촌정비법」에 따른 농어촌민박사업용 시설
2. 「산림문화·휴양에 관한 법률」에 따라 자연휴양림 안에 설치된 시설
3. 「청소년활동 진흥법」 제10조제1호에 따른 청소년수련시설
4. 「관광진흥법」 제4조에 따라 등록한 외국인관광 도시민박업용 시설 및 한옥체험업용 시설

②법 제2조제1항제3호 단서에 따라 목욕장업에서 제외되는 시설은 다음 각 호와 같다. <개정 2005. 11. 1., 2019. 4. 9.>

1. 숙박업 영업소에 부설된 욕실
2. 「체육시설의 설치·이용에 관한 법률」에 따른 종합체육시설업의 체온 관리실
3. 제1항 각 호의 어느 하나에 해당하는 시설에 부설된 욕실

제3조 삭제 <2016. 8. 2.>

제4조(숙박업의 세분) 법 제2조제2항에 따라 숙박업을 다음과 같이 세분한다.

1. 숙박업(일반): 손님이 잠을 자고 머물 수 있도록 시설(취사시설은 제외한다) 및 설비 등의 서비스를 제공하는 영업
2. 숙박업(생활): 손님이 잠을 자고 머물 수 있도록 시설(취사시설을 포함한다) 및 설비 등의 서비스를 제공하는 영업

[전문개정 2020. 6. 2.]

제5조 삭제 <2003. 4. 4.>

제6조(마약외의 약물 중독자) 법 제6조제2항제4호에서 "기타 대통령령으로 정하는 약물중독자"라 함은 대마 또는 향정신성의약품의 중독자를 말한다.

제6조의2(위생사 국가시험의 시험방법 등) ① 보건복지부장관은 법 제6조의2제1항에 따른 위생사 국가시험(이하 "위생사 국가시험"이라 한다)을 실시하려는 경우에는 시험일시, 시험장소 및 시험과목 등 위생사 국가시험 시행계획을 시험실시 90일 전까지 공고하여야 한다. 다만, 시험장소의 경우에는 시험실시 30일 전까지 공고할 수 있다.

② 위생사 국가시험은 다음 각 호의 구분에 따라 필기시험과 실기시험으로 실시한다.

1. 필기시험: 다음 각 목의 시험과목에 대한 검정(檢定)
   가. 공중보건학
   나. 환경위생학
   다. 식품위생학
   라. 위생곤충학
   마. 위생 관계 법령(「공중위생관리법」, 「식품위생법」, 「감염병의 예방 및 관리에 관한 법률」, 「먹는물관리법」, 「폐기물관리법」 및 「하수도법」과 그 하위법령)
2. 실기시험: 위생사 업무 수행에 필요한 지식 및 기술 등의 실기 방법에 따른 검정

③ 위생사 국가시험의 합격자 결정기준은 다음 각 호의 구분에 따른다.

1. 필기시험: 각 과목 총점의 40퍼센트 이상, 전 과목 총점의 60퍼센트 이상 득점한 사람
2. 실기시험: 실기시험 총점의 60퍼센트 이상 득점한 사람

④ 보건복지부장관은 위생사 국가시험을 실시할 때마다 시험과목에 대한 전문지식 또는 위생사 업무에 대한 풍

부한 경험을 갖춘 사람 중에서 시험위원을 임명하거나 위촉한다. 이 경우 해당 시험위원에 대해서는 예산의 범위에서 수당과 여비를 지급할 수 있다.
⑤ 보건복지부장관은 법 제6조의2제3항에 따라 위생사 국가시험의 실시에 관한 업무를 「한국보건의료인국가시험원법」에 따른 한국보건의료인국가시험원에 위탁한다.
⑥ 법 제6조의2제4항에서 "대통령령으로 정하는 부정행위"란 다음 각 호의 어느 하나에 해당하는 행위를 말한다.
1. 대리시험을 의뢰하거나 대리로 시험에 응시하는 행위
2. 다른 수험생의 답안지를 보거나 본인의 답안지를 보여 주는 행위
3. 정보통신기기나 그 밖의 신호 등을 이용하여 해당 시험내용에 관하여 다른 사람과 의사소통하는 행위
4. 부정한 자료를 가지고 있거나 이용하는 행위
5. 그 밖의 부정한 수단으로 본인 또는 다른 사람의 시험 결과에 영향을 미치는 행위로서 보건복지부령으로 정하는 행위
⑦ 제1항부터 제6항까지에서 규정한 사항 외에 위생사 국가시험의 실시절차, 실시방법, 실시비용 및 업무위탁 등에 필요한 사항은 보건복지부장관이 정하여 고시한다.
[본조신설 2016. 8. 2.]

제6조의3(위생사의 업무) 법 제8조의2제6호에서 "대통령령으로 정하는 업무"란 다음 각 호의 업무를 말한다.
1. 소독업무
2. 보건관리업무
[본조신설 2016. 8. 2.]

제7조 삭제 <2003. 4. 4.>

제7조의2(과징금을 부과할 위반행위의 종별과 과징금의 금액) ①법 제11조의2제2항의 규정에 따라 부과하는 과징금의 금액은 위반행위의 종별·정도 등을 감안하여 보건복지부령이 정하는 영업정지기간에 별표 1의 과징금 산정기준을 적용하여 산정한다. <개정 2008. 2. 29., 2010. 3. 15.>
②시장·군수·구청장(자치구의 구청장을 말한다. 이하 같다)은 공중위생영업자의 사업규모·위반행위의 정도 및 횟수 등을 고려하여 제1항에 따른 과징금의 2분의 1 범위에서 과징금을 늘리거나 줄일 수 있다. 이 경우 과징금을 늘리는 때에도 그 총액은 1억원을 초과할 수 없다. <개정 2019. 4. 9.>
[본조신설 2003. 4. 4.]

제7조의3(과징금의 부과 및 납부) ①시장·군수·구청장은 법 제11조의2의 규정에 따라 과징금을 부과하고자 할 때에는 그 위반행위의 종별과 해당 과징금의 금액 등을 명시하여 이를 납부할 것을 서면으로 통지하여야 한다.
②제1항의 규정에 따라 통지를 받은 자는 통지를 받은 날부터 20일 이내에 과징금을 시장·군수·구청장이 정하는 수납기관에 납부하여야 한다. 다만, 천재·지변 그 밖에 부득이한 사유로 인하여 그 기간내에 과징금을 납부할 수 없는 때에는 그 사유가 없어진 날부터 7일 이내에 납부하여야 한다.
③제2항의 규정에 따라 과징금의 납부를 받은 수납기관은 영수증을 납부자에게 교부하여야 한다.
④과징금의 수납기관은 제2항의 규정에 따라 과징금을 수납한 때에는 지체없이 그 사실을 시장·군수·구청장에게 통보하여야 한다.
⑤ 시장·군수·구청장은 법 제11조의2에 따라 과징금을 부과받은 자(이하 "과징금납부의무자"라 한다)가 납부해야 할 과징금의 금액이 100만원 이상인 경우로서 다음 각 호의 어느 하나에 해당하는 사유로 과징금의 전액을 한꺼번에 납부하기 어렵다고 인정될 때에는 과징금납부의무자의 신청을 받아 12개월의 범위에서 분할 납부의 횟수를 3회 이내로 정하여 분할 납부하게 할 수 있다. <개정 2020. 6. 2.>
1. 재해 등으로 재산에 현저한 손실을 입은 경우
2. 사업 여건의 악화로 사업이 중대한 위기에 있는 경우
3. 과징금을 한꺼번에 납부하면 자금사정에 현저한 어려움이 예상되는 경우
4. 그 밖에 제1호부터 제3호까지의 규정에 준하는 사유가 있다고 인정되는 경우
⑥ 과징금납부의무자는 제5항에 따라 과징금을 분할 납부하려는 경우에는 그 납부기한의 10일 전까지 같은 항 각 호의 사유를 증명하는 서류를 첨부하여 시장·군수·구청장에게 과징금의 분할 납부를 신청해야 한다. <신설 2020. 6. 2.>
⑦ 시장·군수·구청장은 과징금납부의무자가 다음 각 호의 어느 하나에 해당하는 경우에는 분할 납부 결정을 취소하고 과징금을 한꺼번에 징수할 수 있다. <신설 2020. 6. 2.>
1. 분할 납부하기로 결정된 과징금을 납부기한까지 내지 않은 경우
2. 강제집행, 경매의 개시, 파산선고, 법인의 해산, 국세 또는 지방세의 체납처분을 받은 경우 등 과징금의 전부

또는 잔여분을 징수할 수 없다고 인정되는 경우
⑧과징금의 징수절차는 보건복지부령으로 정한다. <개정 2008. 2. 29., 2010. 3. 15., 2020. 6. 2.>
[본조신설 2003. 4. 4.]

제7조의4(과징금 부과처분 취소 대상자) 법 제11조의2제3항에 따라 과징금 부과처분을 취소하고 영업정지 처분을 하거나 「지방행정제재·부과금의 징수 등에 관한 법률」에 따라 과징금을 징수하여야 하는 대상자는 과징금을 기한 내에 납부하지 아니한 자로서 1회의 독촉을 받고 그 독촉을 받은 날부터 15일 이내에 과징금을 납부하지 아니한 자로 한다. <개정 2020. 3. 24.>
[본조신설 2016. 8. 2.]

제7조의5(위반사실의 공표) ① 법 제11조의6에 따른 공표 사항은 다음 각 호와 같다.
1. 「공중위생관리법」 위반사실의 공표라는 내용의 표제
2. 공중위생영업의 종류
3. 영업소의 명칭 및 소재지와 대표자 성명
4. 위반 내용(위반행위의 구체적 내용과 근거 법령을 포함한다)
5. 행정처분의 내용, 처분일 및 처분기간
6. 그 밖에 보건복지부장관이 특히 공표할 필요가 있다고 인정하는 사항
② 시장·군수·구청장은 법 제11조의6에 따라 공표하는 경우에는 해당 시·군·구(자치구를 말한다)의 인터넷 홈페이지와 공중위생영업자의 인터넷 홈페이지(인터넷 홈페이지가 있는 경우만 해당한다)에 각각 게시하여야 한다.
③ 제2항에 따른 공표의 절차 및 방법 등에 필요한 세부사항은 보건복지부장관이 정하여 고시한다.
[본조신설 2016. 8. 2.]

제8조(공중위생감시원의 자격 및 임명) ①법 제15조에 따라 특별시장·광역시장·도지사(이하 "시·도지사"라 한다) 또는 시장·군수·구청장은 다음 각 호의 어느 하나에 해당하는 소속 공무원 중에서 공중위생감시원을 임명한다. <개정 2003. 4. 4., 2005. 11. 1., 2018. 9. 28.>
1. 위생사 또는 환경기사 2급 이상의 자격증이 있는 사람
2. 「고등교육법」에 따른 대학에서 화학·화공학·환경공학 또는 위생학 분야를 전공하고 졸업한 사람 또는 법령에 따라 이와 같은 수준 이상의 학력이 있다고 인정되는 사람
3. 외국에서 위생사 또는 환경기사의 면허를 받은 사람
4. 1년 이상 공중위생 행정에 종사한 경력이 있는 사람
②시·도지사 또는 시장·군수·구청장은 제1항 각 호의 어느 하나에 해당하는 사람만으로는 공중위생감시원의 인력확보가 곤란하다고 인정되는 때에는 공중위생 행정에 종사하는 사람 중 공중위생 감시에 관한 교육훈련을 2주 이상 받은 사람을 공중위생 행정에 종사하는 기간 동안 공중위생감시원으로 임명할 수 있다. <개정 2005. 11. 1., 2018. 9. 28.>

제9조(공중위생감시원의 업무범위) 법 제15조에 따른 공중위생감시원의 업무는 다음 각호와 같다. <개정 2016. 8. 2.>
1. 법 제3조제1항의 규정에 의한 시설 및 설비의 확인
2. 법 제4조의 규정에 의한 공중위생영업 관련 시설 및 설비의 위생상태 확인·검사, 공중위생영업자의 위생관리의무 및 영업자준수사항 이행여부의 확인
3. 삭제 <2016. 8. 2.>
4. 법 제10조의 규정에 의한 위생지도 및 개선명령 이행여부의 확인
5. 법 제11조의 규정에 의한 공중위생영업소의 영업의 정지, 일부 시설의 사용중지 또는 영업소 폐쇄명령 이행여부의 확인
6. 법 제17조의 규정에 의한 위생교육 이행여부의 확인
[전문개정 2003. 4. 4.]

제9조의2(명예공중위생감시원의 자격 등) ①법 제15조의2제1항의 규정에 의한 명예공중위생감시원(이하 "명예감시원"이라 한다)은 시·도지사가 다음 각호의 1에 해당하는 자중에서 위촉한다. <개정 2005. 11. 1.>
1. 공중위생에 대한 지식과 관심이 있는 자
2. 소비자단체, 공중위생관련 협회 또는 단체의 소속직원중에서 당해 단체 등의 장이 추천하는 자
②명예감시원의 업무는 다음 각호와 같다. <개정 2005. 11. 1.>
1. 공중위생감시원이 행하는 검사대상물의 수거 지원
2. 법령 위반행위에 대한 신고 및 자료 제공

3. 그 밖에 공중위생에 관한 홍보·계몽 등 공중위생관리업무와 관련하여 시·도지사가 따로 정하여 부여하는 업무

③시·도지사는 명예감시원의 활동지원을 위하여 예산의 범위안에서 시·도지사가 정하는 바에 따라 수당 등을 지급할 수 있다. <개정 2005. 11. 1.>

④명예감시원의 운영에 관하여 필요한 사항은 시·도지사가 정한다. <개정 2005. 11. 1.>

[본조신설 2003. 4. 4.]

제10조(세탁물관리 사고로 인한 분쟁의 조정) 법 제16조의 규정에 의하여 설립된 세탁업자단체는 그 정관이 정하는 바에 의하여 세탁업자와 소비자간의 분쟁 조정을 위하여 노력하여야 한다.

제10조의2(수수료) 법 제19조의2의 규정에 따른 수수료는 지방자치단체의 수입증지 또는 정보통신망을 이용한 전자화폐·전자결제 등의 방법으로 시장·군수·구청장에게 납부하여야 하며, 그 금액은 다음 각 호와 같다. <개정 2011. 4. 22.>

1. 이용사 또는 미용사 면허를 신규로 신청하는 경우 : 5천500원
2. 이용사 또는 미용사 면허증을 재교부 받고자 하는 경우 : 3천원

[본조신설 2005. 11. 1.]

제10조의3(민감정보 및 고유식별정보의 처리) ① 보건복지부장관(법 제6조의2제3항에 따라 보건복지부장관의 업무를 위탁받은 자를 포함한다)은 다음 각 호의 사무를 수행하기 위하여 불가피한 경우 「개인정보 보호법」 제23조에 따른 건강에 관한 정보, 같은 법 시행령 제19조제1호 또는 제4호에 따른 주민등록번호 또는 외국인등록번호가 포함된 자료를 처리할 수 있다. <신설 2016. 8. 2.>

1. 법 제6조의2에 따른 위생사 면허 및 위생사 국가시험에 관한 사무
2. 법 제7조의2에 따른 위생사 면허의 취소 및 면허 재부여에 관한 사무
3. 법 제12조제3호에 따른 청문에 관한 사무

② 시·도지사 또는 시장·군수·구청장(시·도지사는 제5호의 사무만 해당하며, 해당 권한이 위임·위탁된 경우에는 그 권한을 위임·위탁받은 자를 포함한다)은 다음 각 호의 사무를 수행하기 위하여 불가피한 경우 「개인정보 보호법」 제23조에 따른 건강에 관한 정보, 같은 법 시행령 제19조제1호 또는 제4호에 따른 주민등록번호 또는 외국인등록번호가 포함된 자료를 처리할 수 있다. <개정 2016. 8. 2.>

1. 법 제3조에 따른 공중위생영업의 신고·변경신고 및 폐업신고에 관한 사무
2. 법 제3조의2에 따른 공중위생영업자의 지위승계 신고에 관한 사무
3. 법 제6조에 따른 이용사 및 미용사 면허신청 및 면허증 발급에 관한 사무
4. 법 제7조에 따른 이용사 및 미용사의 면허취소 등에 관한 사무
5. 법 제10조에 따른 위생지도 및 개선명령에 관한 사무
6. 법 제11조에 따른 공중위생업소의 폐쇄 등에 관한 사무
7. 법 제11조의2에 따른 과징금의 부과·징수에 관한 사무
8. 법 제12조제1호·제2호 및 제4호에 따른 청문에 관한 사무

[본조신설 2012. 1. 6.]

제10조의4 삭제 <2018. 12. 24.>

제11조(과태료의 부과) 법 제22조에 따른 과태료의 부과기준은 별표 2와 같다.

[전문개정 2008. 6. 30.]

부칙 <제30744호, 2020. 6. 2.>

제1조(시행일) 이 영은 2020년 6월 4일부터 시행한다.

제2조(과징금의 분할 납부에 관한 적용례) 제7조의3의 개정규정은 이 영 시행 전에 법 제11조의2에 따라 과징금을 부과한 경우에도 적용한다.

공중위생관리법 시행규칙

[시행 2021. 1. 1] [보건복지부령 제700호, 2019. 12. 31, 일부개정]

보건복지부(건강정책과 - 이용업, 미용업 관련) 044-202-2882

보건복지부(건강정책과 - 숙박업, 목욕업, 세탁업, 건물위생관리업, 위생사 관련) 044-202-2884

제1조(목적) 이 규칙은 「공중위생관리법」 및 같은 법 시행령에서 위임된 사항과 그 시행에 관하여 필요한 사항을 규정함을 목적으로 한다. <개정 2005. 11. 1., 2015. 1. 30.>

제2조(시설 및 설비기준) 「공중위생관리법」(이하 "법"이라 한다) 제3조제1항에 따른 공중위생영업의 종류별 시설 및 설비기준은 별표 1과 같다. <개정 2005. 11. 1., 2015. 7. 2.>

제3조(공중위생영업의 신고) ①법 제3조제1항에 따라 공중위생영업의 신고를 하려는 자는 제2조에 따른 공중위생영업의 종류별 시설 및 설비기준에 적합한 시설을 갖춘 후 별지 제1호서식의 신고서(전자문서로 된 신고서를 포함한다)에 다음 각 호의 서류를 첨부하여 시장·군수·구청장(자치구의 구청장을 말한다. 이하 같다)에게 제출해야 한다. <개정 2005. 6. 8., 2007. 1. 26., 2008. 6. 13., 2008. 6. 30., 2011. 2. 10., 2014. 9. 1., 2015. 7. 2., 2019. 9. 27., 2020. 8. 28.>

1. 영업시설 및 설비개요서

1의2. 영업시설 및 설비의 사용에 관한 권리를 확보하였음을 증명하는 서류, 「집합건물의 소유 및 관리에 관한 법률」 제3조에 따른 공용부분에서 사건·사고 등 발생 시 영업자의 배상책임을 담보하는 보험증서 또는 영업자의 배상책임 부담에 관한 공증서류[건물의 일부를 대상으로 숙박업 영업신고를 하는 경우(「집합건물의 소유 및 관리에 관한 법률」의 적용을 받는 경우를 말하며, 이하 같다)에만 해당한다]

2. 교육수료증(법 제17조제2항에 따라 미리 교육을 받은 경우에만 해당한다)

3. 삭제 <2012. 6. 29.>

4. 「국유재산법 시행규칙」 제14조제3항에 따른 국유재산 사용허가서(국유철도 정거장 시설 또는 군사시설에서 영업하려는 경우에만 해당한다)

5. 철도사업자(도시철도사업자를 포함한다)와 체결한 철도시설 사용계약에 관한 서류(국유철도외의 철도 정거장 시설에서 영업하려고 하는 경우에만 해당한다)

6. 삭제 <2020. 6. 4.>

②제1항에 따라 신고서를 제출받은 시장·군수·구청장은 「전자정부법」 제36조제1항에 따른 행정정보의 공동이용을 통하여 다음 각 호의 서류를 확인해야 한다. 다만, 제3호·제3호의2·제3호의3 및 제4호의 경우 신고인이 확인에 동의하지 않는 경우에는 그 서류를 첨부하도록 해야 한다. <신설 2007. 1. 26., 2008. 6. 13., 2009. 5. 15., 2010. 9. 1., 2012. 6. 29., 2016. 8. 4., 2019. 12. 31., 2020. 6. 4., 2020. 8. 28.>

1. 건축물대장(제1항제4호에 따른 국유재산 사용허가서를 제출한 경우에는 제외한다)

1의2. 토지 등기사항증명서 및 건물 등기사항증명서(건물의 일부를 대상으로 숙박업 영업신고를 하는 경우에만 해당한다)

2. 토지이용계획확인서(제1항제4호에 따른 국유재산 사용허가서를 제출한 경우에는 제외한다)

3. 전기안전점검확인서(「전기사업법」 제66조의2제1항에 따른 전기안전점검을 받아야 하는 경우에만 해당한다)

3의2. 액화석유가스 사용시설 완성검사증명서(「액화석유가스의 안전관리 및 사업법」 제44조제2항에 따라 액화석유가스 사용시설의 완성검사를 받아야 하는 경우만 해당한다)

3의3. 「다중이용업소의 안전관리에 관한 특별법」 제9조제5항에 따라 소방본부장 또는 소방서장이 발급하는 안전시설등 완비증명서(「다중이용업소의 안전관리에 관한 특별법 시행령」 제2조제4호에 따른 목욕장업을 하려는 경우에만 해당한다)

4. 면허증(이용업·미용업의 경우에만 해당한다)

③제1항에 따른 신고를 받은 시장·군수·구청장은 즉시 별지 제2호서식의 영업신고증을 교부하고, 별지 제3호서식의 신고관리대장(전자문서를 포함한다)을 작성·관리하여야 한다. <개정 2007. 1. 26., 2008. 6. 13., 2008. 6. 30.>

④ 제1항에 따른 신고를 받은 시장·군수·구청장은 해당 영업소의 시설 및 설비에 대한 확인이 필요한 경우에는 영업신고증을 교부한 후 30일 이내에 확인하여야 한다. <신설 2008. 6. 30., 2018. 10. 5.>

⑤ 법 제3조제1항에 따라 공중위생영업의 신고를 한 자가 제3항에 따라 교부받은 영업신고증을 잃어버렸거나 헐어 못 쓰게 되어 재교부 받으려는 경우에는 별지 제4호서식의 영업신고증 재교부신청서를 시장·군수·구청장에게 제출하여야 한다. 이 경우 영업신고증이 헐어 못쓰게 된 경우에는 못 쓰게 된 영업신고증을 첨부하여야 한다. <개정 2015. 7. 2.>
[전문개정 2003. 6. 7.]

제3조의2(변경신고) ①법 제3조제1항 후단에서 "보건복지부령이 정하는 중요사항"이란 다음 각 호의 사항을 말한다. <개정 2005. 11. 1., 2008. 3. 3., 2008. 6. 13., 2010. 3. 19., 2012. 12. 11., 2015. 7. 2., 2020. 6. 4., 2020. 8. 28.>

1. 영업소의 명칭 또는 상호
2. 영업소의 주소
3. 신고한 영업장 면적의 3분의 1 이상의 증감. 다만, 건물의 일부를 대상으로 숙박업 영업신고를 한 경우에는 3분의 1 미만의 증감도 포함한다.
4. 대표자의 성명 또는 생년월일
5. 「공중위생관리법 시행령」(이하 "영"이라 한다) 제4조제1호 각 목에 따른 숙박업 업종 간 변경
6. 법 제2조제1항제5호 각 목에 따른 미용업 업종 간 변경

②법 제3조제1항 후단에 따라 변경신고를 하려는 자는 별지 제5호서식의 영업신고사항 변경신고서(전자문서로 된 신고서를 포함한다)에 다음 각 호의 서류를 첨부하여 시장·군수·구청장에게 제출하여야 한다. <개정 2005. 6. 8., 2007. 1. 26., 2008. 6. 13., 2012. 6. 29.>

1. 영업신고증(신고증을 분실하여 영업신고사항 변경신고서에 분실 사유를 기재하는 경우에는 첨부하지 아니한다)
2. 변경사항을 증명하는 서류

③제2항에 따라 변경신고서를 제출받은 시장·군수·구청장은 「전자정부법」 제36조제1항에 따른 행정정보의 공동이용을 통하여 다음 각 호의 서류를 확인해야 한다. 다만, 제3호·제3호의2·제3호의3 및 제4호의 경우 신고인이 확인에 동의하지 않는 경우에는 그 서류를 첨부하도록 해야 한다. <신설 2007. 1. 26., 2008. 6. 13., 2009. 5. 15., 2010. 9. 1., 2012. 6. 29., 2012. 12. 11., 2015. 7. 2., 2016. 8. 4., 2019. 12. 31., 2020. 6. 4., 2020. 8. 28.>

1. 건축물대장(제3조제1항제4호에 따른 국유재산 사용허가서를 제출한 경우에는 제외한다)

1의2. 토지 등기사항증명서 및 건물 등기사항증명서(건물의 일부를 대상으로 숙박업 영업신고를 하는 경우에만 해당한다)

2. 토지이용계획확인서(제3조제1항제4호에 따른 국유재산 사용허가서를 제출한 경우에는 제외한다)
3. 전기안전점검확인서(「전기사업법」 제66조의2제1항에 따른 전기안전점검을 받아야 하는 경우에만 해당한다)

3의2. 액화석유가스 사용시설 완성검사증명서(「액화석유가스의 안전관리 및 사업법」 제44조제2항에 따라 액화석유가스 사용시설의 완성검사를 받아야 하는 경우만 해당한다)

3의3. 「다중이용업소의 안전관리에 관한 특별법」 제9조제5항에 따라 소방본부장 또는 소방서장이 발급하는 안전시설등 완비증명서(「다중이용업소의 안전관리에 관한 특별법 시행령」 제2조제4호에 따른 목욕장업을 하려는 경우에만 해당한다)

4. 면허증(이용업 및 미용업의 경우에만 해당한다)

④제2항에 따른 신고를 받은 시장·군수·구청장은 영업신고증을 고쳐 쓰거나 재교부해야 한다. 다만, 변경신고사항이 제1항제2호, 제5호 또는 제6호에 해당하는 경우에는 변경신고한 영업소의 시설 및 설비 등을 변경신고를 받은 날부터 30일 이내에 확인해야 한다. <개정 2007. 1. 26., 2008. 6. 13., 2012. 12. 11., 2019. 12. 31.>
[본조신설 2003. 6. 7.]

제3조의3(공중위생영업의 폐업신고) ①법 제3조제2항 본문에 따라 폐업신고를 하려는 자는 별지 제5호의2서식의 신고서(전자문서로 된 신고서를 포함한다)를 시장·군수·구청장에게 제출하여야 한다. <개정 2015. 1. 5., 2016. 8. 4.>

② 제1항에 따른 폐업신고를 하려는 자가 「부가가치세법」 제8조제7항에 따른 폐업신고를 같이 하려는 경우에는 제1항에 따른 폐업신고서에 「부가가치세법 시행규칙」 별지 제9호서식의 폐업신고서를 함께 제출하여야 한다. 이 경우 시장·군수·구청장은 함께 제출받은 폐업신고서를 지체 없이 관할 세무서장에게 송부(정보통신망을 이용한 송부를 포함한다. 이하 이 조에서 같다)하여야 한다. <신설 2015. 1. 5., 2020. 6. 4.>

③ 관할 세무서장이 「부가가치세법 시행령」 제13조제5항에 따라 같은 조 제1항에 따른 폐업신고를 받아 이를 해당 시장·군수·구청장에게 송부한 경우에는 제1항에 따른 폐업신고서가 제출된 것으로 본다. <신설 2015.

1. 5.>
[전문개정 2008. 6. 13.]

제3조의4(영업자의 지위승계신고) ①법 제3조의2제4항에 따라 영업자의 지위승계신고를 하려는 자는 별지 제6호서식의 영업자지위승계신고서에 다음 각 호의 구분에 따른 서류를 첨부하여 시장·군수·구청장에게 제출해야 한다. <개정 2005. 6. 8., 2006. 7. 3., 2008. 6. 13., 2017. 7. 28., 2020. 6. 4.>
1. 영업양도의 경우 : 양도·양수를 증명할 수 있는 서류 사본
2. 상속의 경우: 상속인임을 증명할 수 있는 서류(가족관계등록전산정보만으로 상속인임을 확인할 수 있는 경우는 제외한다)
3. 제1호 및 제2호외의 경우 : 해당 사유별로 영업자의 지위를 승계하였음을 증명할 수 있는 서류

② 제1항에 따라 신고서(상속의 경우로 한정한다)를 제출받은 시장·군수·구청장은 「전자정부법」 제36조제1항에 따른 행정정보의 공동이용을 통하여 신고인의 가족관계등록전산정보를 확인해야 한다. 다만, 신고인이 확인에 동의하지 않는 경우에는 가족관계증명서를 첨부하도록 해야 한다. <신설 2020. 6. 4.>
③ 제1항에 따른 지위승계신고를 하려는 자가 「부가가치세법」 제8조제7항에 따른 폐업신고를 같이 하려는 때에는 제1항에 따른 지위승계신고서에 「부가가치세법 시행규칙」 별지 제9호서식의 폐업신고서를 함께 제출해야 한다. 이 경우 시장·군수·구청장은 함께 제출받은 폐업신고서를 지체 없이 관할 세무서장에게 송부(정보통신망을 이용한 송부를 포함한다)해야 한다. <신설 2020. 6. 4.>
[본조신설 2003. 6. 7.]
[제3조의3에서 이동 <2005. 11. 1.>]

제4조(목욕장 목욕물의 수질기준 등) 법 제4조제2항의 규정에 의한 목욕장 목욕물의 수질기준과 수질검사방법 등은 별표 2와 같다. <개정 2019. 9. 27.>
[제목개정 2019. 9. 27.]

제5조(이·미용기구의 소독기준 및 방법) 법 제4조제3항제1호 및 제4항제2호의 규정에 의한 이용기구 및 미용기구의 소독기준 및 방법은 별표 3과 같다.

제6조(세제의 종류 등) ① 법 제4조제5항에 따른 세제의 종류는 다음 각 호와 같다.
1. 퍼클로로에칠렌(Perchloroethylene)
2. 트리클로로에탄(Thrichloroethan)
3. 불소계용제
4. 석유계 용제

② 세탁업자가 제1항에 따른 세제를 사용하는 경우 국민건강에 유해한 물질이 발생되지 아니하도록 세탁물의 건조 시 용제를 회수할 수 있는 세탁용 기계를 설치·사용하거나 세탁물의 건조 시 용제를 회수할 수 있는 기계 또는 설비를 세탁용 기계와 별도로 설치·사용하여야 한다. 다만, 세탁업자가 제1항제4호에 따른 석유계 용제를 사용하는 경우에는 처리용량의 합계가 30kg 이상의 세탁용 기계를 설치한 경우만 해당한다.
[전문개정 2012. 10. 31.]

제7조(공중위생영업자가 준수하여야 하는 위생관리기준 등) 법 제4조제7항의 규정에 의하여 공중위생영업자가 건전한 영업질서유지를 위하여 준수하여야 하는 위생관리기준 등은 별표 4와 같다.

제8조 삭제 <2016. 8. 4.>

제9조(이용사 및 미용사의 면허) ① 법 제6조제1항에 따라 이용사 또는 미용사의 면허를 받으려는 자는 별지 제7호서식의 면허 신청서(전자문서로 된 신청서를 포함한다)에 다음 각 호의 서류를 첨부하여 시장·군수·구청장에게 제출해야 한다. <개정 2008. 6. 13., 2011. 2. 10., 2012. 6. 29., 2017. 7. 28., 2019. 9. 27., 2019. 12. 31., 2020. 6. 4.>
1. 법 제6조제1항제1호 및 제2호에 해당하는 자 : 졸업증명서 또는 학위증명서 1부
2. 법 제6조제1항제3호에 해당하는 자 : 이수를 증명할 수 있는 서류 1부
3. 법 제6조제2항제2호 본문에 해당되지 아니함을 증명하는 최근 6개월 이내의 의사의 진단서 또는 같은 호 단서에 해당하는 경우에는 이를 증명할 수 있는 전문의의 진단서 1부
4. 법 제6조제2항제3호 및 제4호에 해당되지 아니함을 증명하는 최근 6개월 이내의 의사의 진단서 1부
5. 사진(신청 전 6개월 이내에 모자 등을 쓰지 않고 촬영한 천연색 상반신 정면사진으로 가로 3.5센티미터, 세로 4.5센티미터의 사진을 말한다. 이하 같다) 1장 또는 전자적 파일 형태의 사진

② 제1항에 따라 신청을 받은 시장·군수·구청장은 「전자정부법」 제36조제1항에 따른 행정정보의 공동이용을 통하여 다음 각 호의 서류를 확인하여야 한다. 다만, 신청인이 확인에 동의하지 아니하는 경우에는 해당 서

류를 첨부하도록 하여야 한다. <개정 2012. 6. 29.>

1. 학점은행제학위증명(신청인이 법 제6조제1항제1호의2에 해당하는 사람인 경우에만 해당한다)
2. 국가기술자격취득사항확인서(신청인이 법 제6조제1항제4호에 해당하는 사람인 경우에만 해당한다)

③법 제6조제2항제3호에서 "보건복지부령이 정하는 자"란 「감염병의 예방 및 관리에 관한 법률」 제2조제3호가목에 따른 결핵(비감염성인 경우는 제외한다)환자를 말한다. <개정 2007. 1. 26., 2007. 11. 30., 2008. 3. 3., 2008. 6. 13., 2010. 3. 19., 2010. 12. 30., 2020. 6. 4.>

④시장·군수·구청장은 제1항에 따라 이용사 또는 미용사 면허증발급신청을 받은 경우에는 그 신청내용이 법 제6조에 따른 요건에 적합하다고 인정되는 경우에는 별지 제8호서식의 면허증을 교부하고, 별지 제9호서식의 면허등록관리대장(전자문서를 포함한다)을 작성·관리하여야 한다. <개정 2005. 11. 1., 2007. 1. 26., 2007. 11. 30., 2008. 6. 13.>

[전문개정 2003. 6. 7.]

제10조(면허증의 재발급 등) ①이용사 또는 미용사는 면허증의 기재사항에 변경이 있는 때, 면허증을 잃어버린 때 또는 면허증이 헐어 못쓰게 된 때에는 면허증의 재발급을 신청할 수 있다. <개정 2012. 6. 29., 2019. 9. 27.>

②제1항에 따른 면허증의 재발급신청을 하려는 자는 별지 제10호서식의 신청서(전자문서로 된 신청서를 포함한다)에 다음 각 호의 서류(전자문서를 포함한다)를 첨부하여 시장·군수·구청장에게 제출해야 한다. <개정 2003. 6. 7., 2005. 10. 17., 2005. 11. 1., 2011. 2. 10., 2015. 1. 30., 2016. 8. 4., 2017. 7. 28., 2019. 9. 27., 2019. 12. 31.>

1. 면허증 원본(기재사항이 변경되거나 헐어 못쓰게 된 경우에 한정한다)
2. 삭제 <2007. 1. 26.>
3. 삭제 <2003. 6. 7.>
4. 삭제 <2003. 6. 7.>
5. 사진 1장 또는 전자적 파일 형태의 사진

③ 삭제 <2019. 12. 31.>

[제목개정 2019. 9. 27.]

제11조(위생사 국가시험의 부정행위) 영 제6조의2제6항제5호에서 "보건복지부령으로 정하는 행위"란 다음 각 호의 어느 하나에 해당하는 행위를 말한다.

1. 시험 중 다른 수험자와 시험과 관련된 대화를 하는 행위
2. 답안지(실기작품을 포함한다)를 교환하는 행위
3. 시험 중 시험문제 내용과 관련된 물건을 휴대하여 사용하거나 이를 주고받는 행위
4. 시험장 내외의 자로부터 도움을 받고 답안지(실기작품을 포함한다)를 작성하는 행위
5. 미리 시험문제를 알고 시험을 치른 행위
6. 다른 수험자와 성명 또는 수험번호를 바꾸어 제출하는 행위

[본조신설 2016. 8. 4.]

제11조의2(위생사 면허증의 발급) ① 법 제6조의2제6항에 따라 위생사 면허를 받으려는 사람은 별지 제10호의2서식의 위생사 면허증 발급신청서(전자문서로 된 신청서를 포함한다)에 다음 각 호의 서류(전자문서를 포함한다)를 첨부하여 보건복지부장관에게 제출하여야 한다. <개정 2017. 7. 28., 2019. 9. 27.>

1. 다음 각 목의 구분에 따른 서류
   가. 법 제6조의2제1항제1호에 해당하는 사람: 보건 또는 위생에 관한 이수증명서
   나. 법 제6조의2제1항제2호에 해당하는 사람: 보건 또는 위생에 관한 학위증명서 또는 졸업증명서
   다. 법 제6조의2제1항제3호에 해당하는 사람: 외국의 위생사 면허증 또는 자격증 사본
   라. 법률 제13983호 공중위생관리법 일부개정법률 부칙 제5조에 따라 위생사 국가시험에 응시하여 합격한 사람: 위생업무에 종사한 경력증명서
2. 법 제6조의2제7항제1호 본문에 해당하지 아니함을 증명하는 의사의 진단서 또는 같은 호 단서에 해당한다는 사실을 증명할 수 있는 전문의의 진단서
3. 법 제6조의2제7항제2호에 해당하지 아니함을 증명하는 의사의 진단서
4. 사진 2장

② 보건복지부장관은 제1항에 따른 면허증의 발급 신청이 적합하다고 인정하는 경우에는 다음 각 호의 사항이 포함된 면허대장에 해당 사항을 등록하고, 별지 제10호의3서식의 위생사 면허증을 신청인에게 발급하여야 한다.

1. 면허번호 및 면허연월일
2. 성명·주소 및 주민등록번호

3. 위생사 국가시험 합격연월일
4. 면허취소 사유 및 취소연월일
5. 면허증 재교부 사유 및 재교부연월일
6. 그 밖에 보건복지부장관이 면허의 관리에 특히 필요하다고 인정하는 사항

[본조신설 2016. 8. 4.]

제11조의3(위생사 면허증 재발급) ① 위생사는 면허증을 잃어버리거나 못쓰게 된 경우에는 별지 제10호의4서식의 위생사 면허증 재발급 신청서(전자문서로 된 신청서를 포함한다)에 다음 각 호의 서류(전자문서를 포함한다)를 첨부하여 보건복지부장관에게 제출하여야 한다. <개정 2017. 7. 28., 2019. 9. 27.>
1. 면허증 원본(면허증을 못쓰게 된 경우만 해당한다)
2. 분실사유서(면허증을 잃어버린 경우만 해당한다)
3. 사진 2장

② 위생사 면허증을 잃어버린 후 재발급 받은 사람이 잃어버린 면허증을 찾은 때에는 지체없이 보건복지부장관에게 그 면허증을 반납하여야 한다.

[본조신설 2016. 8. 4.]

제11조의4(위생사 면허 등에 관한 수수료) 법 제6조의2제6항에 따른 위생사 면허에 대한 수수료는 다음 각 호의 구분에 따른다. 이 경우 해당 수수료는 수입인지 또는 정보통신망을 이용하여 전자화폐 및 전자결제 등의 방법으로 납부한다.
1. 제11조의2에 따른 위생사 면허증 발급: 면제
2. 제11조의3 및 제12조의2에 따른 위생사 면허증 재발급ㆍ재부여: 2천원
3. 위생사 면허에 관한 증명: 500원. 다만, 정보통신망을 이용하여 신청하는 경우에는 해당 수수료를 면제한다.

[본조신설 2016. 8. 4.]

제12조(면허증의 반납 등) ①법 제7조제1항의 규정에 의하여 면허가 취소되거나 면허의 정지명령을 받은 자는 지체없이 관할 시장ㆍ군수ㆍ구청장에게 면허증을 반납하여야 한다. <개정 2005. 11. 1.>

②면허의 정지명령을 받은 자가 제1항의 규정에 의하여 반납한 면허증은 그 면허정지기간 동안 관할 시장ㆍ군수ㆍ구청장이 이를 보관하여야 한다 . <개정 2005. 11. 1.>

제12조의2(위생사 면허의 재부여) 법 제7조의2제1항제1호에 따라 위생사 면허가 취소된 사람이 같은 조 제2항에 따라 다시 면허를 받으려는 경우에는 별지 제10호의4호서식의 위생사 면허증 재부여 신청서(전자문서로 된 신청서를 포함한다)에 다음 각 호의 서류(전자문서를 포함한다)를 첨부하여 보건복지부장관에게 제출하여야 한다. <개정 2017. 7. 28., 2019. 9. 27.>
1. 면허취소의 원인이 된 사유가 소멸한 것을 증명하는 서류
2. 사진 2장

[본조신설 2016. 8. 4.]

제13조(영업소 외에서의 이용 및 미용 업무) 법 제8조제2항 단서에서 "보건복지부령이 정하는 특별한 사유"란 다음 각 호의 사유를 말한다. <개정 2010. 3. 19., 2012. 6. 29., 2015. 1. 5., 2020. 8. 28.>
1. 질병ㆍ고령ㆍ장애나 그 밖의 사유로 영업소에 나올 수 없는 자에 대하여 이용 또는 미용을 하는 경우
2. 혼례나 그 밖의 의식에 참여하는 자에 대하여 그 의식 직전에 이용 또는 미용을 하는 경우
3. 「사회복지사업법」 제2조제4호에 따른 사회복지시설에서 봉사활동으로 이용 또는 미용을 하는 경우
4. 방송 등의 촬영에 참여하는 사람에 대하여 그 촬영 직전에 이용 또는 미용을 하는 경우
5. 제1호부터 제4호까지의 경우 외에 특별한 사정이 있다고 시장ㆍ군수ㆍ구청장이 인정하는 경우

[전문개정 2009. 9. 4.]

제14조(업무범위) ①법 제8조제3항에 따른 이용사의 업무범위는 이발ㆍ아이론ㆍ면도ㆍ머리피부손질ㆍ머리카락염색 및 머리감기로 한다.

②법 제8조제3항에 따른 미용사의 업무범위는 다음 각 호와 같다. <개정 2008. 6. 30., 2012. 1. 27., 2012. 12. 11., 2015. 1. 30., 2015. 11. 3., 2016. 8. 4., 2019. 12. 31., 2020. 6. 4.>
1. 법 제6조제1항제1호부터 제3호까지에 해당하는 자와 2007년 12월 31일 이전에 같은 항 제4호에 따라 미용사자격을 취득한 자로서 미용사면허를 받은 자: 법 제2조제1항제5호 각 목에 따른 영업에 해당하는 모든 업무
2. 2008년 1월 1일부터 2015년 4월 16일까지 법 제6조제1항제4호에 따라 미용사(일반)자격을 취득한 자로서 미용사 면허를 받은 자: 파마ㆍ머리카락자르기ㆍ머리카락모양내기ㆍ머리피부손질ㆍ머리카락염색ㆍ머리감기, 의료기기나 의약품을 사용하지 아니하는 눈썹손질, 얼굴의 손질 및 화장, 손톱과 발톱의 손질 및 화장

3. 2015년 4월 17일부터 2016년 5월 31일까지 법 제6조제1항제4호에 따라 미용사(일반)자격을 취득한 자로서 미용사 면허를 받은 자: 파마 · 머리카락자르기 · 머리카락모양내기 · 머리피부손질 · 머리카락염색 · 머리감기, 의료기기나 의약품을 사용하지 않는 눈썹손질, 얼굴의 손질 및 화장

3의2. 2016년 6월 1일 이후 법 제6조제1항제4호에 따라 미용사(일반)자격을 취득한 자로서 미용사 면허를 받은 자: 파마 · 머리카락자르기 · 머리카락모양내기 · 머리피부손질 · 머리카락염색 · 머리감기, 의료기기나 의약품을 사용하지 아니하는 눈썹손질

4. 법 제6조제1항제4호에 따라 미용사(피부)자격을 취득한 자로서 미용사 면허를 받은 자: 의료기기나 의약품을 사용하지 아니하는 피부상태분석 · 피부관리 · 제모 · 눈썹손질

5. 법 제6조제1항제4호에 따라 미용사(네일)자격을 취득한 자로서 미용사 면허를 받은 자: 손톱과 발톱의 손질 및 화장

6. 법 제6조제1항제4호에 따라 미용사(메이크업)자격을 취득한 자로서 미용사 면허를 받은 자: 얼굴 등 신체의 화장 · 분장 및 의료기기나 의약품을 사용하지 아니하는 눈썹손질

③ 법 제8조제3항에 따른 이용 · 미용의 업무보조 범위는 다음 각 호와 같다. <신설 2016. 8. 4., 2018. 10. 5., 2019. 9. 27.>

1. 이용 · 미용 업무를 위한 사전 준비에 관한 사항
2. 이용 · 미용 업무를 위한 기구 · 제품 등의 관리에 관한 사항
3. 영업소의 청결 유지 등 위생관리에 관한 사항
4. 그 밖에 머리감기 등 이용 · 미용 업무의 보조에 관한 사항

[전문개정 2007. 4. 5.]

제15조(검사의뢰) 특별시장 · 광역시장 · 도지사(이하 "시 · 도지사"라 한다) 또는 시장 · 군수 · 구청장은 법 제9조제1항에 따라 소속 공무원이 공중위생영업소 의 위생관리실태를 검사하기 위하여 검사대상물을 수거한 경우에는 별지 제11호서식의 수거증을 공중위생영업자에게 교부하고, 다음 각호의 어느 하나에 해당하는 기관에 검사를 의뢰하여야 한다. <개정 2005. 11. 1., 2016. 8. 4.>

1. 특별시 · 광역시 · 도의 보건환경연구원

1의2. 「국가표준기본법」 제23조의 규정에 의하여 인정을 받은 시험 · 검사기관

2. 시 · 도지사 또는 시장 · 군수 · 구청장이 검사능력이 있다고 인정하는 검사기관

[전문개정 2003. 6. 7.]

제16조(공중위생영업소 출입 · 검사 등) ① 삭제 <2011. 2. 10.>

②법 제9조제2항의 규정에 의한 관계공무원의 권한을 표시하는 증표는 별지 제13호서식에 의한다. <개정 2003. 6. 7.>

[제목개정 2011. 2. 10.]

제17조(개선기간) ①법 제10조에 따라 시 · 도지사 또는 시장 · 군수 · 구청장은 공중위생영업자에게 법 제3조제1항 · 법 제4조 및 법 제5조의 위반사항에 대한 개선을 명하고자 하는 때에는 위반사항의 개선에 소요되는 기간 등을 고려하여 즉시 그 개선을 명하거나 6개월의 범위에서 기간을 정하여 개선을 명하여야 한다. <개정 2005. 11. 1., 2015. 1. 30., 2016. 8. 4.>

②법 제10조에 따라 시 · 도지사 또는 시장 · 군수 · 구청장으로부터 개선명령을 받은 공중위생영업자는 천재 · 지변 기타 부득이한 사유로 인하여 제1항의 규정에 의한 개선기간 이내에 개선을 완료할 수 없는 경우에는 그 기간이 종료되기 전에 개선기간의 연장을 신청할 수 있다. 이 경우 시 · 도지사 또는 시장 · 군수 · 구청장은 6개월의 범위에서 개선기간을 연장할 수 있다. <개정 2005. 11. 1., 2015. 1. 30., 2016. 8. 4.>

제18조 삭제 <2016. 8. 4.>

제19조(행정처분기준) 법 제7조제1항 및 제11조제1항부터 제3항까지의 규정에 따른 행정처분의 기준은 별표 7과 같다. <개정 2017. 7. 28.>

제20조(위생서비스수준의 평가) 법 제13조제4항에 따른 공중위생영업소의 위생서비스수준 평가(이하 "위생서비스평가"라 한다. 이하 같다)는 2년마다 실시하되, 공중위생영업소의 보건 · 위생관리를 위하여 특히 필요한 경우에는 보건복지부장관이 정하여 고시하는 바에 따라 공중위생영업의 종류 또는 제21조에 따른 위생관리등급별로 평가주기를 달리할 수 있다. 다만, 공중위생영업자가 「부가가치세법」 제8조제7항에 따른 휴업신고를 한 경우 해당 공중위생영업소에 대해서는 위생서비스평가를 실시하지 않을 수 있다. <개정 2005. 11. 1., 2010. 3. 19., 2019. 12. 31.>

[제목개정 2019. 12. 31.]

제21조(위생관리등급의 구분 등) ①법 제13조제4항의 규정에 의한 위생관리등급의 구분은 다음 각호와 같다.
1. 최우수업소 : 녹색등급
2. 우수업소 : 황색등급
3. 일반관리대상 업소 : 백색등급
②제1항의 규정에 의한 위생관리등급의 판정을 위한 세부항목, 등급결정 절차와 기타 위생서비스평가에 필요한 구체적인 사항은 보건복지부장관이 정하여 고시한다. <개정 2008. 3. 3., 2010. 3. 19.>

제22조(위생관리등급의 통보 및 공표절차 등) ① 삭제 <2005. 11. 1.>
②법 제14조제1항의 규정에 의하여 시장·군수·구청장은 별지 제14호서식의 위생관리등급표를 해당 공중위생영업자에게 송부하여야 한다. <개정 2003. 6. 7., 2005. 11. 1., 2012. 6. 29.>
③법 제14조제1항의 규정에 의하여 시장·군수·구청장은 공중위생영업소별 위생관리등급을 당해 기관의 게시판에 게시하는 등의 방법으로 공표하여야 한다. <개정 2005. 11. 1.>

제23조(위생교육) ① 법 제17조에 따른 위생교육은 3시간으로 한다. <개정 2011. 2. 10.>
② 위생교육의 내용은 「공중위생관리법」 및 관련 법규, 소양교육(친절 및 청결에 관한 사항을 포함한다), 기술교육, 그 밖에 공중위생에 관하여 필요한 내용으로 한다.
③ 동일한 공중위생영업자가 법 제2조제1항제5호 각 목 중 둘 이상의 미용업을 같은 장소에서 하는 경우에는 그 중 하나의 미용업에 대한 위생교육을 받으면 나머지 미용업에 대한 위생교육도 받은 것으로 본다. <신설 2020. 6. 4.>
④ 법 제17조제1항 및 제2항에 따른 위생교육 대상자 중 보건복지부장관이 고시하는 섬·벽지지역에서 영업을 하고 있거나 하려는 자에 대하여는 제7항에 따른 교육교재를 배부하여 이를 익히고 활용하도록 함으로써 교육에 갈음할 수 있다. <개정 2010. 3. 19., 2019. 9. 27., 2020. 6. 4.>
⑤ 법 제17조제1항 및 제2항에 따른 위생교육 대상자 중 「부가가치세법」 제8조제7항에 따른 휴업신고를 한 자에 대해서는 휴업신고를 한 다음 해부터 영업을 재개하기 전까지 위생교육을 유예할 수 있다. <신설 2019. 12. 31., 2020. 6. 4.>
⑥ 법 제17조제2항 단서에 따라 영업신고 전에 위생교육을 받아야 하는 자 중 다음 각 호의 어느 하나에 해당하는 자는 영업신고를 한 후 6개월 이내에 위생교육을 받을 수 있다. <개정 2019. 12. 31., 2020. 6. 4.>
1. 천재지변, 본인의 질병·사고, 업무상 국외출장 등의 사유로 교육을 받을 수 없는 경우
2. 교육을 실시하는 단체의 사정 등으로 미리 교육을 받기 불가능한 경우
⑦ 법 제17조제2항에 따른 위생교육을 받은 자가 위생교육을 받은 날부터 2년 이내에 위생교육을 받은 업종과 같은 업종의 영업을 하려는 경우에는 해당 영업에 대한 위생교육을 받은 것으로 본다. <개정 2019. 12. 31., 2020. 6. 4.>
⑧ 법 제17조제4항에 따른 위생교육을 실시하는 단체(이하 "위생교육 실시단체"라 한다)는 보건복지부장관이 고시한다. <개정 2010. 3. 19., 2019. 12. 31., 2020. 6. 4.>
⑨ 위생교육 실시단체는 교육교재를 편찬하여 교육대상자에게 제공하여야 한다. <개정 2019. 12. 31., 2020. 6. 4.>
⑩ 위생교육 실시단체의 장은 위생교육을 수료한 자에게 수료증을 교부하고, 교육실시 결과를 교육 후 1개월 이내에 시장·군수·구청장에게 통보하여야 하며, 수료증 교부대장 등 교육에 관한 기록을 2년 이상 보관·관리하여야 한다. <개정 2019. 12. 31., 2020. 6. 4.>
⑪ 제1항부터 제8항까지의 규정 외에 위생교육에 관하여 필요한 세부사항은 보건복지부장관이 정한다. <개정 2010. 3. 19., 2019. 12. 31., 2020. 6. 4.>
[전문개정 2008. 6. 30.]

제23조의2(행정지원) ① 시장·군수·구청장은 위생교육 실시단체의 장의 요청이 있으면 공중위생영업의 신고 및 폐업신고 또는 영업자의 지위승계신고 수리에 따른 위생교육대상자의 명단(업종, 업소명, 대표자 성명, 업소 소재지 및 전화번호를 포함한다)을 통보하여야 한다. <개정 2015. 11. 3.>
② 시·도지사 또는 시장·군수·구청장은 위생교육 실시단체의 장의 지원요청이 있으면 교육대상자의 소집, 교육장소의 확보 등과 관련하여 협조하여야 한다.
[본조신설 2008. 6. 30.]

제24조(과징금의 징수 절차) 영 제7조의3조에 따른 과징금의 징수절차에 관하여는 「국고금관리법 시행규칙」을 준용한다. 이 경우 납입고지서에는 이의신청의 방법 및 기간 등을 함께 적어야 한다.
[전문개정 2015. 7. 2.]

제25조(규제의 재검토) ①보건복지부장관은 다음 각 호의 사항에 대하여 다음 각 호의 기준일을 기준으로 3년마

다(매 3년이 되는 해의 기준일과 같은 날 전까지를 말한다) 그 타당성을 검토하여 개선 등의 조치를 하여야 한다. <개정 2014. 7. 1., 2015. 1. 5., 2016. 1. 5., 2018. 12. 28., 2019. 9. 27., 2019. 12. 20.>

1. 제2조 및 별표 1에 따른 공중위생영업의 종류별 시설 및 설비기준: 2014년 1월 1일
2. 제7조 및 별표 4에 따른 공중위생영업자가 준수하여야 하는 위생관리기준 등: 2014년 1월 1일
3. 제14조에 따른 업무범위: 2016년 1월 1일
4. 제19조 및 별표 7에 따른 행정처분기준: 2014년 1월 1일

② 보건복지부장관은 제23조에 따른 위생교육 시간 및 내용에 대하여 2019년 1월 1일을 기준으로 2년마다(매 2년이 되는 해의 1월 1일 전까지를 말한다) 그 타당성을 검토하여 개선 등의 조치를 해야 한다. <개정 2018. 12. 28.>

[본조신설 2013. 12. 31.]

부칙 <제745호, 2020. 8. 28.>

제1조(시행일) 이 규칙은 공포한 날부터 시행한다.

제2조(공중위생영업의 신고 또는 변경신고에 관한 적용례) 제3조, 제3조의2, 별표 1 및 별지 제1호서식의 개정규정은 이 규칙 시행 당시 공중위생영업의 신고 또는 변경신고 절차가 진행 중인 경우에도 적용한다.

제3조(위생관리기준 등에 관한 경과조치) 이 규칙 시행 당시 개별 난방설비를 설치하여 숙박업을 하고 있는 자는 2021년 12월 31일까지 별표 4 제1호라목(3)의 개정규정에 따른 일산화탄소 경보기를 설치해야 한다.

제4조(행정처분 기준에 관한 경과조치) 이 규칙 시행 전의 위반행위에 대한 행정처분에 관하여는 종전의 규정을 적용하되, 그 기준이 종전보다 완화된 경우에는 별표 7의 개정규정을 적용한다.

참고문헌

강병우외(2015), 공중보건학, 청구문화사
강복수외(1993), 예방의학과 공중보건, 계축문화사
강복수외(2002), 역학의 개념, 계축문화사
강성례 외(2006), 공중보건학, 보문각
강희양외(1984), 현대보건학, 형설출판사
구성회외(2019), 공중보건학, 고문사
권창오(2017), 공중보건학, 범문에듀케이션
권혜영외(2016), 공중위생관리학, 메디시언
김경희외(2015), 에센스 공중보건학, 지구문화사
김기연외(2015), 공중보건학, 현문사
김남연외(2014), 공중보건학, 구민사
김동석 외(2011), 공중보건한, 수문사
김문주외(2003), 소독 및 전염병학(피부미용사를 위한), 청구문화사
김민호외(2018), 공중보건학, 수문사
김양호외(2020), 공중보건학(7판), 현문사
김은주외(2013), 최신 공중보건학, 보문각
김은화외(2015), 미용인을 위한 공중보건학, 가담플러스
김정순(2000), 역학원론, 신광출판사
김종오외(2014)공중보건학, 청구문화사
김좌관(1993),수질오염개론, 동화기술
김수영외(1994), 환경위생학, 고문사
남현철외(2015),공중보건학(공무원, 보건교육사, 미용인을 위한), 청구문화사
노재식 외(1985),대기오염, 녹원출판사
류황건외(2015), 알기쉬운 공중보건학, 수문사
안윤옥외(2004), 역학의 원리와 응용, 서울:서울대학교 출판부
오승희외(1994), 최신 식품위생학, 문운당
이영미외(2016), 공중보건학, 구민사
이형수(2016), 공중보건학, 범문에듀케이션
임국환외(2019), New 공중보건학, 지구문화사
전미순(2018), 공중보건학, 백산출판사
정문식외(2013), 환경위행학, 신광출판사
정현정외(2014), 공중보건학, 교문사
정희곤외(2004), 최신식품위생학, 광문각
정희곤외(2018), 최신공중보건학, 광문각
최해연외(2019), 공중보건학(이해하기 쉬운), 파워북
황병덕외(2019), 공중보건학, 수문사

참고문헌

http://www.kdca.go.kr/npt 감염병포털
https://www.law.go.kr 국가법령정보센터
https://kosis.kr 국가통계포털
https://www.mfds.go.kr 식품의약안전처
http://www.kdca.go.kr 질병관리청
https://nip.cdc.go.kr/irgd/index.html 질병관리본부, 예방 접종도우미
https://www.acdm.or.kr 한국만성질환관리협회
https://www.cdc.gov/dpdx/index.html
http://cri.snu.ac.kr/information/sub02_g.html
https://ojsfile.ohmynews.com/STD_IMG_FILE/2009/0511/IE001051473_STD.jpg
https://blog.naver.com/firerisk/220842168101
https://www.msdmanuals.com/professional/multimedia/image/v1013649

저자소개

· **강정인** 정화예술대학 미용예술학부 교수

· **김정숙** 유원대학교 뷰티케어확과 전임교수

· **김윤정** 명지전문대학 뷰티매니지먼트과 전임교수

· **진희정** 서울종합예술실용학교 뷰티예술과 전임교수

최신 공중보건학

인쇄 2021년 8월 2일 1판 1쇄
발행 2021년 8월 10일 1판 1쇄

지은이 강정인 · 김정숙 · 김윤정 · 진희정
펴낸이 고범석
발행처 Gadam PLUS 가담플러스
주소 서울시 마포구 동교로 144-7 영일빌딩
전화 02.322.7303 / 팩스 070.4324.1775
메일 gadambooks@naver.com
출판등록 2014년 3월 18일 제2014-000094호
ISBN 979-11-86447-46-8 (93590)
정가 24,000원